应用型学前教育专业系列教材 | 丛书主编 蔡迎旗

第二版

国家卓越幼儿园教师培养计划改革项目“中澳合作办学——国际性卓越幼儿园教师培养模式探索”研究成果

0~3岁婴幼儿的保育与教育

张永红 赖莎莉 编著

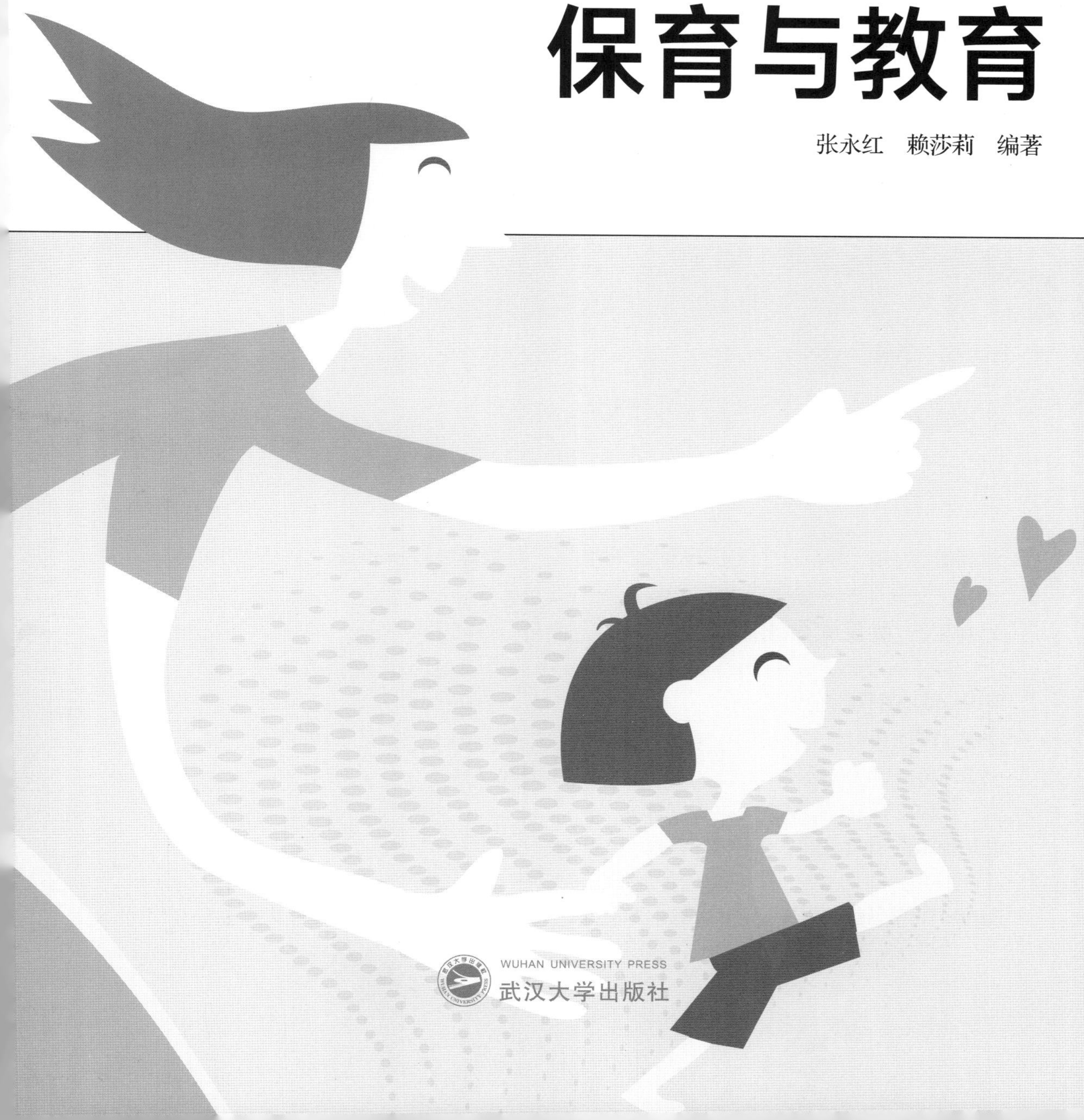

WUHAN UNIVERSITY PRESS
武汉大学出版社

图书在版编目(CIP)数据

0~3 岁婴幼儿的保育与教育/张永红,赖莎莉编著 .—2 版.—武汉:武汉大学出版社,2022.11
应用型学前教育专业系列教材/蔡迎旗主编
ISBN 978-7-307-23296-9

Ⅰ.0… Ⅱ.①张… ②赖… Ⅲ.①婴幼儿—哺育—高等职业教育—教材 ②婴幼儿—早期教育—高等职业教育—教材 Ⅳ.①R174 ②G61

中国版本图书馆 CIP 数据核字(2022)第 163172 号

责任编辑:郭 静　　责任校对:汪欣怡　　版式设计:韩闻锦

出版发行:**武汉大学出版社** (430072 武昌 珞珈山)
(电子邮箱:cbs22@ whu.edu.cn 网址:www.wdp.com.cn)
印刷:武汉中科兴业印务有限公司
开本:787×1092 1/16 印张:22.75 字数:468 千字 插页:1
版次:2015 年 9 月第 1 版 2022 年 11 月第 2 版
2022 年 11 月第 2 版第 1 次印刷
ISBN 978-7-307-23296-9 定价:59.00 元

编写委员会名单

（按姓名音序排列）

丛书主编

蔡迎旗

编委会成员

蔡　艳　江汉艺术职业学院
陈　虹　开明出版社教育与心理分社
陈　思　黄冈师范学院
邓霁岚　江汉艺术职业学院
杜燕红　洛阳师范学院
段晓娅　郧阳师范高等专科学校
黄胜梅　淮南师范学院
姜　华　荆州教育学院
姜　勇　华东师范大学
金晓梅　湖北省幼儿师范高等专科学校
刘晓红　河南师范大学
龙明慧　长沙师范学院
莫源秋　广西幼儿师范高等专科学校
秦振飙　湖北师范学院
王　雯　华中师范大学
王　莹　华中师范大学
汪媛媛　信阳师范学院
邢莉莉　沧州师范学院
夏　征　好欣家长学校
杨　进　武汉城市职业学院
杨　宁　华南师范大学
张玉娥　江汉艺术职业学院
郑晓边　华中师范大学
赵红霞　荆楚理工学院
周立峰　仙桃职业技术学院
周端云　湖南民族职业学院
朱　楠　华中师范大学教育学院
卓　萍　武汉城市职业学院

总　　序

幼儿教师是幼儿学习与发展的支持者、促进者与引导者。幼儿教师的素质直接决定着我国幼教机构的办学水平，也是保障我国适龄儿童接受基本而有质量的学前教育的关键性因素。而高质量的幼教师资来源于高水平的学前教师教育。为顺应我国学前教育事业发展的迫切需求，2011 年至 2012 年，我国先后颁布了《教师教育课程标准（试行）》和《幼儿园教师专业标准（试行）》，幼儿园教师资格制度和聘任制度也随之进行了一系列急剧变革与转型。

我国教师职前教育倡导育人为本，要求准教师们树立正确的儿童观、学生观、教师观与教育观；奉行实践取向，引导未来教师主动建构教育知识，掌握必备的专业知识与技能，发展实践能力，学会发现和解决实际问题，形成个人的教学风格和实践智慧；要求他们终身学习，树立正确的专业理想，养成独立思考和自主学习的习惯，加深专业理解，形成终身学习和应对挑战的能力。

我国学前教师教育课程改革既具有一般教师教育所具有的共性，也具有鲜明的学前教育特色，这彰显了学前儿童的年龄特征和我国独树一帜的学前教师教育的传统与积淀。当前，我国学前教师教育课程已呈现如下五种趋势。

第一，生动多样的师德与理念教育。除必要的公共政治课程以外，国家要求各级各类幼师院校突出师德修养教育，采取多种生动活泼的教育教学方式，提升准幼儿教师的师德修养。如开设幼儿园教师专业特点与道德规范、中国名师风采录、幼儿教师生涯讲座、学前教育政策法规、现代幼儿园教师职业风范与专长成长等课程。

第二，保教相融的课程体系。依据幼儿园教师专业标准，遵循教师培养和发展规律，以加强专业理想、专业基础、实践能力、反思与研究能力为核心，构建保育与教育相融合、幼儿园与家庭和社区教育相结合、幼儿生活与游戏和学习于一体的课程体系，用以培养准幼儿教师的保教一体化的能力。

第三，全面平衡的课程结构。我国正通过幼儿园教师资格制度、聘任制度、评优评先制度等的改革，倒逼各级各类幼师院校与专业，促使其纠正以往过分偏重艺术技能而相对忽视人文科学类课程、教育素养类课程的倾向，注意课程结构中的师德理念、人文素养、科学素养、信息素养、教育素养、艺体素养、科研素养等的协调与平衡。

第四，实践取向的课程内容。为培养准幼儿教师的教育教学能力，许多幼师院校与专业开设了大量务实的实践取向课程。如幼儿园五大领域的活动设计和案例分析类课程、幼儿园环境布置与玩教具制作、动漫画设计技术、音乐、美术、戏剧等方面的课程。

第五，模块式的课程设计。我国各类幼师院校与专业正竭力打破学前教育学、学前心理学、幼儿园各科教学法“老三门”的课程结构体系，开设模块化的、开放的、专题性的学前教育课程。基于学前教育专业各类人才培养目标，合理配置各课程模块，如音乐教育模块、美术教育模块、健康教育模块、特殊教育模块等。通过设先行课，将学生导入不同模块课程，引导学生多样化、有个性地发展。

以上学前教师教育课程改革已对我国原有的传统意义上的大中专学校的教材和教辅资料提出了严峻挑战，要求学前教育同仁务必更新教学资源观、教师教育观和学前教师观，依据我国幼儿园教师专业标准和教师教育课程标准，遴选课程并合理设计教材。

本套基于《教师教育课程标准（试行）》的应用型学前教育专业系列教材，正是应我国学前教师教育改革的时势而生，充分体现了以上提及的学前教师教育课程改革的五种发展趋势。适用于大中专学校的课程与教学，也可作为学前教育爱好者、相关工作人员的专业拓展学习。本丛书涵盖了学前教育大中专学校绝大多数专业课程；内容具有一定的理论性，更具有实践应用的特征；编写规范与设计务实活泼，知识点和案例穿插其中；丛书的编委遍及全国；作者主要来自华中和华南地区的本、专科院校，他们均具有丰富的教学经验和较好的研究基础。

在丛书的编写过程中，我们参阅、借鉴和引用了国内外许多同行的观点与成果。各位同仁的研究奠定了本丛书的学术基础，在此一并感谢。另外，受水平和时间所限，书中难免有疏漏和不当之处，敬请读者批评指正。

最后，我谨代表丛书的所有编委和作者，衷心感谢本丛书的策划者谢群英编辑和武汉大学出版社有关领导。他们对学前教育满腔热情，对丛书的未来充满信心，极度地敬业与审慎。出版丛书虽是一项浩大而艰苦的工作，但有谢群英编辑和武汉大学出版社相伴而行，相信梦想终会成真。

蔡迎旗

2015 年 5 月

武汉桂子山·华中师范大学教育学院

第二版前言

2019 年，《国务院办公厅关于促进 3 岁以下婴幼儿照护服务发展的指导意见》发布，标志着我国 0~3 岁婴幼儿托育服务发展有了进程规划。2021 年 7 月，《中共中央国务院关于优化生育政策促进人口长期均衡发展的决定》发布，提出实施三孩生育政策及配套支持措施，托育服务成为维持“人口红利”，推动社会经济、人口等方面的重要举措。与此同时，学前教育公共服务体系基本形成，基本上解决了适龄幼儿入园难、入园贵的问题。但是低出生率的人口增长现状及少子化趋势，将会使学前教育资源富余，幼儿园学位暂时空缺，使幼儿园富余的教育资源转化为托育服务资源成为可能。针对 0~3 岁婴幼儿保育与教育出现的系列变化，本书进行了修改及再版。将“岗证赛课”有机融合，主要解决学生因为缺乏婴幼儿养育经验而遇到的学习瓶颈、新入职早托及幼教从业人员因为缺乏婴幼儿照护实践而遭遇的工作难题、新手父母因为缺乏婴幼儿养护技能而面临的育儿焦虑，力求做到理论与实践并进，将“纸上谈兵”变成“实战经验”。

本教材分理论篇、实践篇、共育篇三部分。理论部分从 0~3 岁婴幼儿保教概念说起，到特点与意义，直至婴幼儿身心发展特点与一般规律，深入浅出；而实践部分细化到婴幼儿各月龄段，选取各月龄段关键事件作为引领，以各月龄段的身心发展特点为依据，全面地介绍 0~3 岁婴幼儿各发展阶段的保育与教育重点、具体实施方法与要求，结合案例开启、相关资源链接及思考与练习等环节，从实操的角度解决如何科学实验不同月龄段婴幼儿的保教问题，旨在弥补关键事件经验缺失从而给学习带来的障碍；共育部分从发展的角度介绍不同组织形式下的 0~3 岁婴幼儿教育的组织方式、实施方法与共育策略。全书以总—分—总的形式进行编写，旨在让学生全面系统地获得从事婴幼儿托育、照护行业所需的理论功底和实验技能。

本书由两位坚守在一线的教育工作者共同编写完成，一位是从事幼儿园及托班保教一线活动实践 30 多年兼早教师资培训资深的幼教人，一位是在高职院校学前教育专业卫生学领域任教近 20 年的一线教师。两位作者凭借多年经验，力求为学生呈现出一本科学而实用的教材。然而，理想和现实之间总会存在差距，任何事情难以完美，因此在编写的过程中难免存在疏漏与不妥，我们已经做好了不断完善的准备，也期待每一位读者提出宝贵的意见，我们将不胜感激。

最后，我们要感谢在本书编写的过程中共同付出努力的同仁们。首先要感谢华中师范大学的蔡迎旗教授将本书纳入“应用型学前教育专业系列教材”，其次要感谢湖北江汉艺术职业学院蔡丽竑教授、武汉铁路职业学院付国秋教授、湖南民族职业学院的学生们：何蕊、欧阳伟华、张苗、林蓥同学，她们在书稿的资料查找与编写上给予了帮助。还要感谢武汉大学出版社的谢群英编辑为此书付出的辛苦及努力。我们也借鉴了前人的研究成果，如案例、图片等资料，有的已经标明了出处，有的可能因为疏忽而遗漏，在此表示深深的谢意。

编者

2022 年 6 月

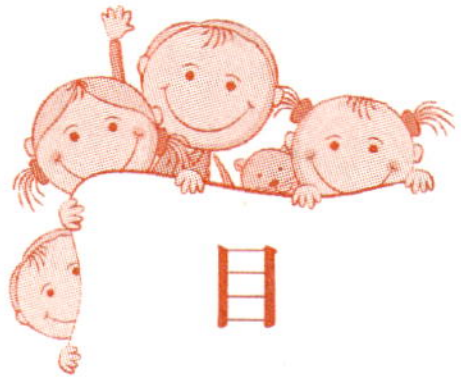

目　录

理　论　篇

实 践 篇

共　育　篇

理　论　篇

第一章　0~3 岁保育与教育绪论

本章导读：21 世纪是人才竞争的时代，重视发展学前教育，抢占人才培养的制高点，不仅关乎着人才的培养，更关乎着一个民族的兴衰与未来！随着大量脑科学、生命科学及教育科学等研究成果的不断揭示，让人们对“人生百年立于幼学”有了全新的认识，迫使人类将教育的视线由关注 3~6 岁往前延伸至出生前的零岁。重视 0~3 岁婴幼儿的教养，实施科学保教不仅能提高婴幼儿期生命个体的质量，在教育上也为人的终身发展起到了事半功倍的效果。

第一节　0~3 岁婴幼儿保育与教育相关概述

0~3 岁特指人生命的头三年，它包含着 0~1 岁婴儿期和 1~3 岁幼儿期两个阶段。人之初仅用三年的时间，却完成了人类生命历程中最富有里程碑意义的离开母体、独立行走、迈向社会三大步伐。伴随着标志婴幼儿个体健康发展的三大步伐的完成，婴幼儿逐渐掌控了自己的身体、探索周围的世界，并在与外界日益增多的交流中，与他人建立起亲密的关系。这一切都为婴幼儿成长为完整意义的人及其终生的发展打下了极其重要的基础。

一、 0~3 岁婴幼儿保育与教育内涵与理念

（一）0~3 岁婴幼儿保育与教育的含义

保育即精心照管幼儿，使其好好成长。教育是一种有意识地培养人的活动。“保

育”和“教育”两词语的同时出现，特指对学龄前的婴幼儿实施早期教养的活动过程，其工作人员简称为“早教人员”。0~3岁婴幼儿的保育与教育的定义概括起来就是：以0~3岁婴幼儿及其教养人为教育对象，通过早教人员与教养人的特定保育与教育的手段，促进0~3岁婴幼儿身心健康发展、提升教养人科学教养理念，促进其良好教养行为的养成。保教概念的界定体现了以下内涵。

1. 概念确定了教养对象的年龄范围

经过多年的研讨，教育学术界对“早教”的概念在教育对象年龄分段上仍存在着广义和狭义之分。广义的“早期教育”是指根据0~8岁这个阶段的儿童生理和心理发展的特点以及敏感期的发展特点，进行有针对性的指导和培养，为这个阶段儿童多元智能和健康人格的培养打下良好的基础。

广义的“早期教育”的对象是指人从出生到入小学前的0~8岁儿童，涉及0~3岁婴幼儿、3~6岁幼儿和6~8岁小学初期儿童三阶段的孩子。三阶段对应的教育目标、教学过程、组织形式是不相同的，由此可见，广义的早期教育对象年龄范围太宽泛，且具有不确定性。0~3岁婴幼儿身心发展的特殊性，决定了“早期教养”这一概念是0~3岁婴幼儿阶段的专门术语。本书中的“早期教养”均特指0~3岁婴幼儿阶段的狭义保育与教育。

2. 概念倡导了保教融合教育理念

保育和教育同时出现，凸显了“教养”一词的内涵。其中的“教”的含义是教化、教育，是对婴幼儿认知、情感、社会等方面施加有意义的影响；“教”的行为主要是对知识、经验及常理的引导。“养”的含义包括身体和心理两方面，“养”不单指喂养，还有身体养护、个性培育、习惯养成之意，主要指为了满足婴幼儿生存、生长的需要而采取的保障性的措施；“养”的行为包括吃、喝、拉、撒、睡的生活照料。从概念上不难看出，对0~3岁婴幼儿实施“早期教养”包含着保育与教育任务的双重性，在实施过程中，保育和教育两方面是相互影响、融为一体，高度融合、密不可分的整体。

3. 概念体现了教养对象主体性的发展

婴幼儿是具有旺盛生命力的个体，具有主动发展的强大内驱力，婴儿从出生起就具有用一种积极的、能动的方式从环境中学习各种事物的能力。发展对婴幼儿来说，主要是指身心两个方面，对待婴幼儿的发展，教育者应做到：尊重其自身成熟规律和发展过程，创设符合婴幼儿成熟的条件，顺应他们的生长顺序，在婴幼儿的发展过程中抓住成熟的时机，以最具影响力的环境要素去引导婴幼儿获取经验、发展潜能；尊重婴幼儿多元智能结构发展的差异性，敏锐地察觉婴幼儿之间的差异，更多地实施个别化的教养方案，促进婴幼儿整个脑部神经系统机能以全面的方式成熟起来。

4. 概念确定了教养对象的服务范围

0~3 岁婴幼儿保育与教育的直接服务对象是 0~3 岁的婴幼儿，但由于此年龄段婴幼儿处于人生的起始阶段，他们尚不具备基本的生活自理能力，他们的发展需要是在早教人员或看养者教养之下实现的，只有提升教养人科学的育儿观念，使他们养成良好教养行为，才有可能实现“顺应婴幼儿天性、满足婴幼儿发展的需要”的科学保教，才有可能实现“激活婴幼儿先天身心潜能，为他们身心健康地发展打下良好基础”的理想保教。为此，0~3 岁的早期教养服务对象除了婴幼儿还应包括从事婴幼儿教养的所有相关人员。

（二）0~3 岁婴幼儿保育与教育的理念

1. 亲爱儿童　满足需求

重视婴幼儿的情感关怀，强调以亲为先、以情为主、关爱儿童、赋予亲情，满足婴幼儿成长的需求。创设良好环境，在宽松的氛围中，让婴幼儿开心、开口、开窍。尊重婴幼儿的意愿，使他们积极主动、健康愉快地发展。

2. 以养为主　教养融合

强调婴幼儿的身心健康是发展的基础。在开展保教工作时，应把儿童的健康、安全及养育工作放在首位。坚持保育与教育紧密结合的原则，保中有教，教中重保，自然渗透，教养合一，促进婴幼儿生理与心理的和谐发展。

3. 关注发育　顺应发展

强调全面关心、关注、关怀婴幼儿的成长过程。在教养实践中，要把握成熟阶段和发展过程；关注多元智能和发展差异；关注经验获得的机会和发展潜能。学会尊重婴幼儿身心发展规律，顺应儿童的天性，让他们能在丰富、适宜的环境中自然发展，和谐发展，充分发展。

4. 因人而异　开启潜能

重视婴幼儿在发育与健康、感知与运动、认知与语言、情感与社会性等方面的发展差异，提倡更多地实施个别化的教育，使保教工作以自然差异为基础。同时，要充分认识到人生许多良好的品质和智慧的获得均在生命的早期，必须密切关注，把握机会。要提供适宜刺激，诱发多种经验，充分利用日常生活与游戏中的学习情景，开启潜能，推进发展。

二、0~3 岁婴幼儿实施保育与教育的意义

关于对早期教养活动重要性的认识，从古到今都有许多经典的论断。中国有句俗话：“三岁看大，七岁看老。”这充分说明了人在三岁前的发展水平对其成年后的深远影

响。意大利著名教育家蒙台梭利曾说："在生命的头三年中，孩子所经历的变化、适应、成就以及征服的环境，从机能上讲比 3 岁以后的一生的综合还要多。"生物学、脑科学、心理学及教育学的最新研究也表明：0~3 岁是人发展的第一个黄金期，也是教养效率最高的时期，一旦错过，就难以弥补，对每个人来说童年毕竟只有一次。

(一) 从大脑发育速度来看，3 岁前是人大脑发育最快的时期

人类与其他动物在大脑方面最大的区别，在于人脑发育存在着延续的现象，出生时人类大脑只发育了 23%，剩下的 77% 在后天发育，这种庞大的可塑性为人类适应环境提供了非常广阔的天地。从大脑发育的速度来比较，3 岁前是人大脑发育最快的时期。新生儿脑重 370 克，6 个月时为 700 克，是成人脑重的一半，而此时的体重仅为成人的 10%。2 岁时为成人的 3/4，到 3 岁时为出生时的 4 倍，已接近成人的脑重范围，但此时，体重仅为成人的 1/3。由此可见，在人的生长发育中人脑是先发育的，0~3 岁婴幼儿大脑发育的速度大大超过了身体发育的速度。

(二) 从神经系统机能发展质量来比较，3 岁前是大脑皮层细胞新陈代谢最旺盛的时期

人脑约有 1000 亿个细胞，人脑中的神经细胞增殖期主要是妊娠头 3 个月至出生后 1 岁，过了此时期，神经细胞不再复制和再生。而维持神经细胞的营养、传导和支持的胶质细胞的增殖，是从妊娠后期延续到出生后的 2 岁。神经细胞之间由突触连接，突触的数目在出生后迅速增加。神经元在新生儿刚出生时像棵小树，出生 2 年后枝繁叶茂起来，突触增多，神经元之间形成神经回路，形成丰富的信息传递网络系统，促使大脑皮层各区域发展起来。到幼儿末期，大脑皮层的成熟已接近成人水平。"狼孩"等一些教育实例证实：人的大脑皮层具有代偿机能，年龄越小其代偿能力越大。

大脑神经细胞之间的这些联系，在很大程度上是在婴幼儿所接受的丰富信息刺激下发育成熟的。而大脑神经系统机能的发育为婴幼儿心理发展提供了生理基础。由此可见，0~3 岁，特别是 2 岁前是大脑皮层细胞新陈代谢最旺盛的时期。

(三) 从心理发展速度来比较，0~3 岁也是人一生发展最迅速的时期

在 3 岁以前，特别是在 0~1 岁，孩子的心理发展可谓日新月异，存在许多的敏感期和关键期，可塑性极强，如：3~4 个月是视觉的关键期；4~5 个月是听力训练的关键期；8~9 个月是爬行训练的关键期；13~14 个月是行走的关键期；14~16 个月是行走搬运物体的关键期；0~2 岁是感知和动作的最佳期；2~3 岁是口语发展的最佳期。此外 0~3 岁幼儿还表现出对次序的喜爱，急切地以双手和舌头探究环境，乐于走路，对微小

精细的东西感兴趣，对社会性学习发生兴趣等。抓住婴幼儿发展和学习的敏感期，对婴幼儿长大以后的学习以及教育都会起到事半功倍的效果；反之，错过了婴幼儿的敏感期，即使以后投入再多的精力和方法去教育，效果也微乎其微。

（四）从人的智力发展的时机来看，3岁前是人的智力发展的高峰期

伴随大脑快速发育，婴幼儿的智力发展也呈现出惊人的发展速度，美国著名心理学家布鲁姆，通过对近千名儿童从出生一直到成年的追踪研究结果表明：人的智力在1周岁以前形成50%，在3周岁以前形成80%，在5周岁以前形成95%。也就是说人在3周岁以前形成其智力的大部分，人学习的第一个黄金时期是3岁以前。教育最好从人出生开始，这已经为许多教育实验所证实。

（五）从人的性格养成的时机来看，0~3岁是性格形成的最佳期

1980年英国伦敦精神病学研究所教授卡斯比同伦敦国王学院的精神病学家们进行了试验观察。他们的研究对象是当地的1000名3岁婴幼儿，测试结果表明，这些婴幼儿分为充满自信、良好适应、沉默寡言、自我约束和坐立不安五大类。① 到了2003年，当这些婴幼儿长到26岁时，卡斯比等再次与他们进行了面谈，并且对他们的朋友和亲戚进行了调查，又在2005年对以上的试验结果进行了总结。报告上说，3岁婴幼儿的言行可以预示他们成年后的性格。这一报告为上文提到的“三岁看大”的说法提供了强有力的证据，在国际育儿学术上引起了轰动。3岁是通往个性人生的出发点，3岁前奠定性格基础，到3岁时，婴幼儿在性格上已彼此出现了明显的差异，正如我国伟大的教育家孔子所说：“少年若天性，习惯成自然。”性格一旦形成，便存在着相对的稳定性，很难彻底改变了。

三、0~3岁婴幼儿保育与教育的特点

0~3岁婴幼儿年龄的特殊性，注定了该阶段的保育与教育有别于其他年龄段，从“早期教养”概念和教养活动实践来看，0~3岁婴幼儿保育与教育具有以下特点。

（一）保育先于教育的教养理念

对0~3岁婴幼儿实施保育与教育，出发点和落脚点都是基于促进婴幼儿生命个体的健康成长上。从“养”入手，在喂养上促进其身体的正常生长与发育；在抚养中养成

---

① 程准．婴幼儿潜能发展的理论探索与实践[M]．北京：北京师范大学出版社，2009.

其良好生活习惯，不断地拓展和丰富他们的生活经验，来发展动作、语言、认知、情感与社会性。纵观整个教养过程，保育是前提和基础，教育是跟随保育而后施加的影响，可以说，没有适宜的婴幼儿保育，就不可能有高效的婴幼儿教育！

（二）生活多于学习的教养内容

以一日生活为载体，与婴幼儿生命活动融为一体所实施的教养活动，决定了0~3岁婴幼儿教养内容具有生活多于学习的特点。婴幼儿正是在极其寻常的“吃、喝、拉、撒、睡、玩”等生活教养中，逐渐掌握各种生活技能，积累基本的生活经验，完成基本的生活习惯的养成。离开了生活，婴幼儿的保教就成了“无源之水、无本之木”。早期教养活动应该与婴幼儿的生活密切结合，正如陶行知先生的生活理论所说：“在生活中找教育，为生活而教育。”

（三）个别教育多于集体活动的教养形式

多元智能理论揭示了人的智能结构是不同的，智能组合存在着差异性。不同的个体有不同的智能发展优势和发展特点，年龄越小的婴幼儿，越是以自然的差异为基础，用自身特有的方式同化和接纳外界。个别教育是以关注婴幼儿的个体差异，促进婴幼儿个性化发展为前提的教育，0~3岁婴幼儿身心发展特点和家庭个体养育的抚养方式，决定了在教养形式上是以个别教育为主实现因材施教的。集体活动是一种省时、省力的教育组织形式，应依据教育内容和对象来合理选择运用，随着婴幼儿年龄的增长，可逐步以小组形式开展起来。但在0~3岁婴幼儿阶段，个别教育的形式是最主要的也是最常用的教养形式。

（四）情绪、情感重于认知的保教目标

0~3岁婴幼儿行为发展可分为：依恋的0岁，好动的1岁，“探险”的2岁，自主的3岁四个阶段。依恋的0岁，要通过关注性的满足发展宝宝的依恋感；好动的1岁，要通过安全性的保护发展宝宝的安全感；“探险”的2岁，要通过支持性的参与发展宝宝的信任感；自主的3岁，要通过尊重性引导发展宝宝的自主感。纵观婴幼儿行为发展四阶段的保育与教育，虽侧重点有所不同，但却很好地体现了情绪、情感重于认知的保教目标。

依恋感、安全感、信任感和自主感均属奠定良好人格基石的基础性情感，这四种情绪、情感的产生与发展是相互联系、相互影响的。其中依恋感出现得最早，它是在0~1岁阶段通过父母（看养人）对婴儿实施的精心照料及充分的肌肤接触、情感表示、行为

表现和语言刺激等一系列活动而建立起来的。良好的亲子依恋感的产生与发展是其他情感的建立与发展的基础，为此我们不可小视婴儿依恋感的发展。

四、0~3 岁婴幼儿保育与教育的主要内容与要求

早期教养内容具有包罗万象、丰富而全面的特点。即从一个生物的人到一个社会人所要学习的东西都应纳入早期教养的内容，简单地说就是所有促进婴幼儿身心健康的保教活动都可称为教养内容。

（一）在生活能力与习惯养成方面

睡与吃要从“自然”“按需”逐渐过渡到“定时”“有规律”。在新生儿时期，强调“自然睡眠”“按需哺乳”，让婴幼儿在充分自然的状态下，完成从胎儿期到新生儿期的过渡。随着月龄的递增，逐渐定时，让婴幼儿自然、愉快地形成有规律的饮食和睡眠习惯。

盥洗、穿脱衣服等要从“乐于接受”到“逐渐自理”。初始，在洗脸、洗手、洗屁股、洗澡以及穿脱衣服过程中，只要婴幼儿能配合成人的活动，并乐于接受即可。大约 1 岁半以后，成人便要创造各种条件和机会让婴幼儿逐渐学习自我服务。例如，衣服和鞋袜从“脱”到“穿”、盥洗从“洗手”“擦脸”到“主动入厕”等，让婴幼儿在生活活动中逐渐学习自理，形成基本的生活能力。

（二）在动作、认知、语言发展等方面

要从成人“提供”到自发“模仿”“练习”。新生儿时期，一切由成人提供。如，提供“视听刺激”，提供“抓握玩具”，提供“俯卧抬头”的机会等。逐渐地在动作、认知、语言等方面，成人要创造条件，让婴幼儿自己“模仿发音”“练习行走”，以至于“感知常见的动植物和简单的数”“开始了解人、物、事之间的简单关系”等，使婴幼儿全面体现一个“有能力学习者”的风采。

（三）在情感发育、社会性等方面

要从成人“培育”到“简单回应”“逐渐适应”。最初，婴幼儿情感、社会性等方面的发展离不开成人的“培育”。成人的“逗引”“交流”，为母婴依恋亲情的建立奠定了良好的基础。以后，婴幼儿便有了各种自发的反应，能用自己的方式回应他人的各种信号，逐渐地，婴幼儿开始能适应集体生活，适应社会生活，在情感、社会性等方面获得惊人的发展。

思考与练习

1. 理解婴幼儿保育与教育的内涵。
2. 0~3 岁婴幼儿保育与教育的理念是什么?
3. 对 0~3 岁婴幼儿实施科学的保育与教育的意义有哪些?
4. 0~3 岁婴幼儿保育与教育有何特点?
5. 了解 0~3 岁婴幼儿保教的内容与要求，结合实际谈谈如何做到“保教融合”?

第二节　实施 0~3 岁婴幼儿教养活动的心理学基础与教育学理论依据

科学的早期教养是以婴幼儿心理发展为基础，在丰富的教育理论指导下而实施的教育实践活动。心理学理论揭示了实施婴幼儿早期教养活动的可行性，众多的教育学理论则为如何实施多元化的 0~3 岁婴幼儿早教活动指明了方向。

一、实施的心理学基础

(一) 婴幼儿的学习方式特点

学习是指主体与客体在相互作用的过程中获得经验或由此引起个人倾向与能力变化的过程。它只包括经验获得和由此引起的变化过程。从广义上来说，学习的过程实质上就是经验获得的过程，其结果是导致个体在知识和技能、概念和思维、情绪和情感以及个性倾向等各个方面发生潜在的或外显的变化。婴幼儿的学习即为婴幼儿获取知识经验并由此引起婴幼儿个人倾向能力变化的过程。他们的学习具有以下特点：

1. 动作相倚性

动作相倚性即心智发展起始于动作，是儿童认识自我的重要因素。研究表明，婴幼儿可利用的动作相倚性线索主要包括以下几种：

(1) 由自身动作所产生的即时主观感觉。

这种即时主观感觉是指自身动作和动作产生之间的即时联系。对这种及时联系的认识使婴幼儿认识到自己感觉的变化是由动作产生的，而动作又是由自己这个主体所发出的，从而认识到自己的力量，认识到自己是活动的、积极的主体。如婴幼儿闭上眼睛就什么也看不见；用手敲桌子就会感到疼痛；用手挠自己的身体就会感到痒；爬过床沿就会摔到地上并会产生疼痛。所有这些动作与感觉间的即时联系为：闭眼——看不见，手敲——疼痛，挠——痒，摔——疼痛等，这些联系使婴幼儿认识到自己是动作的主体，并且是作为一个积极的主体而存在。

(2)由外界客体提供的自身动作产生的结果。

每当婴幼儿动作作用于外界客体时，自然就会产生一个客观结果，这种动作与动作结果之间的一致性也会被婴幼儿用来作为认识主体的线索。如婴幼儿用手摇拨浪鼓，就会发出响声；用脚踢球，球就会跑开；用手撕纸，纸就会裂开；拉开上面的毯子就会看见藏在下面的东西等，所有这些动作与动作结果之间的即时性、一致性联系也有效地为婴幼儿提供了大量的、实在的认识主体“我”的依据。

此外，周围生活中的成人也会提供大量的、甚至更多的婴幼儿动作和动作结果间的一致性信息，这是更为重要的线索。比如，婴幼儿啼哭，就会马上引来照顾者对他的关怀；向母亲或他人微笑，就会得到母亲或他人的抚爱；向母亲伸手要“抱抱”，马上就会被母亲抱起等，使婴幼儿认识到自己是动作的发起者，自己是一个独立的有影响的个体。当婴幼儿长到一定年龄，他还会对成人发号施令指挥成人的行动。这是因为婴幼儿发现，当自己说出某些语词之后，成人就会依照行事，而且自己是这一行动的引发者。从这些大量的动作和伴随的动作结果中，婴幼儿得到了大量的认识自己的机会，促使婴幼儿自我意识的发展。

2. 以自我为中心

这首先表现在他们学习或游戏的内容是由兴趣和需要决定的，他们对什么感兴趣是按照自己的意愿而不是由成人来选择的。2 岁左右的幼儿在玩沙时，家长往往会要求宝宝按照成人的想法规范地玩沙，但幼儿并不听从成人的安排，他们更乐意拿着自己喜欢的任意一样工具这里挖挖，那里挖挖，乐此不疲。

其次，在活动中他们以自己的操作摆弄为主，对摆弄的过程有兴趣，在活动中满足于过程而不注重结果。例如，婴幼儿常常喜欢拿起笔在纸上随意涂鸦，成人会以为他们要画什么，其实婴幼儿只是乐意于涂画的过程，而对于能否组成图案却并不看重。

3. 社会模仿

模仿是自我从他人身上获取某些东西的主要途径。自我的许多方面，如自我信念及自己所持行为规范等，受他人的影响较大。社会模仿在婴幼儿自我意识发展中起着重要的作用。

关于婴幼儿模仿的研究很多。有研究发现，在婴幼儿刚出生时，就能模仿伸舌头、张嘴巴和手指运动等动作，甚至 9 个月的婴儿也具有较强的延迟模仿能力。梅尔佐夫认为，在婴幼儿尚未形成自己习惯性的运动神经模式之前，就能够完成他看见的动作，说明他具有长时间保持这种新动作的能力。事实上，许多教养者经常把复杂的行为简单化，表演或做给婴幼儿看，并鼓励婴幼儿模仿这些行为。这种实践在婴幼儿获得动作、行为过程中具有重要的作用。0~3 岁婴幼儿年龄虽小，但其言行举止流露的风格和习惯会与教养者有着惊人的相似之处，如家长喜欢阅读和学习，其孩子也比其他家庭的孩子更愿意亲近书本。这在很大程度上是婴幼儿模仿家长内化后受家庭潜移默化影响的结果。

根据婴幼儿的学习特点，我们在组织和实施早教活动中要注意以下三点：一是教学活动设计应重视宝宝参与、亲身感受，多提供学具，创造其摆弄物体的机会；二是重视活动过程，满足宝宝的心理需要；三是在对宝宝教育的过程中，注意教育者及环境的榜样示范作用。

（二）婴幼儿的兴趣特点

兴趣激发是婴幼儿学习中重要的影响因素。如果婴幼儿对学习活动的内容和形式不感兴趣，成人很难让他们安静地学习。但如果婴幼儿学习兴趣高昂，他们专注学习的时间和程度将超过我们的想象。兴趣不是一种单纯的唤醒状态，而是一种积极情感的唤醒状态，是婴幼儿好奇心、求知欲的内在来源。它是一种内在动机，处于动机系统的最深层水平，可以驱策人去行动。早期婴幼儿对外界新刺激的反应就是由兴趣这种内在动机驱策的身体运动。兴趣使婴幼儿倾向于了解环境和事物，想要吸收更多的信息来扩展自己，保持注意，专心观看和倾听。因而，兴趣在婴幼儿认知和智力发展上起着巨大的作用。

诸多研究表明，兴趣是一种先天性的情绪，婴幼儿在出生后就显示出对外界物体和社会性刺激的倾向性反应。从婴儿出生起，兴趣就组织、引导着婴幼儿的看、听、动作、运动和探究等。孟昭兰（1989）在研究和总结他人研究的基础上，指出婴幼儿兴趣的早期发展可以分为三个阶段：先天反射性反应阶段（0~3 个月）；相似性再认知觉阶段（4~9 个月）；新异性探索阶段（9 个月以后）①。

根据婴幼儿的兴趣特点，我们在设计早教活动中要注意：选择的内容考虑宝宝的年龄特征；在活动过程中要注意随时观察宝宝的学习状况，及时给予鼓励、帮助与指导。

（三）婴幼儿的记忆特点

研究表明，新生儿出生后两三天就有一定的记忆能力，出生后 6 个月左右就出现了

---

① 孟昭兰．婴儿心理学[M]．北京：北京师范大学出版社，1996.

形象记忆。随着年龄的增长，宝宝的记忆能力会获得自然的发展，但有目的、有计划的教育能有效提高宝宝的记忆力。3 岁前的宝宝的记忆特点是：以形象记忆为主，保留时间短暂，易受情绪影响，睡前记忆效果最好。

根据婴幼儿的记忆特点，我们在设计与实施早教活动时应注意三点：一是稳定好宝宝的情绪，让他在活动中保持愉快的心情；二是教学活动必须伴随教具的演示，教具的设计应形象、生动、简洁明快、特点突出；三是注意新旧经验的衔接，定期对已有经验进行巩固、复习。

（四）婴幼儿的气质特点

气质是指人在进行心理活动时在行为方式上表现出的强度、速度、稳定性、灵活性和指向性等动态的心理特征。它是个性心理特征的重要组成部分，是一个人比较稳定的心理特征。

婴儿在出生后的早期就明显地表现出某种特征，一般我们把婴儿的气质类型分为三种，即活泼型、安静型和中间型。这主要是由高级神经活动的类型决定的，也就是说有一定的先天遗传的影响。比如，有的婴儿出生后就很活跃、活动较多，对什么事都反应强烈、较急躁。有的婴儿则较安静，活动相对少，对事物反应平静而缓慢。有的婴儿介于这两者之间。

气质类型本身无好坏之分，每种气质类型都有积极的方面和消极的方面，气质类型也不决定一个人的智力水平和发展趋势。但是由于气质影响婴幼儿的活动方式，所以它经常地、强烈地影响着父母的反应，也影响着婴幼儿的个性形成、亲子关系、早期社会交往以及认知等各个方面的发展，对婴幼儿早期教养有着不可忽视的重要影响。

气质虽然是婴儿最早表现出来且变化最为缓慢的个性心理特征，但其本身也在与外界环境相互作用中发生着一定的变化，也就是说气质也是可以改变的。特别是婴儿期神经系统正处于不断发展变化中，具有较强的可塑性，可通过环境和成熟过程中的经验来调整。所以，后天环境和教育对气质发生的影响是至关重要的，家长及保教人员应当了解每个婴儿的气质特征，以不同的方式给予教育，注意帮助婴儿发扬气质特征中积极的方面，克服消极的方面，促使每个婴儿形成个人特有的活动风格。

根据婴幼儿气质特点，我们在设计与实施早教活动过程中应注意：

一是要了解每个宝宝的气质类型；二是对不同气质类型的宝宝在活动中提出不同的要求；三是不同气质类型的婴幼儿对早期教育的适应性和要求是各不相同的。

一个与婴幼儿的气质特性或理解力相冲突的需求可能会使孩子承受很重的甚至是不能承受的压力。这要求教养者需要对每一个孩子的特性有一个清楚的认识，知道谁能做什么，谁不能做什么，谁能做成什么，谁可能怎样去做，据此提出合理的要求。如，对一个活动性高的婴幼儿，就不能要求他在 1 小时内一直安安静静地坐着，一动也不动。一个固执的婴幼儿，总是不希望被打扰，因此，就不要希望一叫他就动。对于一个迟缓型的孩子，不要要求他第一个收拾好玩具。

二、实施的教育学理论依据

(一)杜威的教育本质理论

进步主义著名代表人物杜威认为，教育的本质有三重意义：一是教育即生长。主要指儿童的生长是一个具有连续性和阶段性的、动态的心理发展过程。生长必须以儿童的本能为起点，引导儿童养成各种良好的习惯。二是教育即经验。主要指儿童的发展是通过经验的不断改组、改造而得以完成和实现。三是教育即生活。杜威曾解释到："生活就是发展，而不断发展，不断生长，就是生活。"①他认为，教育不应当是生活的预备，而是儿童现在生活的过程。他还认为，人生活在进化过程中，知识经验是动态的，因此，课程也必须是变化和发展的，活动是有效学习的积极动力，课程是儿童经验发展成熟的结果，而不是固定现成的东西。

杜威的教育理论给 0~3 岁婴幼儿教养活动带来了如下启示：

1. 最好的教养活动就是满足婴幼儿的生长需要

0~3 岁婴幼儿处于人生命个体发展的源头，促进其自然、有序地生长是早期保教的第一要务，生长包括身、心两个方面，所有的教养活动都应该从满足个体生长的需要出发，唤醒和激发所有的生长潜能，助推他们的先天潜能变为现实的能力，不断地促进婴幼儿由生物人到社会人的转变。

2. 早期教养活动的目的就是促进婴幼儿获得直接的生活经验

以婴幼儿为主体，从生活入手，伴随婴幼儿的自然生长，从现有的直接经验开始，有序地帮助他们获得和积累直接生活经验，并注重这种经验的可持续发展，逐步地培养他们对现实社会的适应能力，这既是 0~3 岁婴幼儿早期教养活动的路径，也是保教的目的所在。

3. 婴幼儿生活涵盖了教养的全部内容

"教育就是儿童生活的过程，而不是将来生活的预备，"婴幼儿通过'吃、喝、拉、撒、睡、玩"来实现"生活就是发展，而不断发展，不断生长，就是生活"的教育，婴幼儿生活内容即教养的内容。

---

① [美]杜威. 民本主义与教育[M]. 邹思润，译. 北京：商务印书馆，1928.

(二)皮亚杰的认知发展理论

作为人类历史上一个伟大的儿童心理学家，瑞士心理学家皮亚杰对儿童心理发展以及学前教育所产生的影响是有目共睹的。虽然他并没有作为一个教育家去阐述其理论在教育领域中应如何应用，但作为一个发生论的研究者，其理论对教育所产生的影响和启示是极其深远的。他提出的认知发展过程和阶段理论是我们设计早教活动的重要理论依据。该理论认为知识来源于动作，活动是思维发展的基础。每个人的活动都会有一定的认知结构。儿童认知的机制是图式、同化、顺应和平衡。儿童最初的认知图式是遗传性的，并在后天的适宜环境中，通过同化、顺应和平衡不断变化和丰富。儿童的智力发展分为四个阶段：感觉运动阶段、前运算阶段、具体运算阶段和形式运算阶段，各阶段均有各自的特点，各阶段之间又有质的区别。

0~3 岁婴幼儿主要处于感知运动阶段。教育者在设计与实施活动的过程中，要了解该年龄段儿童是如何进行思维和学习的，虽然皮亚杰一直声称自己是一个认知发展理论的研究者，而不是一个教育家，但他对教育者提出的如下观点对我们教育者设计与指导早教活动极具指导意义：在教育过程中注意调动儿童的主观能动性来学习；为儿童提供实物，让儿童自己动手操作；帮助儿童发展提出问题的技能和懂得为什么运算对于儿童来说是困难的。

皮亚杰的认知发展过程和阶段理论给 0~3 岁婴幼儿早期教养活动带来了如下启示：

1. 强调为儿童提供实物，让他们自己动手操作

皮亚杰认知理论视儿童为主动的学习者、构建者。教育者在活动中充分重视为儿童提供和创设丰富的学习材料和环境，鼓励儿童自己动手操作，通过儿童自身的感知、操作等积累经验，在思考、推理和解决问题的过程中促进儿童在其原有认知结构和新学习知识间建立联系，以获得粗浅的多级概念。

2. 强调儿童的自主活动，鼓励儿童在活动过程中的自我调节和反省抽象

皮亚杰理论为以儿童为中心的教育主张提供了充分的心理依据。从皮亚杰的理论中，教师和教育活动的设计者、实施者可以得到坚定的启示——儿童能在其计划、进行和反应的活动中获得更好的学习；只有顺应和适合儿童，促进儿童自主构建、自我调节的活动才能真正促进他们的智力发展。由此在早教活动设计与实施中，以儿童为活动中心，提倡儿童主动参与，充分与环境、材料互动，引发儿童积极思维，促进儿童自我建构、反省抽象的活动原则和不同组织形式(集体的操作活动、个别的区域活动等)得到了充分的体现和重视。

(三)维果茨基的“最近发展区”理论

苏联杰出的教育心理学家维果茨基提出了关于“最近发展区”和“良好的教学应走在

发展的前面”的著名论断，已经在学前教育理念和实践的演绎中被成功地转化为一种看得见的教育思想、教育原则和可操作的教育实践。

维果茨基认为每个儿童都有两种发展水平：一种是婴幼儿现实的水平，指在未实施教育之前的一种始发状态，俗称原有水平，是实然状态；一种是预期发展水平，指教育者期望在实施教育后儿童所能达到的发展状态，是应然状态；儿童水平的实然和应然状态之间的差距即是“最近发展区”，它预示了儿童发展的最大可能性。在此基础上，维果茨基还提出了“教学应该走在发展的前面”的重要观点。他在《学龄前期儿童的认知发展》一书中对 0~3 岁婴幼儿学习行为是这样阐述的：“3 岁前儿童的教学特点是：这一年龄的儿童是按他自身的大纲来学习的，他们所经历的阶段的顺序是由儿童从周围环境中攫取什么来决定的。”由此可见，成功的早教活动只能依据他们自身发展的特点，要顺应他们的兴趣和发展需要，只有这样教学活动才能取得较好的效果。

维果茨基理论给 0~3 岁婴幼儿的教养活动带来了如下启示：

1. 社会交往对于儿童知识建构有着很重要的价值

关于知识建构，维果茨基比皮亚杰更注重知识的社会建构，他认为个体的主观世界和社会相互联系。知识是在人类社会范围里通过个体间的相互作用及其自身的认知过程构建的。当儿童与他人共同活动和交往时，他们不仅与材料相互作用，而且在社会交互作用的过程中，通过冲突、比较、协调，调整和提升个人的认知结构。为此集体学习的效果要超过个体学习。我们在早教活动中应积极营造一种合作学习、相互学习、促进社会互动和共同建构的学习氛围；重视儿童包括认知、情感、个性、社会性、审美等各个领域的“大知识”的构建。重视儿童参与社会和人际关系活动，获得对知识的构建。

2. 有意义的教学活动必须是能促进儿童发展的活动

教师必须观察、了解教育对象才能找准其“最近发展区”，并努力为学习者提供一个在最近发展区内的鹰架，进而促进学习者在一个更高的水平上发展。教师是与儿童分享、交流、互动过程中的支持者、合作者、对话者。

（四）蒙台梭利教育理论

蒙台梭利提出了以儿童为主、应为儿童提供充分的教具、不“教”的教育、把握儿童敏感期的学习、教育过程中教师居于协助启导的地位等全新的教育理念，至今仍然影响着全世界幼儿教育的发展。

蒙台梭利对幼儿教育研究做到身体力行，倾其毕生经历独创了蒙氏教学法，其精髓在于培养幼儿自觉主动的学习和探索精神。在蒙氏教室里，有丰富多彩的教具，它们都是根据儿童成长发展敏感期所创立的适宜儿童成长的“玩具”。蒙台梭利教学内容包括日常生活教育、感官教育、数学教育、语言教育、科学文化教育等内容。孩子通过自我重复操作蒙氏教具创新建构完善的人格，在自由操作中得到了多方面的能力训练。在教学过程中她总结了吸收性心智、敏感期、尊重儿童等一套教学关键词，这些词不仅对幼儿园教育有指导性，对家庭教育也具有现实指导意义。

迄今为止，教育领域唯一连续 3 年获得诺贝尔奖提名的意大利教育家玛利亚·蒙台梭利博士在观察儿童、研究儿童的基础上创造性地提出了许多有关儿童教育的全新的、独到的教育理论。这些理论为早教活动的实施提供了充分的依据，给 0~3 岁婴幼儿教养活动带来了如下启示：

1. 要为婴幼儿学习提供有准备的环境

蒙台梭利认为，“有准备的环境”①必须是能够适合儿童发展节奏和步调的环境；必须是儿童能够自由操作各种活动材料的环境；必须是对活动材料有所限制的环境；必须是有秩序的环境；必须是与成人环境有关联的环境；必须是能够保护孩子并让孩子有安全感的环境；必须是对儿童有吸引力的环境。由此可见依赖环境进行教育是早教活动的重要特征。

2. 婴幼儿的活动必须借助材料开展

蒙台梭利强调婴幼儿身心发展的特点决定了他们的发展必须依赖于具体的、实在的操作材料相互作用。因此，所有的教育内容都应该物化为儿童活动对象的“工作材料”。儿童活动对象的“工作材料”和儿童的玩具有着本质的不同，前者的出发点是教育，尽管它也能给儿童带来娱乐，而后者的出发点是娱乐，尽管它也有这样或那样的教育作用。

3. 把握婴幼儿发展的关键期

蒙台梭利认为在婴幼儿的心理发展中会出现各种“敏感期”。“正是这种敏感期，使儿童用一种特有的强烈程度去接触外部世界，在这一时期，他们对每样事情都易学会，对一切充满了活力和激情。”而人的智力发展建立在婴幼儿敏感期的基础上。秩序的敏感期是 1~2 岁，这是婴幼儿的一种内在的感觉，以区别各种物体之间的关系，而不是物体本身；细节的敏感期是 1~2 岁，此时的婴幼儿会表现出对细节的敏感，他的注意力往往集中在最小的细节上，这表明婴幼儿的精神生活的存在，以及婴幼儿和成人具有两种不同的智力视野；行走的敏感期是在婴幼儿发展中最易观察到的一个敏感期，婴幼儿通过个人的努力学会走路，并逐渐取得平衡和获得稳健的步伐；在手的敏感期内，婴幼儿会朝着外界的物体伸出小手，这个动作的最初推动力代表婴幼儿自我进入外部世界之中，正是通过手的活动婴幼儿才能发展自我，发展自己的心灵；婴幼儿开始学说话则处于语言的敏感期，他们所获得的语言是从周围环境中听到的，在蒙台梭利看来，语言能

① ［意］玛利亚·蒙台梭利. 蒙台梭利早期教育法全书［M］. 万信琼，译. 北京：中国发展出版社，2004.

力的获得和运用，是婴幼儿智力发展的外部表现之一。

(五) 多元智能教育理论

美国哈佛大学霍德华·加德纳教授创立了多元智能理论，这是当代新型智能理论的杰出代表。他提出的八大智能是：语言智能、数理逻辑智能、空间智能、肢体运作智能、音乐智能、人际智能、内省智能和自然观察智能。加德纳认为，每个儿童都是一个潜在的天才儿童，只是经常表现为不同的方式。对于每一个儿童的发展最重要的、最有用的教育方法是帮助他寻找一个他的才能可以尽情施展的地方，在那里他可以因满意而能干。他还认为：智能是指在特定的文化背景和社会生态中为之珍视的解决问题和制造产品的能力；每个人都不同程度地拥有多种智能；每个人的智能组合形式不同；智能是可以培养和加强的；这些智能位于大脑的不同区域，既可以独立工作也可以协同工作。加德纳教授的研究成果表明，每一个人都拥有不同的智慧组合与智力类型。由于每个人智能的组合形式均不相同，因此无法比较他们的智能水平。如果要对人的智能作评估的话，只能说他的优势智能是什么，弱势智能是什么。多元智能教育理论的出现颠覆了传统教育中的学生观和教育观。多元智能理论给 0~3 岁婴幼儿教养活动带来以下启示：

1. 尊重婴幼儿智能组合的差异性

多元智能理论的特殊贡献在于顺应“以人为本”的现代民主社会的时代要求，崇尚尊重个性差异、充分肯定人的潜力。正因为每个人的智慧组合与智力类型不同，导致人的思维方式、学习方式或工作方式等不同。每个儿童都有自己所倾向和适合的学习类型和学习方式，多元智能理论倡导应该根据每个儿童的智能优势选择最适合儿童个体的教学方法。

2. 科学的保教就是促进婴幼儿智能全面和谐地发展

木桶理论启示我们，木桶的容量多少取决于木桶的最短板的高度，0~3 岁教养活动重在发展婴幼儿的多元智能，促进婴幼儿强项智能更强，弱项智能不弱，用加德纳的话说就是：“科学的教养就是发展儿童的优势，增强儿童的薄弱环节。”

思考与练习

1. 在设计与实施早教活动的过程中，我们应考虑婴幼儿哪些心理特征？为什么？
2. 早教活动设计与指导的教育学理论依据有哪些？
3. 维果茨基的“最近发展区”理论对早教活动的指导意义是什么？
4. 蒙台梭利提出了哪些全新的、独到的关于儿童教育的理论？她的理论对早教活动设计与实施具有什么现实意义？
5. 如何在早教活动中贯彻“多元智能”理论？

第三节　0~3 岁婴幼儿早期教养实践与发展趋势

当今社会，0~3 岁早教也被称为“摇篮中的教育”，正广泛受到世界各国的关注。2001 年 9 月联合国大会召开儿童特别会议，形成了三点共识：每个儿童都应该拥有一个最佳的人生开端；每个儿童都应该接受良好的基础教育；每个儿童都有机会充分挖掘自身潜能，成为一名有益于社会的人。联合国儿童基金会执行主任卡罗尔·贝拉米认为任何负责任的政府和个人都应把早期儿童的发展放在最优先考虑的位置。基于对人本身的终极关怀，崇尚以人为本，关爱每个儿童公平和幸福发展的理念，已日益成为国内外学前教育不约而同的选择。

一、国外婴幼儿早期教养实践的发展

早期教育起源于欧美，基于人类对早期教育重要性的一致性认识，从 20 世纪 60 年代起发展很快，至今，无论是发达国家还是发展中国家，早期教育都引起了政府和社会各方面的高度重视，它已经成为提高人类文明水平、促进社会进步的重要内容。在 21 世纪，婴幼儿早期教育已被视为人才培养的奠基工程。

（一）国外早期教育实践

基于早期教育的重要意义，世界各国纷纷开始行动。很多国家已将 0~3 岁早教，由原来松散的以家庭教育为主的形式逐步向以社区为基础过渡，纷纷出台了系列指导性的教养方案。对婴儿脑开发研究也成为全球关注的热点。

欧美一些国家流行的“Head Start”即“头脑启动”计划，就是针对 0~3 岁儿童早期教育的研究。美国的“启智项目”开展始于 1965 年，参加该项目的志愿者达 1300 万人，涉及社区中的非营利组织和学校约 1400 个。自 1994 年起，该项目为孕前、孕期和产后的孩子提供卫生保健服务，并为婴幼儿营养以及婴幼儿家庭内外的早期教育提供信息。新西兰于 1993 年激活了以前首相名字命名的 3 岁前婴儿发展与教育的国家计划——“普卢凯特计划”。新西兰教育部在《面向二十一世纪的教育》报告中指出：“教育必须从出生开始。”目前，新西兰已经有 82% 的 3~4 岁的儿童加入了早期儿童教育计划。秘鲁建立了 3 岁前的“娃娃之家”工程，专门对 3 岁前的孩子进行早期教育。加纳有一个以“儿童不能等待”为题的 0~6 岁儿童发展计划，对该阶段的孩子进行系统的教育。该计划已经列入国家行动计划。英国则通过“良好开端”计划，把这项工作深入到散居婴幼儿中，作为一种自愿性的组织，它鼓励家长间的相互支持。1992 年，古巴创办了全国性社区婴幼儿项目，名为“教育你的孩子”，它为婴幼儿举办活动(如上公园、文化场所和体育中心等)，为家庭提供服务(主要是咨询和信息服务)。

从以上国家的实践中，我们看到，许多国家已经积累了比较丰富的 0~3 岁婴幼儿教育经验，形成了比较完善的体系，这标志着各国政府对高效的早期教育工作的重视，下面介绍三种比较有代表的体系。

1. 美国的“早期开端教育计划”

“早期开端教育计划”(Early Head Start)是由美国政府基金资助的、以社区为基础的、为有婴幼儿与怀孕妇女的家庭而设置的教育方案。它的使命是提高胎儿出生时的健康水平，促进婴幼儿的发展，促进家庭的健康。

“早期开端教育计划”的主要内容：促进婴幼儿的身体、社会性、情感及智力的发展；支持父母双方发挥在养育婴幼儿中的角色作用；帮助父母迈向经济独立。教育方案提供一定的关键服务，包括：高质量的早期教育(含在家庭之中与在家庭之外的)以及支持服务；家访，为父母提供全面的身体健康与心理健康服务，包括为妇女在怀孕前、怀孕中以及怀孕后提供服务；营养以及婴幼儿保育。

美国的早教观念可谓源远流长，“教育从第一天起”的观念在美国家长心目中根深蒂固。美国教育的最大特点在于“重视体验”多于“知识传授”，强调释放潜能，让婴幼儿在游戏和体验中学习，老师认为教给婴幼儿学习能力比教会他做几道算术题更重要。

2. 英国的“早期教育纲要”

英国《国家早期教育纲要》(*The Early Years Foundation Stage*，简称 EYFS)是世界上最权威的婴幼儿教育标准之一。它由英国教育部门历时 12 年，以“给父母最好的选择、给婴幼儿最好的开始”为宗旨提出的一个教育方案，此方案在 2008 年 9 月被正式纳入英格兰的法案中。EYFS 的目标是：让每一个婴幼儿都能在将来成为身心健康、拥有安全感、成功和快乐的人。此方案包括了六个婴幼儿学习的领域：(1)个性、社会性与情感；(2)交流、语言与书写；(3)解决问题、推理与数理能力；(4)对周围世界的认识；(5)身体的发展；(6)创造性的发展。

3. “北欧模式”——公共托幼服务的发展

在北欧丹麦、挪威、芬兰和瑞典四国中，公共托幼服务发展最早的是丹麦。瑞典后来居上，建立了完善的公共托幼服务网。北欧把托育看成“成年公民与国家的相互责任(成年公民参与劳动、国家在工作时间为他们育儿)”，而不是“养家糊口的男人与家庭主妇的相互责任(他负责赚钱养家，她负责家务育儿)”。“北欧模式”的特点是：公共提供、平等普及，充分配合父母的工作需要。托儿所和幼儿园的旧有区分被取消了，教育和照顾被规划、融合在同一个托育体系中。

瑞典和丹麦两国托育服务的类型如下表所示。

瑞典	(1)全日制的托儿所，招收 1~3 岁婴幼儿； (2)半日制的、有寒暑假的幼儿园，主要招收 4~6 岁的幼儿； (3)开放学前学园，通常有一名幼教老师及一名保育员，提供教育性和社会性的活动，让保姆和育儿的母亲带着婴幼儿随时来参加或提供育儿咨询； (4)6 岁儿童班； (5)保姆由乡、镇公所负责甄选及督导
丹麦	(1)托婴中心，招收 6 个月至 2 岁的婴幼儿； (2)幼儿园(托儿学园)，招收 3~5 岁幼儿； (3)课后托育中心，招收学龄前初期儿童； (4)混合托儿所，招收对象从 6 个月至 6 岁，甚至 10 岁； (5)共同托育机构； (6)保姆，负责照看 6 个月至 2 岁的婴幼儿，由地方政府负责甄选和督导

(二)国外 0~3 岁早期教养实践发展的趋势

综观当代世界主要发达国家学前教育事业发展，明显呈现出学前教育由普及和职能的扩大，再到学前教育起始年龄向前延伸，高度关注 0~3 岁婴幼儿早期教育的总特点。而各国政府的财政投入加大，则是促进这个总特点形成的重要保障和必要条件。经济合作与发展组织(OECD)的教育政策分析指出："发展婴幼儿教育是向终生学习的第一笔投资，是为了满足每个家庭更加广泛的经济及社会需要的一项意义远大的政策援助。"必须重视早期教育的发展，增加对早期教育资金的投入成为各国政府的一种共同行为。目前，国外早期教养实践呈现以下发展趋势：

1. 全面体现"以幼儿为本的"早教理念

无论是"早期开端教育计划""早期教育纲要"等方案制定，还是网络化服务体系的建立，到许多的早期教养研究项目确立，无不体现了以幼儿为本的正确婴幼儿教养观，最大限度地扩大 0~3 岁早期教育的覆盖面，以婴幼儿为中心，维护婴幼儿的尊严、尊重和保护婴幼儿的权利，不仅只是联合国倡导的一个口号，而是实在的行动。

2. 服务趋向信息化、综合化和多元化

以倡导"建立服务网络"的信息化发展为主要方向，信息化程度很高，胎儿一出生便已进入了社区网络服务之中。其服务类型、支持方式和机构是十分丰富多样的，婴幼儿的教养既可以在机构中也可以在家庭中展开，既可以是短时的看护也可以是正式的教养，父母可以根据自己的情况和需要选择适合的方案。教育方案具有很强的灵活性，对各种有特殊需要的服务对象与社区，以及社区中每一名婴幼儿和家庭的需要做出反应。务求提供更加灵活、富有弹性和有效的服务，并重视发挥非政府机构的作用。

3. 建立幼儿园、家庭和社区三位一体的共育模式

家庭是婴幼儿成长的摇篮，父母是婴幼儿的第一任教师。扩大社区的职能，建立以社区为基本单元的社区、幼儿园、家庭一体的联动共育模式，是发达国家 0~3 岁婴幼儿教养的发展趋势。通过幼儿园发起、社区组织，将早教专业人员实质性介入婴幼儿家庭进行指导，来提高家庭教养人的育儿水平，让"家庭教养人"由孩子的抚养人向重要的教育者的角色进行转变，最大限度地调动家长参与早期教养项目。这种三位一体的共育模式，不仅让幼儿园、家庭和社区三者之间配合紧密，而且还实现了教育资源的高效利用。

4. 更加注重跨专业、跨界的合作

0~3 岁婴幼儿教养不仅是教育部门的事，还涉及多专业的深度合作。早期教育机构为婴幼儿提供了包括卫生、教育、职业培训在内的全方位服务，同时为家长提供参与社会工作的条件与机会，例如：教师、心理学者及医生共同合作，全面评估婴幼儿需要，以多角度、多方法提供支持。

国外 0~3 岁早期教养的实践发展让我们开阔了眼界，为我国开展早教研究提供了丰富的经验与理论基础，"站在别人的肩膀上看东西"，让我们有甄别和选择地借鉴国外的有效经验来发展本国的 0~3 岁早期教育。

二、国内 0~3 岁早期教养实践的发展

中国历来是重视教育的国度，早在 1500 多年前《颜氏家训》一书中就有许多关于 0~3 岁婴幼儿教养的经典论述。由此，我们不难看出，重视 0~3 岁婴幼儿早期教养不仅体现在历代统治阶层对其子女教育上，普通百姓家庭也相当重视子女的早教。进入当代，随着"托幼一体化"教育理念的提出，关注 0~3 岁早期教养质量成为社会的新热点，2019 年被称为我国新时代婴幼儿照护服务元年，一系列政策法规相继出台，充分地反映出国家对 0~3 岁婴幼儿保教质量的高度重视。实现幼有所育，正成为一种家长、社会、政府共同的行动。

(一) 国内 0~3 岁早期教养实践

早在中国学前教育"十五"发展规划中，就明确提出要大范围提高 3 岁以下儿童看养者的科学育儿能力，积极探索以社区为依托，多种正规与非正规托幼机构及家庭教育服务设施相结合的区域性早期教育服务网络的目标。特别是 2019 年以来，由各级政府卫

建委主管牵头，组织相关职能部门联动，紧密出台了一系列相关政策法规，有力地推动了婴幼儿教养规范化与专业化发展的进程。以下重点介绍北京、上海两个具有代表性的城市在0~3岁婴幼儿教养方面的实践。

1. 北京0~3岁婴幼儿早期教养发展

北京在0~3岁婴幼儿早期教养实践方面是国内起步最早的城市。早在1995年，北京市妇联等单位联合推出“人生第一年——北京6婴成长跟踪指导行动”。该行动在北京市内随机选取了6个刚刚出生的“元旦儿”，专家在婴幼儿出生的前三个月每周一次、以后每月两次的上门跟踪指导时，向父母普及适合婴幼儿发展特点、个性化的实用育儿知识和技能，家长也都严格按照要求去做，使这些出身工人、个体户等家庭的婴幼儿到1岁半时，平均智商在130以上。该项目获两项国家级大奖，同时，也标志着我国对0~3岁婴幼儿早期教养实践的开始。之后，北京市在0~3岁婴幼儿早期教养上从以下两个方面推进：

(1)立法推进0~3岁婴幼儿早期教育。

1998年，全国妇联家庭教育学会、国家计生委生殖协会、中国妇婴保健中心、中国儿童卫生保健中心、北京幸福泉儿童发展研究中心等六单位联合发起“中国婴幼儿潜能开发——2049计划”。即百万婴幼儿潜能开发跟踪指导计划，其具体内容是从当年起到2000年底，在全国范围内，以滚动方式跟踪指导100万名0~3岁的婴幼儿，将营养、保健、心理、教育等多学科的知识与技能综合起来，对年轻父母进行全面的育儿指导，充分、和谐地开发婴幼儿的身心潜能。

2001年，颁布了全国第一个学前教育地方法规——《北京市学前教育条例》，该条例首次将0~3岁婴幼儿教养纳入了法规实施，规定接受学前教育的年龄从3~6岁向下延伸到0岁；规定了北京市倡导和支持开展3周岁以下婴幼儿的早期教育，标志着社会教育理念的重大突破。

2003年编制了《北京市0~3岁教养大纲》，0~3岁婴幼儿早教正式纳入北京市教育部门行政管理的范畴。市教委有专人负责此项工作，市教科院下设早期教育研究所，负责学前教研、科研，共有10多个编制。围绕0~3岁婴幼儿早期教养的课题研究有“社区早期教养研究”和“在普通学前教育机构中进行早期干预的研究”等。

(2)建设早教基地，实行0~3岁婴幼儿持卡免费教育。

2003年北京市教委下发了《关于加强社区儿童早期教养示范基地建设的通知》，旨在加强对社区婴幼儿早期教养基地的示范、领导和管理，要求社区在开发婴幼儿早期教养基地方面更好地发挥示范和辐射作用，让城镇地区0~3岁婴幼儿的受教育面达到90%。这些社区婴幼儿早期教养示范基地依托幼儿园，经过专门的改造，配备3岁以下婴幼儿专用活动教室和户外活动平台，提供适宜的玩具和各种设施，配置专职工作人员。

市教委和市卫生局联合印制“北京市 0~3 岁儿童免费教育卡”，开展了 0~3 岁婴幼儿到早期教育示范基地接受免费教育的工作。2006 年正式发放免费教育卡，并以文件的形式要求：持卡婴幼儿可到北京市、区县早期教育示范基地，参加两次免费教育活动。市区县各早教基地应树立开放办园的思想，热情为社区家长服务，做到零拒绝，认真承担起免费接受持卡婴幼儿家长参加早教活动的任务。各早教基地要有专人守候的日畅通联系电话，热情耐心地接受家长咨询和活动时间的预约，保证预约的婴幼儿家长参加免费早教活动。并将“0~3 岁儿童免费教育卡”活动纳入市区县教委对市区县早教基地的动态管理中，作为考核早教基地的重要内容之一。另外，提出采取多种形式开展早教活动，可以开展早教讲座、早教咨询、亲子活动、入户指导等多种形式的活动，切实保证免费教育活动的质量，不走过场。

依托社区，联手社区，以多种形式服务社区。基地与社区加强联系，召开街道办事处妇联、计生负责人及各社区书记、主任专题联席会，与街道签订“共建学习型社区”协议书，共同做好 0~3 岁婴幼儿早期教养指导服务工作。基地请街道对所管理区域进行划片，确定基地的服务范围，通过问卷调查社区婴幼儿家长的需求，请居委会发放活动卡，宣传早教基地的活动内容，对参加活动的婴幼儿登记造册。

2. 上海 0~3 岁婴幼儿早期教养的发展

上海市在 0~3 岁婴幼儿早期教养实践与发展方面，是国内发展最快的地区，早在 1999 年就初步形成了社区、机构与家庭三位一体的多方位、多种形式的社区学前教育模式，满足了学前婴幼儿教育的需求，其发展过程具有以下两方面的特点。

(1)科研引路，实现早期教养的教、研、训一体化发展。

上海市教委于 2000 年初组织了教育科学研究院、华东师范大学、上海市儿童保健所、市儿童医学中心、各区县幼儿园、托儿所等单位协同作战，成立了“0~3 岁婴幼儿早期关心与发展的研究”课题组，通过大量的研究和实验，在总结积累 0~3 岁婴幼儿教育的有效经验基础上进行了理论概括，发展了新的育儿理念，同时培养并形成了 0~3 岁婴幼儿教养研究的骨干队伍。

上海市努力推进 0~3 岁早期教养的多样化发展，满足不同类型的服务需求。一是以现有的婴幼儿教育为依托，发展机构教养，在幼儿园附设早教中心，着力培养专业人员和提供专业技术指导。二是努力推进家庭教养指导。家长在带养婴幼儿的过程中，会面临各种不同的问题，对专业化的需要有各种不同的层次差异，需要得到多样化的支持。特别是注重为全日制工作的母亲提供指导服务，解决带养中的问题。开展育婴师的培训，鼓励和吸纳社会人士从事社区 0~3 岁早期教养指导工作，组织引导心理、教育、医护等方面专业人员成立社区志愿者队伍，开展志愿咨询服务，共同推进 0~3 岁早期教养事业的蓬勃发展。

(2)政策指导，不断推进早期教养科学发展进程。

上海颁布了沪教委基〔2004〕9 号文件《关于推进 0~3 岁散居儿童早期教养工作的意见》，明确了“普遍得到科学育儿指导”的含义，95%以上自出生到 3 岁的婴幼儿的家长和看护人员每年接受 4 次以上有质量的科学育儿指导，在社区早期教育指导机构内有婴幼儿的家长及看护人员接受指导的记录。另外，对科学育儿指导的内容、指导工作的管理、运行机制作了明文规定。2008 年，上海市教委会向各区县教育局、托幼办等下发了《上海市 0~3 岁婴幼儿教养方案》，为上海市积极开展 0~3 岁婴幼儿早期教养工作、提供早期保育与教育服务指明了方向。

上海市教委在 2007 年就明确指出要推广早期教育研究成果。采取措施有：深入研究 0~3 岁早期婴幼儿教育，修订《上海市 0~3 岁婴幼儿教养方案(试行)》，进一步提升婴幼儿早期教育指导工作的科学性；召开早期教育工作现场交流会，推广早期教育研究成果和先进经验；建立和健全区域早期教育指导网络，使本市常住人口中 95%以上的 0~3 岁婴幼儿家长和看护人员每年能接受 4 次以上的早期教育指导；近年来，针对全市早期教育发展，多次发文，提出指导性意见。目前，在推进区域托育普惠式发展模式方面，上海在国内也起到了示范与引领作用。

(二)国内 0~3 岁婴幼儿教养发展趋势

改革开放 40 多年，伴随着“托幼一体化”理念的落地推进，重视 0~3 岁婴幼儿教养，已成为实实在在的国人行动。特别是 2019 年以来，“幼有所育”已成为国家意志，各级政府纷纷出台的一系列标志性举措(相关政策文件见本章节资源链接)，强化 0~3 岁早期托育公益性、普惠性导向，着力推进 0~3 岁婴幼儿早期教养活动的规范化与专业化，突显顶层设计来构建 0~3 岁婴幼儿早期教养公共服务体系，呈现以下发展趋势：

1. 政府主导，加大统筹管理力度

强化政府主导职能，把 0~3 岁婴幼儿教育纳入政府总体规划之中，作为民生实事工程来建设。加强政策配套构建，通过制定完善的政策法规，来确保 0~3 岁婴幼儿早期教养健康、可持续的发展。加大政府投入，设立 0~3 岁婴幼儿早期教养专项经费，实行以财政拨款为主，多渠道筹措为辅的财政支撑模式，确保 0~3 岁婴幼儿早期教养发展活动所需基本经费和一定数量的人员编制，稳定 0~3 岁早教工作人员队伍，维护其合法权利，在职称评定、职前培训、社会保险、工资收入等方面享受与其岗位相适应的各项待遇，建立必要的激励机制，关心育婴人员待遇的提高和考核奖励。

加大统筹管理力度，是保证和促进我国早期教育事业健康发展的根本趋势所在。建立以行政区域为单位，由卫建委牵头主导的教育、妇联、城乡建设、税务、物价等多部门参与的婴幼儿照护发展联动工作机制，各部门清晰明确职责分工，共同研究解决本地区 0~3 岁婴幼儿照护工作中出现的问题，及时总结经验。建立“托幼一体化”的基础教育评价体系与工作督导制度，有序开展督政、督学活动，加强对公、民办早教机构资源的配置、经费的投入与使用、教育质量和办园水平、队伍建设和人员待遇的专项督导，通过督政促进各级政府承担好构建 0~3 岁婴幼儿早期教养公共服务体系的主要职责，确保 0~3 岁婴幼儿早期教养工作稳步、健康、优质、高效发展。

2. 立足公益，构建社区早教服务网络

立足公益、构建正规与非正规结合的社区早期教育服务网络既是国际通用做法，也是符合中国国情的早教发展方向，让所有 0~3 岁婴幼儿均享有受教育的机会，可以保证教育的公平性，有力地促进整个国民素质的提高。0~3 岁婴幼儿早期教养公共服务体系的建立是政府在早期教育事业发展中不容推辞的责任与义务。

以社区为依托构建早教托育服务网络，充分发挥不同层级、不同类型的早期托育教育机构的优势，调动社会各方面参与公共管理的积极性，创造社会各方面、教育及相关机构共同合作的氛围和机制，既发挥政府对早期教育事业的主导作用，又体现政府在 0~3 岁婴幼儿教养指导服务方面的适度放权。通过建立社区早教服务网络来实现：

（1）落实由妇保人员和健康指导员结合对 0~12 个月的婴幼儿和家长以及看护人员开展一年两次以上的上门入户科学育儿服务与指导。

（2）扩大多方参与、多种方式的服务供给，鼓励社会力量举办早教机构，重点发展 13~36 个月婴幼儿的全日制（含半日制）教养服务，家园共育形成科学教育的合力，共同促进婴幼儿全面发展、健康成长。计时制早教机构重点发展特色化的教养服务。

（3）普及科学育儿知识，主要依托社区及早教托育机构，采取线上+线下集中授课、专家讲座等形式，重点向 0~3 岁婴幼儿家长及看护人员免费传授科学育儿知识，同时，要积极利用各种媒体开展早教宣传，努力实现对婴幼儿家长和看护人员科学育儿指导的全覆盖。

3. 专业引领，促进早期教养质量的提升

0~3 岁婴幼儿早期教养有其独到的专业性，实践证明通过以下途径实现专业引领是立足国情的有效举措和发展趋势。

（1）建立健全 0~3 岁婴幼儿照护工作网络，设立“学前教育学会早教专业委员会”“早教托育协会”及“婴幼儿照护专委会”，以负责本地区 0~3 岁婴幼儿早期教养推进工作，努力做到有固定场所、有配套设施、有专门人员，满足 0~3 岁婴幼儿和家长多样化的学前教育服务需求，逐步形成上下联动、协调一致、灵活有效的 0~3 岁婴幼儿早教服务网络。

（2）政府引导各部门协调配合，整合优质资源集中力量办好一批托育示范基地。通过建“园中园”、社区普惠托育中心等，打造行业发展标杆，多途径开展 0~3 岁婴幼儿早期教养活动。提高家长科学育儿水平，提升 0~3 岁婴幼儿早期教养的工作质量、辐射引领行业专业化发展。

(3)积极鼓励引导社会公益力量办好早教托育机构，加强对民办早教机构的扶持、管理和督导，不断提高早教水平，在不断满足区域内家长对早期教育多元化、多层次的需求的同时促进行业规范化发展。

(4)构建有层级的早教人才培养、培训机制，结合国际行业发展趋势制定早教从业人员资质认定、培训国家级标准指南，各地师范院校(含职业技能学校)在学前课程设置中要增加 0~3 岁婴幼儿早期教养的内容。在职早教人员要逐步实行持双证(幼儿教师证和早教指导师证)上岗。采取有效措施建设一批数量大、层次高、能力强、后劲足的适应 0~3 岁婴幼儿早期教养发展需要的师资队伍。同时还要建立一支热心于 0~3 岁婴幼儿早期教养工作的志愿者队伍，多渠道提高 0~3 岁婴幼儿早期教养相关的其他人员(如家长、咨询人员、保健人员、志愿者、社区管理人员等)的素质，为提高 0~3 岁婴幼儿早期教养质量奠定基础。

4. 强化服务，满足不同类型服务的需求

构建以普惠托育为主体，以社区为依托的 0~3 岁婴幼儿早期教养公共服务体系，是我国 0~3 岁婴幼儿早教发展特色和趋势所在。具体表现在：

(1)通过建立优质早期教育机构公共服务平台，为社区内 0~3 岁婴幼儿提供多种形式的早期教育，实现对其家庭提供教育指导的优质早期教育公共服务。优质早期教育公共服务平台需要具备的三个条件：一是能为辖区内全体 0~3 岁婴幼儿的健康成长服务；二是提供的服务内容形式多样化，方便辖区内居民；三是切实落实公共服务的保障性措施，如对早期教育机构有资格、质量认证制度，对早教指导师、幼儿教师有培养培训制度，对婴幼儿所用玩具、食品、用品、服装等有安全、质量的监察制度等。

(2)努力推进 0~3 岁早期教养多元化发展，满足不同类型的服务需求。以发展家庭养护为主，普惠性早教托育机构为辅，着力推进专业、个性化的家庭教养指导。帮助解决家长在幼儿教养过程中各种问题与困惑，尤其注重为全日制工作的母亲及家庭提供专业指导服务、化解带养中的焦虑，解决带养中的问题。

(3)积极开展多种形式的 0~3 岁婴幼儿早期教养活动。按照《0~3 岁婴幼儿教养大纲(试行)》、《托育机构保育指导大纲(试行)》要求，科学有序地开展教养活动，加强对早期教养的科学研究和专业指导，坚决防止超越婴幼儿身心发展特点、违背教育规律的错误做法，切实推进早期教育的科学化、系统化和规范化发展。

总之，我国 0~3 岁婴幼儿早期教养发展，应坚持“政府主导、立足公益、专业引领、强化服务”的发展方向，从满足需要入手，积极开展形式多样的早期教育，构建比较完善的工作机制；通过与国际潮流接轨，不断地更新教育观念、改进方法来促进 0~3

岁婴幼儿早期教养实践活动健康发展。

资源链接

2019 年，中国的托育事业新纪元

2019 年 4 月 17 日，国务院办公厅发布的《国务院办公厅关于促进 3 岁以下婴幼儿照护服务发展的指导意见》，拉开了我国托育服务业的序幕，而后 2019 年至今，国家各部门随即出台一系列相关政策规范，中国的托育事业由此进入了一个新的纪元。以下按时间先后顺序介绍国家有关部门发布的一系列托育行业相关政策。

文件名称：《托儿所幼儿园卫生保健管理办法》

发布时间：2010 年 9 月 6 日

发布部门：卫生部、教育部

政策原文：政策 | 卫生部、教育部：托儿所幼儿园卫生保健管理办法

主要内容：我国卫生部与教育部两部门于 2010 年 9 月 6 日，发布了《托儿所幼儿园卫生保健管理办法》，文件中对托儿所、幼儿园的卫生保健管理工作作出了明确的要求，以便能提高托儿所、幼儿园卫生保健工作水平，预防和减少疾病发生，保障儿童身心健康。

文件名称：《人力资源社会保障部办公厅关于颁布劳动关系协调员等 16 个国家职业技能标准的通知》

发布时间：2019 年 3 月 26 日

发布部门：人力资源社会保障部门

政策原文：政策 | 人社部：关于颁布劳动关系协调员等 16 个国家职业技能标准的通知

主要内容：我国人力资源社会保障部门发布了《人力资源社会保障部办公厅关于颁布劳动关系协调员等 16 个国家职业技能标准的通知》，其中便发布了育婴员与保育员最新的职业标准，为托育市场的专业人才选拔指明了方向。

文件名称：《关于促进 3 岁以下婴幼儿照护服务发展的指导意见》

发布时间：2019 年 4 月 17 日

发布部门：国务院

政策原文：政策 | 国务院：关于促进 3 岁以下婴幼儿照护服务发展的指导意见

主要内容：为了促进婴幼儿照护服务发展，国务院办公厅印发这份文件。文件提出了三方面的主要任务：第一，加强对家庭婴幼儿照护的支持和指导；第二，加大对社区婴幼儿照护服务的支持力度；第三，规范发展多种形式的婴幼儿照护服务机构。文件中还首次提出“婴幼儿照护”的概念，“托育元年”的帷幕由此拉开。

文件名称：关于行业标准《托儿所、幼儿园建筑设计规范(征求意见稿)》公开征求意见的通知

发布时间：2019年6月6日

发布部门：住房和城乡建设部

政策原文：政策 | 住建部：托儿所、幼儿园 建筑设计规范(征求意见稿)主要内容：住房和城乡建设部办公厅结合目前托儿所、幼儿园的现状，发布了关于行业标准《托儿所、幼儿园建筑设计规范(征求意见稿)》。文件总则中明确了"根据《国务院办公厅关于促进3岁以下婴幼儿照护服务发展的指导意见》，完善有关标准的内容"。条文中增加了新建幼儿园应该配建一定规模的托儿所的规定。

文件名称：《关于养老、托育、家政等社区家庭服务业税收优惠政策的公告》

发布时间：2019年6月28日

发布部门：财政部、税务总局、发展改革委、民政部、商务部、国家卫生健康委员会

政策原文：政策 | 财政部等六部门：关于养老、托育、家政等社区家庭服务业税费优惠政策的公告

主要内容：我国财政部、税务总局、发展改革委、民政部、商务部、卫生健康委6部门为支持养老、托育、家政等社区家庭服务业的发展，发布了《关于养老、托育、家政等社区家庭服务业税收优惠政策的公告》。其中，对为社区提供养老、托育、家政等服务的机构，提供了相应的税费优惠政策。

文件名称：《教育部办公厅等七部门关于教育支持社会服务产业发展 提高紧缺人才培养培训质量的意见》

发布时间：2019年9月5日

发布部门：教育部、发展改革委、民政部、商务部、卫生健康委、国家中医药局、全国妇联

政策原文：政策 | 教育部办公厅等七部门：关于教育支持社会服务产业发展提高紧缺人才培养培训质量的意见

主要内容：文件中明确提出了具体的13项任务措施，即完善学科专业布局，重点扩大技术技能人才培养规模，加快培养适应新业态、新模式需要的复合型创新人才，积极培养高层次管理和研发人才，支持从业人员学历提升，鼓励院校广泛开展职业培训，健全教学标准体系，建设高质量课程教材资源，开展1+X证书制度试点，推动校企深度合作，鼓励学生创新创业，打造"双师型"教师队伍，广泛开展国际交流与合作。另外，文件从五方面提出了实施保障的要求，分别为：加强部门协同、加大政策支持、加强研究咨询、营造良好氛围、做好总结评价。

文件名称：《关于印发托育机构设置标准（试行）和托育机构管理规范（试行）的通知》

发布时间：2019 年 10 月 8 日

发布部门：国家卫生健康委员会

政策原文：政策 | 卫健委：关于印发托育机构设置标准（试行）和托育机构管理规范（试行）的通知

主要内容：为加强托育机构专业化、规范化建设，按照《国务院办公厅关于促进 3 岁以下婴幼儿照护服务发展的指导意见》（国办发〔2019〕15 号）的要求，卫健委组织制定了《托育机构设置标准（试行）》和《托育机构管理规范（试行）》。其中，《托育机构设置标准（试行）》中对托育机构的设置要求、场地设施、人员规模设置了具体的标准；《托育机构管理规范（试行）》则对托育机构的管理工作作出了要求，其中包括备案管理、收托管理、保育管理、健康管理、安全管理、人员管理、监督管理七项。

文件名称：《两部门关于印发〈支持社会力量发展普惠托育服务专项行动实施方案（试行）〉的通知》

发布时间：2019 年 10 月 9 日

发布部门：国家发展改革委员会、国家卫生健康委员会

政策原文：政策 | 发改委、卫健委：支持社会力量发展普惠托育服务专项行动实施方案（试行）

主要内容：文件中明确了支持社会力量发展普惠托育服务专项行动实施方案的总体思路，确立了普惠导向、自愿参加、竞争择优、安全规范的四大基本原则，以及支持社会力量发展普惠托育服务专项行动的工作目标，明确提出了中央预算内投资支持方式即内容：一是承担一定指导功能的示范性托育服务机构，二是社区托育服务设施。文件中还提出了三大工作任务：一是明确参与主体及责任，二是明确参与流程，三是明确支持措施。文件最后还罗列出了地方政府支持政策清单，以便各级单位根据实际情况适时调整策略。

文件名称：《发展改革委修订发布〈产业结构调整指导目录（2019 年本）〉》

发布时间：2019 年 10 月 30 日

发布部门：国家发展改革委员会

政策原文：政策 | 发展改革委：修订发布《产业结构调整指导目录（2019 年本）》

主要内容：《产业结构调整指导目录（2019 年本）》经 2019 年 8 月 27 日第 2 次委务会议审议通过，其中对儿童早期发展、婴幼儿保育教育培训、婴幼儿照护服务机构（中心）、婴幼儿健康管理、家庭养育之源及育儿指导均有所指导。

文件名称：《关于印发托育机构登记和备案办法（试行）的通知》

发布时间：2019 年 12 月 19 日

发布部门：国家卫生健康委办公厅、中央编办综合局、民政部办公厅、市场监管总局办公厅

政策原文：政策 | 卫健委办公厅等四部门：关于印发托育机构登记和备案办法（试行）的通知

主要内容：为规范托育机构的登记和备案管理，国家卫生健康委办公厅、中央编办综合局、民政部办公厅、市场监管总局办公厅制定发布了《托育机构登记和备案办法（试行）》。

文件名称：《国家卫生健康委办公厅关于印发婴幼儿喂养健康教育核心信息的通知》

发布时间：2020 年 7 月 29 日

发布部门：卫健委

政策原文：政策 | 卫健委：关于印发婴幼儿喂养健康教育核心信息的通知

主要内容：文件中提出了 10 项婴幼儿喂养健康教育核心信息，分别为：

一、母乳是婴儿最理想的天然食物，0~6 个月婴儿提倡纯母乳喂养；

二、母乳喂养能够有效促进母婴健康，降低患病风险；

三、特殊情形下母乳喂养，应当听从医务人员指导；

四、婴儿 6 个月起应当添加辅食，在添加辅食基础上可继续母乳喂养至 2 岁及以上；

五、添加辅食坚持由少量到多量、由一种到多种，引导婴儿逐步适应；

六、6 个月~2 岁逐步增加辅食添加的频次、种类，确保婴幼儿良好生长发育；

七、逐渐调整辅食质地，满足 6 个月~2 岁婴幼儿所需营养素和能量供给；

八、耐心鼓励婴幼儿进食，培养良好饮食习惯；

九、提倡家庭自制食物，控制婴幼儿糖和盐的摄入；

十、定期评价婴幼儿生长发育和营养状况，及时获取科学喂养指导。

文件名称：《国务院办公厅关于促进养老托育服务健康发展的意见》

发布时间：2020 年 12 月 14 日

发布部门：国务院

政策原文：政策 | 国务院：关于促进养老托育服务健康发展的意见

主要内容：文件中明确提出了如下四条意见：第一，健全老有所养、幼有所育的政策体系；第二，扩大多方参与、多种方式的服务供给；第三，打造创新融合、包容开放的发展环境；第四，完善依法从严、便利高效的监管。贯彻落实党中央、国务院决策部署，更好发挥各级政府作用，更充分激发社会力量活力，更好实现社会效益和经济效益相统一，持续提高人民群众的获得感、幸福感、安全感。

思考与练习

1. 请列举国外著名的婴幼儿早期教养实践方案?

2. 国外 0~3 岁早期教养实践发展有哪些趋势?

3. 了解国内 0~3 岁早期教养实践和发展趋势，分析"托育元年"的一系列政策内容。

4. 比较国内外 0~3 岁早期教养活动实践与发展趋势，谈一谈如何借鉴国际经验来推动我国 0~3 岁婴幼儿早期教养活动的发展?

第二章　0~3岁婴幼儿发展特点与规律

本章导读：婴幼儿的生长发育主要体现在身体与心理两方面，掌握婴幼儿生长与发育对于保教工作意义重大。婴幼儿不是缩小版的成人，他们在身心发展中都有其自身的特点，而这些特点也会随之不断成长而不断变化。作为一名早教工作者，只有掌握了婴幼儿身心发展的特点，以及身心发展成长过程中的变化趋势，才能够成为一名“懂孩子”的人，才不会误读孩子，才能为其科学地实施保育与教育提供可能。

第一节　0~3岁婴幼儿生长发育

一、婴幼儿生长发育的基本规律

婴幼儿不同于成人的突出特点是处在不断生长于发育的过程中。生长是指身体和器官能观测出的增长。例如，婴幼儿身高、体重不断增长的过程，表示量的增加。发育是指细胞、组织、器官的分化完善和功能成熟。例如婴幼儿使用勺子从一把抓到三指抓握到两指捏握，表示手指功能活动的成熟，是质的改变。

（一）生长发育的阶段性与连续性

各年龄期生长发育不是等速进行的，年龄越小增长越快。各年龄按顺序衔接，不能跳跃，前一年龄期的发育为后一年龄期的发育奠定必要的基础，身体各部的生长发育有一定的顺序。

（二）生长发育的不平衡性

人体是统一完整的机体，人体各部的生长发育不是均衡一致的。儿童身高、体重的增长，身体各部比例的变化以及各器官系统的发育，都是不均衡的。以各系统的生长发育为例，神经系统发育最早，生殖系统发育最晚。正是这种生长发育的不均衡性，才使圆形的受精卵分化发育成为胎儿，最终形成了成年人的体型。

(三) 生长发育的顺序性

生长发育有一定的顺序和方向，不会越级发展。整个 0~3 岁的婴幼儿的体格生长都遵循一些共同的规律，如远近规律、头尾规律、大小规律等。

(四) 生长发育的个体差异性

婴幼儿的体格发育由于受内外因素如遗传、环境、营养、教养等因素的影响，可产生相当范围的个体差异。有的早有的晚，有的快有的慢，有的先慢后快，有的先快后慢，因人而异。

二、婴幼儿各系统的生理特点

众所周知，人体共分为 8 大系统，分别是：运动、呼吸、消化、循环、泌尿、神经、生殖和感觉系统。可是你知道吗，婴儿的 8 大系统，与成人有着很大的差别，主要体现在：位置不同、发育不全、功能欠缺、大小数量比例不同等方面。

(一) 运动系统

1. 骨骼

生长迅速，数量多于成人，柔软易弯曲。

新生儿头部骨骼尚未发育好，出生时头部骨骼有很大的缝隙。且在颅顶前、后方有两处仅有一层结缔组织膜覆盖，称前囟、后囟。婴儿的骨缝要到 4~6 个月大时才能闭合，后囟在 3 个月左右闭合，前囟在 1~1.5 岁时闭合。

脊柱的生理弯曲：婴儿出生时脊柱是直的，弯曲是随着动作发育逐渐形成的。3 个月抬头时，出现颈曲；6 个月能坐时出现胸曲；10~12 个月学走时出现腰曲。7 岁前形成的弯曲还不是很固定，躺下时弯曲会消失。要小心脊柱侧弯和驼背。

腕骨：新生儿腕部为软骨，6 个月时才出现骨化中心，10 岁时才会钙化完成，因此婴儿手部力量小，不能拿重物。

2. 骨连接

骨与骨之间的连接被称为骨连接，其中关节是最主要的骨连接。

关节：关节窝浅，韧带松弛，容易脱臼。

足弓：婴儿没有足弓。在站立或行走后，才开始出现脚弓。婴儿及儿童，如果长时间站立、行走或负重，或经常不运动，容易出现扁平足，压迫血管和神经，影响行走和运动。

3. 肌肉

婴幼儿肌肉柔软，肌纤维较细，间质组织相对较多。婴幼儿肌腱宽而短，肌肉中含有的水分多于成人，相应的，蛋白质、脂肪、碳水化合物和无机盐的含量就少于成人，能量储备能力差。因此肌肉力量小，容易疲劳。婴儿的肌肉发育顺序，是从上到下、从大到小，各肌肉群发育不平衡。先发育颈部，然后是躯干，再是四肢。先发展大肌肉群(腿、胳膊等)，再发展小肌肉群(手等)。手部的精细动作要到5岁才能完成。

(二)呼吸系统

婴幼儿时期最常见的疾病中，呼吸系统急性感染所占比例最大，病情也比较严重，这与婴幼儿呼吸系统的解剖生理特点有一定关系。婴幼儿呼吸系统可以分为上呼吸系统、下呼吸系统两个部分，其中上呼吸系统包括鼻、咽、喉，下呼吸系统包括气管、支气管和肺。

1. 鼻

婴幼儿鼻和鼻腔相对短小。出生时几乎没有鼻道，4岁时鼻道才完全形成。出生时也没有鼻毛，鼻腔相对狭窄，鼻黏膜柔软，含有丰富的血管，容易发生感染。鼻腔感染发生后，由于鼻黏膜充血肿胀，使狭窄的鼻腔更加狭窄，鼻道阻塞，引起呼吸困难。因此，在普通感冒时，婴儿就可能发生呼吸困难，拒绝吃奶及烦躁不安，导致口部呼吸，容易出现咽喉充血现象，感染可能向下累及咽喉以及其他呼吸道。鼻泪管较成人短，开口处的瓣膜发育不全，易犯泪囊炎和结膜炎。

2. 喉

婴幼儿喉腔相对狭长，黏膜柔软，含有丰富的淋巴管和血管，若发生炎症，容易因为水肿、呼吸困难造成喉梗阻，因此婴幼儿喉炎是急症，需要及时就医治疗。

3. 气管、支气管

气管和支气管的管腔相对狭窄，肋骨尚未坚硬，气管黏膜柔软，纤毛运动不足。因此，尘埃颗粒或微生物的入侵容易造成呼吸困难。

4. 肺

婴幼儿的肺部很娇嫩，间质发育旺盛，毛细血管及淋巴管间隙较成人宽，肺的弹性组织发育较差，整个肺含血量多含气量少，容易发生肺淤血，须格外注意。同时容易有肺炎、肺气肿发生。

5. 胸廓

胸廓较短，呈圆筒状，肋骨成水平位，胸腔较小，几乎全被肺脏占据，待开始站立和行走后，膈肌下降(3 岁后降至第 5 肋)，肋骨逐渐倾斜，胸廓形状才逐渐接近成人。

(三)消化系统

1. 口腔

出生时即有吸吮和吞咽反射。口腔黏膜非常细嫩，血管丰富，易受伤，擦洗时要很小心。

2. 牙齿

4~10 个月时开始萌出乳牙，2~2.5 岁长齐，共 20 颗。一般顺序如下：中切牙、侧切牙、第一乳磨牙、尖牙、第二乳磨牙。乳牙牙釉质薄，牙本质松脆，牙髓腔大，容易形成龋齿。

3. 食管

呈漏斗状，肌肉不发达，容易溢乳。

4. 胃

呈水平位，开始走路后，逐渐变为垂直。婴儿胃与食道连接处的一组环形肌肉——贲门比较松弛，加上胃呈水平位，因此，当婴儿在吮吸的过程中会吞咽下大量空气，奶就容易随着打嗝等胃部震动流出，这个现象称为“溢奶”或“漾奶”。婴幼儿胃容量增加快速，出生时为 30~50 毫升，3 个月时为 100 毫升，1 岁时为 250 毫升，6 岁时为 900 毫升，随着年龄的增长和肌体发育逐步增大。

5. 肠

婴幼儿的肠道相对成人长，新生儿约为身长的 8 倍，婴儿超过 6 倍，成人 4 倍半。婴幼儿肠黏膜含有丰富的血管和淋巴管，小肠壁的绒毛数几乎和成人相等，因此，小肠肠壁通透性好，吸收率高，有助于营养物质吸收到血管和淋巴管中。但是，也容易造成细菌和病毒通过肠壁进入血液。

6. 唾液腺

人体有三对唾液腺，都由管道通到口腔。新生儿唾液腺发育差，口腔比较干燥。3~4 个月时唾液分泌开始增加，5~6 个月时显著增多，常有“生理性流涎”。

7. 肝脏

婴幼儿新陈代谢旺盛，所以肝脏体积较大。3 岁以下的婴幼儿，其肝脏可在右侧锁骨中下线肋缘下约 2 厘米处触及，4 岁以后，逐渐缩入肋下，就摸不到肝脏下缘了。肝细胞小，再生能力强。

（四）循环系统

1. 心脏

体积与身体的比例，随年龄增长而下降。新生儿重20~25克，占体重的0.8%，1~2岁达到新生儿时的2倍为60克，占体重的0.5%。

2. 血管

婴幼儿动静脉内径相差不如成人悬殊，血管壁弹力纤维较少，年龄越小，血管壁越薄，也越柔软。婴儿期微血管特别粗，尤其肺、肾、肠和皮肤的微血管内径都相对较大，冠状动脉相对较宽。因此，心、肺、肾和皮肤供血较好。

3. 血液

婴幼儿血量和成分与成人不同，其生理机能也有别于成人。婴幼儿年龄越小，血液占体重的比例就越大。婴幼儿期血液总量增加较快，婴幼儿血液中凝血物质和无机盐含量少，水分较多，因此，婴幼儿出血时血液凝固得比较缓慢。

4. 心率

婴幼儿时期，调节心脏的交感神经占优势，副交感神经发育不完善，兴奋低，对心脏收缩的频率和强度的抑制作用较弱，因此，婴幼儿心率较快。由于婴幼儿心脏肌纤维弱，弹力纤维少，心壁薄，收缩力差，每次输出的血量比成人少，而快速生长发育所需的氧气和养料需要量多，因此，需要通过神经系统调节从而增加心率来满足要求，表现为婴幼儿年龄越小，心率越快。

（五）泌尿系统

1. 肾脏

新生儿两肾重约25克，成人为300克。新生儿肾脏位置较低，下端可低至第4腰椎。肾表面分叶，到2~4岁消失。随身高增长，肾脏位置升高，最终到达腰部。

2. 输尿管、膀胱

细嫩且肌肉发育不良，容易造成尿潴留、反流。

3. 尿道

女婴尿道仅长1厘米(性成熟期长3~5厘米)，外口暴露且接近肛门，易受粪便感染。男婴尿道较长，但常有包茎，易引起细菌上行性感染。

（六）内分泌系统

婴幼儿内分泌系统分泌内分泌激素，对生长发育中各系统、器官之间的生长平衡起到重要作用。

1. 脑下垂体

脑下垂体是人体主要的内分泌腺，在 4 岁前和青春期，脑下垂体的生长迅速，机能最为活跃。脑下垂体分泌的生长激素，是影响生长发育的一种最重要的内分泌素，对于成长过程中各器官和机体部分之间的生长平衡起着重要作用。生长激素的分泌是有规律的。白天饭后两三个小时后出现一个小小的高潮，夜间入睡后则会有一个持续时间较长、振幅较大的分泌高潮。虽然，婴幼儿的睡眠还没有成人那样规律，但是，从内分泌学上讲，年龄越小，一日所需睡眠时间越长，生长发育速度越快。当婴幼儿生长激素分泌不足时，可患侏儒症，表现为身材矮小，但是其他方面都是正常的。

2. 甲状腺

甲状腺是人体最大的内分泌腺，分泌甲状腺激素。甲状腺的功能主要是调节新陈代谢，兴奋神经系统，促进骨骼的生长发育。婴幼儿阶段，如果出现甲状腺激素分泌不足，可能出现呆小症，主要表现为身材矮小，身体比例不匀称，智力低下等。

(七) 神经系统

1. 大脑

发育迅速，新生儿脑重 350 克，1 岁时达 950 克，6 岁为 1200 克，接近成人的 1400~1500 克。大脑功能不健全，没有神经反射。神经细胞缺少髓鞘，因此婴儿的很多动作不精确，神经“髓鞘化”要在 6 岁完成。大脑易兴奋，易疲劳。

2. 小脑

发育较晚。3 岁左右小脑功能才完善，所以婴儿平衡能力差，容易摔跤，动作协调性差。

3. 植物神经

发育不全。内脏器官的活动不稳定，心率时快时慢、呼吸频率快、胃肠功能易受情绪影响。

(八) 生殖系统

婴幼儿的生殖系统发育十分缓慢，到青春期才会迅速发育。

(九) 感觉系统

1. 皮肤

保护功能差、代谢活跃、体温调节能力差、渗透能力强，容易中毒。

2. 眼睛

5 岁前，容易有生理性远视。眼睛调节能力强，但容易近视。

3. 耳

婴儿的耳咽管短，容易得中耳炎。对噪声敏感，60 分贝以上就会影响睡眠。

第二节　0~3 岁婴幼儿心理发展

婴幼儿心理发育是相对于体格的生长发育而言的，也是婴幼儿健康成长的一个重要方面，它表现于婴幼儿心理的活动，包括坐、爬、站、走等身体动作能力，感知觉、注意、想象、语言能力、情绪情感等。

一、婴幼儿心理发展的基本特征

（一）婴幼儿心理发展的基本规律

1. 连续性与阶段性

发展的连续性是指婴幼儿心理发展是一个不可中断的过程，而且这一过程有自身的逻辑顺序。阶段性是指在婴幼儿心理发展的全过程中，表现出一些不同的年龄阶段特点，每一个年龄阶段都有最一般、最典型的特征，以区别于其他阶段。

2. 稳定性和可塑性

婴幼儿心理发展的每一个年龄阶段都具有相对的稳定性。由于所处的时代不同，社会背景和教养方式不同，心理发展也表现出一定的可塑性。

3. 心理发展存在敏感期

教育家蒙台梭利认为，婴幼儿发展存在一定敏感期。如果抓住了婴幼儿发展的敏感期，对婴幼儿以后的学习以及教育会起到事半功倍的效果。因此早期教育对婴幼儿的终身发展有非常重要的意义。

（二）婴幼儿几种重要的敏感期

所谓敏感期，是指儿童在每一个特定的时期都有一种特殊的感受能力，这种感受能力促使他对环境中的某些事物很敏感，对有关事物的注意力很集中，有耐心，而对其他事物则置若罔闻。研究发现：当幼儿处于某个敏感期时，会产生一种敏感力。当敏感力产生时，幼儿内心会有一股无法抑制的动力，驱使他对他所感兴趣的特定的事物产生尝试或学习的狂热，直到满足需求或敏感力减弱，这股力量才会消失。

根据蒙台梭利对婴幼儿敏感期的观察与研究，可以归纳出九大敏感期，其中与 0~3

岁婴幼儿相关的为以下七种：

(1)口和手的敏感期(0~2.5 岁)：婴幼儿不仅仅用口来吃东西，而且用口能捕捉到所有认识到的事物。通过口的不断探索促使大脑获得良好的发展，并唤醒手的灵活性。婴幼儿通过手的探索来协调大脑和身体之间的关系、发现外在世界并建构内在世界，这是婴幼儿认识世界的一种重要途径。

(2)语言敏感期(0~6 岁)：婴儿开始注视大人说话的嘴形，并发出牙牙学语声时，就开始了他的语言敏感期。学习语言对成人来说是件困难的工程，但幼儿能容易地学会母语，正是因为幼儿具有自然所赋予的语言敏感力。因此，父母应经常和孩子说话、讲故事，或多用“反问”的方式，加强孩子的表达能力，为日后的人际关系奠定良好基础。

(3)秩序敏感期(2~4 岁)：孩子需要一个有秩序的环境来帮助他认识事物、熟悉环境。一旦他所熟悉的环境消失，就会令他无所适从。蒙台梭利在观察中，发现孩子会因无法适应环境而害怕、哭泣，甚至大发脾气。因而确定“对秩序的要求”是幼儿极为明显的一种敏感力。幼儿的秩序敏感力常表现在对顺序性、生活习惯、所有物的要求上，蒙台梭利认为如果成人未能提供一个有序的环境，孩子便“没有一个基础以建立起对各种关系的知觉”。当孩子从环境里逐步建立起内在秩序时，智能也因而逐步建构。

(4)感官敏感期(0~6 岁)：孩予从出生起，就会借着听觉、视觉、味觉、触觉等感官来熟悉环境、了解事物。3 岁前，孩子透过潜意识的“吸收性心智”吸收周遭事物，3~6 岁则更能具体的通过感官分析、判断环境里的事物。因此蒙台梭利设计了许多感官教具，比如：听觉筒、触觉板等，以敏锐孩子的感官，引导孩子自己产生智能。父母也可以在家中准备多样的感官教材，或在生活中随机引导孩子运用五官，感受周遭事物。尤其当孩子充满探索欲望时，只要是不具危险性或不侵犯他人他物时，应尽可能满足孩子的需求。

(5)对细微事物感兴趣的敏感期(1.5~4 岁)：忙碌的大人常会忽略周遭环境中的微小事物，但是孩子却常能捕捉到个中的奥秘。因此，如果您的孩子对泥土里的小昆虫或您衣服上的细小图案产生兴趣，正是您培养孩子具有钜细靡遗、综理密微习性的好时机。

(6)动作敏感期(0~6 岁)：两岁的孩子已经会走路，是最活泼好动的时期，父母应充分让孩子运动，使其肢体动作正确、熟练，并帮助左、右脑均衡发展。除了大肌肉的训练外，蒙台梭利则更强调小肌肉的练习，亦即手眼协调的细微动作教育，不仅能养成孩子良好的动作习惯，也能帮助其智力的发展。

(7)社会规范敏感期(2.5~6 岁)：两岁半的孩子逐渐脱离以自我为中心，而对结交朋友、群体活动有明显倾向。这时，父母应与孩子建立明确的生活规范、日常礼节，使其日后能遵守社会规范，拥有自律的生活。

二、0~3 岁婴幼儿动作发展

(一)婴幼儿动作发展的规律

1. 从泛化到集中

受神经系统发展规律的影响，婴儿最初的动作表现出一种泛化性，即全身性的、不精确的、不协调的，以后随着神经系统的“髓鞘化”逐步完成，动作的发展也表现为局部的、精确的和协调的。

2. 从上到下

婴幼儿动作的发展是从头部向足端依次延伸的，婴儿先会抬头，然后才会坐和爬，最后能站和走。

3. 从近到远

婴幼儿动作发展是从身体中部开始的，越接近躯干的部位动作发展越早，然后逐渐向远端发展。因此近端大肌肉动作发展早于远端手部小肌肉运动的发展。

4. 由大到小

粗大动作发展先于精细动作发展，如抬头、翻身等躯体大动作的发展早于手指的抓、捏等精细动作。

5. 先正后反

婴幼儿正面的动作先于反面动作的发展。如先能向前走，才会倒退走；先能抓取物体，才能有意识地松手放开物体。

(二)动作的发展特点

1. 大运动的发展特点

(1)0~1 岁以移动运动为主。包括：躺、坐、爬、站等。

(2)1~2 岁由移动向基本运动技能过渡。包括：爬(障碍爬)、走、滚、踢、抓、接等。

(3)2~3 岁以发展基本运动技能为主，向各种动作均衡发展。包括：走(向不同方向走、曲线走、侧身走、倒着走)、跑(追逐跑、障碍跑)、跳(原地跳、向前跳)、投掷、玩运动器具等。

2. 精细动作的发展特点

(1)从肌肉的运动状况看：由手的粗大肌肉运动向手的精细动作发展。

（2）从手操纵物体看：由全手掌动作向多个手指动作发展。

（3）从抓握物体的方向来看：首先是尺侧的动作发展，然后是桡侧动作，最后是手指功能的发展。

第三节 0~3 岁婴幼儿语言发展

语言是人和其他动物相互区别的主要标志之一，是人类相互交往的工具，也是表达个人思想的工具。语言的发展在婴幼儿认知和社会的发生发展过程中起着重要的作用，婴幼儿如果能掌握部分语言，就得到了一种有效的认识工具，可以通过同成人的交往增进对外部世界的认识，也可借助语言把这些知识更好地储存起来，加以应用。孩子自降生后发出第一声啼哭时就宣告了一个独立生命个体的开始。不过这第一声啼哭不具备语言的思维特征，因此它并非语言，而是一种生物性的声音。接下来，在婴儿房里，可能会因为一个孩子啼哭引起"大合唱"，这可能是条件反射。过不了多久，这哭声有了变化：声音有了高低，节奏有长有短，表达了不同的要求。这时只有细心的妈妈才听得懂：他这样哭是饿了；那样哭是屁股下面湿了，不舒服；或者有更多的方式，表达更多的要求。但是，只有他的妈妈或者是爸爸，或者是别的日夜伴随在他身边的人能够听懂。那么这种哭声就是语言的前奏，不过仍不能称为语言，只能是生物性声音向高级发展，并向语言方向迈进了一步。只有当婴儿能有意识地发出"爸爸"和"妈妈"的音时，才可称得上是语言的开始。一般来说，婴幼儿从无意识地发声到能用语言与人交流可分为以下几个发展阶段：

（一）发音阶段

人类的语言是有声语言，语声是语言的物质外壳，词语的意义是靠声音表达出来的，而婴儿分辨和发出语声是一个发展的过程。研究表明：在孩子刚出生的几十天里，大脑语言功能区迅速发育，特别是语言信息吸收储存神经系统高度兴奋，据仪器测定，婴儿即使在浅睡眠状态也能感受到声音信息。2 周左右的婴儿能区分人的语声和其他声音，如钟声、哨声等。这种区别不同声音的能力是婴儿以后学习语言的前提。2 个月时，婴儿对说话时的情绪表现似乎就有所反应，如遭到愤怒斥责时便会哭，得到和蔼安慰时就会笑。4 个月时婴儿就能区别男女声，6 个月时能分出不同的语调，如能分辨妈妈、爸爸、奶奶的说话声等。

0~3 个月是婴儿的简单发音阶段，婴儿出生后的第一声啼哭就是最早的发音，也是今后语言的基础。从第 4 周开始，婴儿的哭声可以作为一种用来表达身体状态，或得到注意的手段。开始时婴儿的声音多是表示一种消极状态，如冷、热、湿、寂寞等。到2~3个月就出现了表示舒服、高兴等积极状态的声音。在成人逗婴儿时，他们发出的声音主要是一些元音，如“啊”“哦”“噢”等，许多研究表明这种发音虽然还不能表达什么意思，也没有什么目的，但是他的发音器官发出了具有社会语言元素的声音。因此，该阶段婴儿语言发展也被称为无意识的发音阶段，处于此阶段的婴儿已经开始有语言的感知能力了，具体表现在情绪越好，发音越多。

4~7个月是婴儿发连续音节阶段。该阶段婴儿对语言的感知能力明显增强，与前期比较变得活跃起来，发音增多，在他兴奋时发音更多，可出现一些重复的、连续的音节，像是咿呀学语，如“爸—爸”“打—打”等，但并无所指。世界上语言科学家们把4个月到半岁孩子发出的声音用录音机录下来，经过仪器的分析比较，发现了非常奇妙的现象：从这些记录里可以发现婴儿可以发出世界上所有语言的语音。世界上有多少种语言呢，据说有3000多种，当然不是说每个孩子都能发这数千种语言的语音，而是说一个孩子发出的语音可能是英语语音，也可能是西班牙语音，或者是法语、德语语音。那么就是说，一个孩子具备了学习世界各国语言的基础(这是遗传因素决定的)。而孩子到底会说什么语言取决于他所处的语言环境和受到什么样语言的教育。这些音为以后正式说出词和理解做了准备。此时的婴儿处于由无意识的发音向有意识的发音过渡的阶段。

(二)语言-动作联系阶段

7个月以后，婴儿不仅发音增多，而且开始逐渐听懂成人对他说的一些语言，并对某些特定的音会产生反应，比如对自己的名字有反应，8~9个月的婴儿可以形成第一批语言-动作的条件反射，如说“欢迎”，婴儿就会拍手；说“再见”，婴儿就会摆手等。有了这种条件反射，婴儿就有了学习与成人交往的可能。从11个月开始是语言-动作的条件反射形成的快速时期，此时婴儿语言的理解能力明显增强，听懂的词越来越多，他们可以按照指示去做一些事情，并开始模仿成人发音。这时还不是正式的说话，他们可能用一定的声音表示一定的意义，也可以说是学说话的萌芽阶段。在这个阶段如果认为婴儿听不懂话，不会说话而不和他们说话，则常会造成婴儿言语发展迟缓。反之，如能注意和婴儿多说话，使婴儿每次感知某事物或某动作时都能听到成人说出关于这个食物或动作的词，那么在他们的大脑中就会逐渐建立起关于这个事物或动作的形象和词之间的暂时联系，从而促进婴儿言语的发展。

(三)说词的阶段

经过一年的语言准备，婴儿从1岁左右开始正式学说话，1岁到1岁半语言的发展主要表现在对言语的理解上，他们可以听懂一些简单的故事了，但说出的词比较少。该阶段婴幼儿说话的特点是：一方面说出的多为单音重复的单字词，如奶奶、猫猫、灯灯等；另一方面他们说出的单字可以有多种用意，如“瓶瓶”可能是“拿瓶子喝水”“把瓶子拿走”“水在瓶子里”等多种意思，这些意思只有在具体情境中成人才能理解。处于此阶段的幼儿能听懂大多数简单句子，不过能掌握的新词、能发出的声音每个月1~3个。原因如下：一方面大脑的语言功能区神经发育不是太成熟；另一方面作为发音器官的声带、舌头和面部肌肉综合协调能力还不完备，需要一个过程。一般来说婴幼儿掌握词汇的速度15个月达10个以上，15个月以后速度加快，17个月左右每月掌握的词汇达20个左右。这时期婴儿能说出的词大多数是常见的名词。

(四)说句的阶段

1岁半到3岁幼儿的语言发展非常迅速，其中幼儿到了19个月左右语言能力又有了一个飞跃式的变化：说话增多，教什么会什么，一般能说出50个左右的词汇，每个月增加25个新词；能用简单的话表达自己的意思，如“宝宝要”，“妈妈上班”，这被称为“语言爆发期”。这时候的儿童语言有一个明显特点：简洁、明了，像电报的文体一样，因此，1.5~2岁幼儿也被称为处于说“电报句”的阶段。

此时的幼儿除了说大量的“电报句”外，有时候还叽里咕噜说一些“外语”，那是他们想表达一个意思，但是又没有词汇表达的现象，称为“儿语”。这时候需要注意的是：不要觉得孩子的儿语好玩有趣就模仿或制止他们说。可能婴幼儿从周围学到了一句粗话，常挂在嘴上，成人越是不让他们说，他们反倒越有兴趣。婴幼儿这样做就是为了引起大人的注意，成人处理此事的最好办法就是忽略、淡化，而不是纠正、呵斥，否则会适得其反。

孩子的语言爆发期同时也是吸取语言信息最旺盛的时期，单靠日常生活中获得语言信息已经不足以满足他们的需要，必须从书本中汲取语言(词汇)。让孩子读书，给他们讲故事，说儿歌方能满足孩子语言需求，不然就会发生“语言饥饿”。饥饿无论是在生理上或是心理上，对孩子发育都是不利的。但是人们往往只注意到生理层面的饥饿，而忽视精神饥饿。肚子饥饿需要物质营养，精神饥饿需要爱和语言。

孩子两岁前会停止说单词句，其词汇量也增加到200个左右。他们的语言表达能力有了很大发展，最大特点是“学舌”和“接话”，妈妈说什么，孩子跟着说什么，或者爸爸说儿歌，孩子说后一两个字。说儿歌是由电报句向完整语言句过渡的最好桥梁，因为儿歌句式整齐，三字、五字或七字；生动活泼，顺口压韵；能说又能唱，易歌又可舞，幼儿特别喜欢。

随着孩子思维能力的产生和发展，孩子会提出各种各样的“为什么”，这对于他以后的兴趣、创造性能力发展具有重要意义。作为教养者要尽可能满足，切不可敷衍，更不能厌烦；实在回答不了的问题就老实说：“这个问题提得好，爸爸需要向老师请教才能回答你。”或者说：“等你长大了会读书时，书本会告诉你。”

一般情况下，2 岁过后的幼儿开始会说简单句了，常见的简单句主要包括主谓语或谓宾语的短句。如“妈妈上班”“姐姐走了”“送送奶奶”等。2.5 岁左右，幼儿语言中开始出现一些复合句，是 6~10 个字的短句。3 岁时语言表达能力特别是运用词汇的能力大大增强，词汇量可以达到 1000 多个。基本上能掌握母语的语法结构，用完整的语句与人交流对话。

语言能力是智能水平的主要标志之一，也是智能发展的基础，0~3 岁是口语发展关键期，婴幼儿语言的发展是社会选择、亲子强化、固化的综合结果，是早教的重要内容。因此，家长和保教人员要遵循婴幼儿语言发展的过程和一般规律来实施早教。

第四节　0~3 岁婴幼儿情感与社会性发展

婴儿的社会性发展主要体现在社会性微笑、母婴依恋、陌生人焦虑、分离焦虑等几个方面。

1. 社会性微笑

社会性微笑的出现是婴儿情绪社会化的开端，是婴儿发展中一件极其重要的事件。虽然婴儿生来就有笑的反应，但最初的笑是自发性的，它与中枢神经系统皮质下的神经冲动自发发放有关，与脑干或边缘系统的兴奋状态变化有直接联系。它通常发生在婴儿的睡眠中或困倦时，并且是突然出现、低强度的。因此，这种笑通常也被称为内源性的笑，常常在没有任何外部刺激的情况下发生。约 5 周时，婴儿能区分人和其他非社会性刺激，对人的声音、面孔开始有特别的反应，大人的声音、面孔特别容易引起婴儿的微笑，社会性微笑开始出现，3.5 个月到 4 个月出现有选择的、有差别的社会性微笑。

2. 母婴依恋

依恋是婴儿与主要抚养者(通常为母亲)之间的最初的社会性联结，也是情感社会化的重要标志。通常表现为，婴儿将其多种行为，如微笑、咿呀学语、哭叫、注视、依偎、追踪、拥抱等都指向母亲。与母亲形成健康的依恋，对婴幼儿日后的情绪与处理人际关系能力的发展都非常重要。婴幼儿对母亲健康的依恋，是他学习爱别人的基础。婴幼儿从对母亲的依恋开始，逐步扩大依恋的范围。在成长的过程中，逐步学习并掌握处理好人际关系的能力。所以，婴幼儿对母亲依恋的形成，是婴幼儿一定要完成的重要课程，依恋发展的过程，是引导幼儿向自立发展的过程。

根据心理学家特别是鲍尔比(J. Bowlby)、安斯沃思等的研究，其发展过程可分为以下四个阶段。

(1)第一阶段：无差别的社会反应阶段(从出生到 3 个月)。

这个时期婴儿对人反应的最大特点是不加区分、无差别的反应。婴儿对所有人的反应几乎都是一样的，喜欢所有的人，喜欢听到所有人的声音、注视所有人的脸，看到人的脸或听到人的声音都会微笑，手舞足蹈。同时，所有的人对婴儿的影响也是一样的，他们与婴儿的接触，如抱他、对他说话，都能引起他高兴、兴奋，都能使他感到愉快、满足。此时的婴儿还未有对任何人(包括母亲)的偏爱。

(2)第二阶段：有差别的社会反应阶段(3~6 个月)。

这时婴儿对人的反应有了区别，对人的反应有所选择，对母亲更为偏爱，对母亲和他所熟悉的人及陌生人的反应是不同的。这时的婴儿在母亲面前表现出更多的微笑、咿呀学语、依偎、接近，而在其他熟悉的人如其他家庭成员面前这些反应则要相对少一些，对陌生人这些反应就更少。但是此时依然有这些反应，表明婴儿还不怯生。

(3)第三阶段：特殊的情感联结阶段(6 个月到 2 岁)。

从 6~7 个月起，婴儿对母亲的存在更加关切，特别愿意与母亲在一起，与她在一起时特别高兴，而当她离开时则哭喊，不让离开，别人还不能替代母亲使婴儿开心。当母亲回来时，婴儿则能马上显得十分高兴。同时，只要母亲在他身边，婴儿就能安心地玩、探索周围环境，好像母亲是其安全的基地。这一切显示婴儿出现了明显的对母亲的依恋，形成了专门的对母亲的情感联结。这种专注的情感联结一直会持续到 2 岁。

(4)第四阶段：目标调整的伙伴关系阶段(2 岁以后)。

2 岁后，婴儿能认识并理解母亲的情感、需要、愿望，知道她爱自己，不会抛弃自己，并知道交往时应考虑她的需要和兴趣，据此调整自己的情绪和行为反应。这时，婴儿把母亲作为一个交往的伙伴，并认识到她有自己的需要和愿望，交往时双方都应考虑对方的需要，并适当调整自己的目标。这时与母亲的空间上的邻近性逐渐变得不那么重要。比如，当母亲需要干别的事情、要离开一段距离时，婴儿会表现出能理解，而不是大声哭闹，他可以自己较快乐地在那儿玩或通过言语、目光与母亲交谈，相信一会儿母亲肯定会回来。

3. 陌生人焦虑

陌生人焦虑俗称“认生”，这是婴幼儿记忆能力发展的一种表现。随着婴儿逐渐能分清陌生人和熟人，随着母婴关系的日益亲密，婴儿能很好地把主要抚养者母亲和陌生人区分开来，并且会用不同的态度去对待旁人。陌生人的出现会引起婴儿的恐惧、焦虑。例如，当陌生人靠近正在玩玩具的婴儿时，婴儿会非常紧张，眼睛在陌生人和母亲之间来回观看，突然大哭起来。如果陌生人离去，婴儿会慢慢平静下来，但如果陌生人又回来，婴儿还会大哭。

陌生人焦虑的发生发展是有个过程的。婴儿 4 个月前，连陌生人和熟人都不能区分，当然谈不上惧怕陌生人。4 个月左右，婴儿开始区分陌生人和熟人了，对陌生人还会笑，但明显比对母亲笑得少了，但这时并不害怕陌生人，对陌生人的态度一般还是比较友好的。5~6 个月时，婴儿见到陌生人往往会表现出一种严肃的表情，笑得更少，但是仍然不害怕。而到 6~7 个月时，婴儿见到陌生人就开始感到害怕了，到 8 个月时，婴儿明显怕生。

4. 分离焦虑

随着婴儿与母亲情感联结的进一步建立，婴儿也出现了第二种形式的焦虑——分离焦虑，即婴幼儿因与亲人分离而引起的焦虑、不安或不愉快的情绪反应，又称“离别焦虑”。婴幼儿与母亲或其他照料者产生依恋后，一旦分离，将使婴幼儿产生一种独特的心理状态，即悲伤、难过和盼望。长期与亲人分离，会造成婴幼儿依恋的冷化，使之成人后很难产生对他人的深入联系而出现爱情缺乏症。长期的母子分离、未能受到母亲养育的婴幼儿，会出现一些行为障碍，如遗尿、咬指甲、刻板动作，有的婴幼儿还会出现反社会行为，如打人、咬人、破坏公物。

分离焦虑的发展也是有个过程的。在前半年中，当某个人如妈妈停止和他玩、离开时，婴儿也可能哭，有一些研究证据表明，2 个月的婴儿当他们的妈妈离开时，也会激动、不高兴。但是，在开始的几个月里，婴儿的哭往往是由与另一个人的愉快交往的终止而带来的，且这时与任何一个人的交往的结束，都会带来婴儿的不高兴。这时，如果有另外一个人来跟他玩，婴儿能很快接受他的替代而安静。但是，6 个月后，婴儿的反应明显不同于头半年：婴儿明显地、更多地抗拒特定个体——一般即为所依恋的对象，主要是母亲的离开，当母亲离开时，他们会非常不高兴、哭闹、不安；同时，婴儿不愿意再接受他人的替代，别人再跟他玩，他也一定要妈妈。这是婴儿社会性情感发展上的一个很大的转折。

资源链接

表 2-1　0~3 岁婴幼儿动作发展的程序表

月龄	大运动	精细运动
1	俯卧时能勉强抬头	
2	俯卧时抬头 30~45°，自立位时头一晃一晃竖一下	看见玩具时手舞足蹈、全身乱动
3	俯卧时能抬头至 45°，扶着坐时头向前倾，头稍晃，不稳	
4	俯卧抬头 90°，扶坐时头稳定	能将玩具在手中留握较长时间，会伸出双臂尝试拿取悬挂于胸前的玩具
5	能翻身至俯卧位，拉坐时头不后滞	
6	拉坐时会主动举头，扶站时能主动跳跃	会迅速伸出手够抓面前的玩具，抓握方式为全掌大把抓握
7	俯卧时以腹部为中心做旋转运动，可独坐一分钟	
8	独自坐稳，左右转动自如，扶着栏杆能站立	会用传递、摇、敲等多种方法玩一个玩具，抓握方式为桡掌或桡指
9	会爬行，并会拉物站起	
10	会扶栏杆横走，扶栏杆自己坐下	能够拇指与食指对指取小物品，会笨拙地主动松手放下或扔掉手中的玩具
11	拉着一只手能走，会独自站立片刻	
12	能从一个物体到另一物体走几步，会爬上台阶	会灵活地钳捏起小丸，一手能同时抓握 2~3 个小物品
15	独走稳，拉着一只手能上楼梯	垒 2~3 块积木，大把握笔自发乱画，会用勺取食物
18	会拉玩具倒退走，自己扶栏杆走上楼梯	垒 4 块积木，能几页几页地翻书
24	跑得好，会双脚跳，独自上下楼梯，会扔球、踢球	垒 6~7 块积木，能一页一页地翻书，正确握笔，模仿画垂直线
30	能后退，侧着走和奔跑，举臂有方向地投掷，会迈过低矮的障碍物	垒 8~9 块积木，能模仿画水平线和交叉线，会穿短袜和便鞋
36	两脚交替上下楼梯，会双脚从末级台阶跳下，能骑小三轮车	垒 10 块积木，能临摹圆形和十字，会穿珠子，系纽扣

表 2-2 0~3 岁婴幼儿语言发展程序表

月龄	语言发展具体表现	月龄	语言发展具体表现
2	可以发出几个单元音(a、i、o 等)	15	能说 6 个左右的词，开始出现难懂的话
4	会发出笑声、大声叫。能咿呀作语，主动和人发出咕噜声	18	能说 10~20 个词，用言语辅以手势和表情达需要
6	喜欢对熟悉的人发音，开始出现唇辅音，会模仿咂舌音，对叫名字开始有反应	21	能说 20~30 个词，会说“不要”“我的”，能说出几个图画的名称，能将 2~3 个词组合起来
8	会发出重复音节“mama”“dada”等	24	能说出 3~4 个字组成的简单句子，会用代词“我”“你”
10	能够咿呀学语，对成人的要求有反应，会招手“再见”，或拍手“欢迎”	30	会说 6~8 个字的复合句，不再说出难懂的话，能说短的歌谣
12	听懂几样物品的名称，有意识地叫“爸爸”“妈妈”，会学动物的叫声	36	会说姓名、性别，指导 2~3 种颜色的名称，能回答成人的简单问题

表 2-3 0~3 岁婴幼儿情绪社会化发展程序表

月龄	情绪化社会性发展表现
1	当看见人的面部时活动减少； 哭吵时听到母亲的呼唤声能安静；对其讲话或抱着时表现安静； 当抱着时，孩子表现独特的姿势(如紧紧地蜷曲像一个小猫)
2~3	逗引时出现动嘴巴、伸舌头、微笑和摆动身体等情绪反应； 能忍受喂奶的短时间停顿； 看见最主要看养者的脸会笑； 自发微笑迎人，见人手足舞动表示欢乐，笑出声； 哭的时间减少，哭声分化
4~6	会对着镜子中的像微笑、发音，会伸手试拍自己的镜像； 随着看养者情绪变化而变化自己的情绪； 看到看养者时伸出两手举起期望抱他(她)； 能辨别陌生人，见陌生人盯看、躲避、哭等，开始怕羞，会害羞转开脸和身体； 高兴时大笑； 当将其独处或别人拿走他的小玩具时会表示反对； 会用哭声、面部表情和姿势动作与人沟通

续表

月龄	情绪化社会性发展表现
7~9	懂得成人面部表情，对成人说"不"有反应，受责骂不高兴时会哭； 表现出喜爱家庭成员，对熟悉欢喜他(她)的成人伸出手臂要求抱； 对陌生人表现出各种行为如怕羞、转过身、垂头、大哭、尖叫、拒绝玩或接受玩具，情绪不稳定，表现忧虑； 喜欢玩躲猫猫一类的交际游戏，而且会笑得非常激动、投入； 会注视，伸手去接触、摸另一个宝宝； 喜欢照镜子； 会挥手再见、招手欢迎，玩拍手游戏； 当从他(她)处拿走东西时，会遭到强烈的反抗； 听到表扬会高兴地重复刚才的动作
10~12	会模仿手势，面部有表情地发出声音； 喜欢重复游戏，例如"再见"、玩拍手游戏，躺猫猫； 显示出更强的独立性，不喜欢大人搀扶和被抱着； 更喜欢情感交流活动，还懂得采取不同的方式； 能玩简单的游戏，惊讶时发笑； 准确地表示愤怒、害怕、感情嫉妒、焦急、同情、倔强； 用哭引人注意； 听从劝阻
13~18	能在镜中辨认出自己，并能叫出自己镜像中的名字； 对陌生人表示新奇； 在很短的时间内表现出丰富的情绪变化，如兴高采烈、生气、悲伤； 看到别的小孩哭时，表现出痛苦的表情或跟着哭，表现出同情心； 受挫折时常常发脾气； 对选择玩具有偏爱； 醒着躺在床上，四处张望； 个别孩子吮拇指习惯达到高峰，特别在睡觉时； 喜欢单独玩或观看别人游戏活动； 会依附安全的东西，如毯子等物品； 开始能理解并遵从成人简单的行为准则和规范； 对常规的改变和所有突然变迁表示反对，表现出情绪不稳定

续表

月龄	情绪化社会性发展表现
19~24	能区别成人的表情； 在有提示的情况下，会说“请”和“谢谢”； 与父母分离会有恐惧感； 当父母或者看养者离开房间时会感觉到沮丧； 对自己的独立性和完成一些技能感到骄傲； 不愿把东西给别人，只知道是“我的”； 情绪变化开始变慢，如能较长地延续某种情绪状态； 交际性增强，较少表现出不友好和敌意； 会帮忙做事，如学着把玩具收拾好； 游戏时模仿父母动作，如假装给娃娃喂饭，穿衣
25~30	有简单的是非观念，知道打人不好； 仍会发脾气

思考与练习

1. 婴幼儿生长发育的基本规律有哪些?

2. 为什么婴儿容易出现“溢奶”的现象?

3. 婴幼儿精细动作发展的特点有哪些?

4. 结合敏感期谈谈如何正确看待婴幼儿“吃手”的行为，你会给家长怎样的建议?

5. 请简述母婴依恋的四个阶段。

实 践 篇

第三章　0~6个月婴儿保育与教育

本章导读：人之初的头半年，是人生中生长发育最快的阶段，其惊人的速度可用“迅猛”一词来概括。其中体重由平均值的3.3公斤增至7.8公斤，月均增长0.9公斤；身高由平均值的50.5厘米增至67.8厘米，月均增长3厘米。脑重由370克增至700克，月均增长55克。此阶段身心的飞速发展对教养提出了很高的要求，为此，0~6个月婴儿的保育与教育不可小视！此阶段的保教重点是：尽可能母乳喂养，给予新生儿及时的照料，与之建立良好的互动与照料节奏，逐步让婴儿适应生长的自然环境，形成有规律的生活；给予充分的关爱，满足发展的需要，促成良好的亲子依恋关系的建立；加强感知觉刺激与训练，逐步引导他们由无意识的习得向有意识的习得过渡。

第一节　新生儿保育与教育

一、新生儿的发育与发展

新生儿：是指胎儿娩出母体并自脐带结扎起，至出生后满28天的这一段时间的宝宝。

案例开启

感知觉开始工作了！

刚脱离母体，来到人世间的新生儿，茸茸的胎毛、黑亮的眼睛、粉嫩的皮肤、紧握着小拳……他们以通过开启吃睡为主的模式来逐渐适应由寄居向独立生活的过渡，一昼夜间宝贝睡眠时间在20~22小时，间隔性的清醒时间仅只有3小时左右，往往是吃奶吃着便睡着了，睡眠中宝宝也会有许多的小动作和表情……

然而，宝宝的这种生活模式一点也不影响他对周围环境的感知与认识：当他听到身边发出的声音时，会皱起小眉头、撇撇小嘴，甚至循着声音的方向去寻找声源；饿了、尿湿了、穿得不舒适了，他都会用哭声来告知你；清醒时特别喜欢看人脸，当你俯下身时，宝宝会睁开眼睛和你对视；出生15个小时的宝宝就能很快地区分母亲和其他女性了！因为在母亲第一次哺乳后，宝宝就对其体味有所记忆。吃饱、睡足后的宝宝一般都很安静、乖巧，但有时候也会用哼哼唧唧来祈求大人的拥抱，因为在家人怀抱中聆听有节奏的心跳会使他们感受到安全与温暖。

(一)新生儿主要发展特点

1. 动作能力发展

躯体不能自由移动，四肢不能自主地乱动，俯卧时头稍稍抬起一下片刻；手基本握拳，很少张开，有抓握反射动作。

2. 语言能力发展

哭是新生儿的一种特殊语言，用哭来表达饥饿、难受等一些体验。

3. 认知能力发展

目光能瞬间跟随移动着的红绒球转动一下，喜欢看人脸、对比强烈和移动的物体，听觉能力已接近成人水平，当听到声音有皱眉、受惊吓、呼吸节律变化或哭等表现。喜欢听有规律、重复的及成人的声音，并能记忆长串的词语。出生4天后就能区别一种语言和另一种语言的差别。

4. 生活能力发展

会通过肺关闭用鼻子呼吸的方式在水中游泳。先天具有搜寻、吮吸、眼睛闭合、抓握、爬行等本能性的条件反射。

5. 情绪与社会性发展

有了最初的情绪反应，吃饱了，睡足了，表现得快乐、安静，饿了、身体不适时，表现出哭闹、消极、不愉快的情绪。

(二)该月龄段的关键事件

1. 生理性黄疸

医学上把未满月(出生28天内)新生儿的黄疸，称之为新生儿黄疸。新生儿黄疸是指新生儿时期，由于胆红素代谢异常，引起血中胆红素水平升高，而出现于皮肤、黏膜及巩膜以黄疸为特征的病症，本病有生理性和病理性之分。生理性黄疸在出生后2~3天出现，4~6天达到高峰，7~10天消退，早产儿持续时间较长，除有轻微食欲不振外，无其他临床症状。

2. 出现本能性的反射

(1)寻找和吮吸反射：宝宝躺在妈妈怀里，小脑袋会向妈妈的胸部转过去，如果妈妈轻轻抚触宝宝小脸的左侧，特别是嘴角时，宝宝会本能地将脑袋转向左方，张开小嘴准备吮吸。妈妈把奶嘴或是乳头放进宝宝嘴里，宝宝马上就会用力吮吸。这些都是宝宝天生的能力，获取食物是人的本能需求。

(2)莫罗反射：(又称紧抱反射)。宝宝受到惊吓时(如听到很大的声响，或是突然被移动位置)就会伸展四肢，然后迅速蜷缩起来。

(3)抓握反射：若用手指滑过宝宝的手心或者脚心，宝宝就会收拢手指或者脚趾。

(4)颈紧张反射：宝宝将脑袋转向一方，这一侧的手臂会伸直，但另一侧的手臂会弯曲，像是击剑的动作。

(5)游泳反射：将宝宝俯卧放在水里，他会表现出协调很好的不经意游泳动作。在水中，他肺部的管道会自动关闭，张嘴，睁眼睛，用手和脚来游动。

(6)踏步反射：从宝宝背后将手放在婴儿手臂下方，并以拇指扶住其头部背侧，使婴儿直立后，以其足部接触地面，小心不可使其足部向足底弯曲，婴儿的反应为髋与膝关节弯曲和受刺激的脚踩住地面。当轻缓地移动婴儿向前走时，以其一脚置于地面，另一脚会举步向前，产生了几个一连串步伐交换的运动。

这些都是宝宝成长过程中的正常表现，通常在宝宝3~6个月时会自行消失。随着宝宝运动量的增加，动作控制力的逐渐增强，本能反应会逐渐被有目的的行为代替。

3. 母乳喂养

母乳是0~6月龄婴儿最理想的天然食品，极为适合体格快速生长发育、生理功能尚未完全发育成熟的婴儿。因此尽量做到母乳喂养，早接触、早开奶、早喂养。

4. 疫苗接种

出生24小时接种卡介苗和乙肝疫苗第一针。

(三)生长发育指标

(1)体重：新生儿平均体重，男孩为3.3千克，女孩为3.2千克。
(2)身长：新生儿平均身长，男孩为50.4厘米，女孩为49.8厘米。
(3)头围：新生儿平均头围，男孩为34.3厘米，女孩为33.9厘米。
(4)胸围：新生儿平均胸围，男孩为32.7厘米，女孩为32.6厘米。

二、新生儿的保育

(一)营养与喂养

1. 重点

倡导母乳喂养，注意喂养姿势，尽早吸吮母乳。

2. 具体要求

(1)尽可能实施母乳喂养。

母乳是0~6月龄婴儿最理想的天然食品，极为适合体格快速生长发育、生理功能尚未完全发育成熟的婴儿。母乳所含有的营养物质齐全，非常适合于身体快速生长发育、生理功能尚未完全发育成熟的婴儿，正好能满足婴儿的需要，对婴儿的健康发育最有利；各种营养素之间比例合适，容易被婴儿消化吸收；含有其他动物乳类不可替代的具有抗感染作用的免疫性物质，能够帮助婴儿抵抗疾病。母乳喂养有助于增进母子感情，使母亲能细心护理婴儿；有助于母体产后恢复；母乳喂养安全、方便且经济。因此，应首先选择母乳喂养0~6月龄婴儿。纯母乳喂养是能够满足0~6月龄婴儿所需的全部液体、能量和营养素。母乳具有很多优点，但是母乳在某些营养素方面也有略微不足，例如维生素D、维生素K的含量稍低，在婴儿母乳喂养过程中需视实际需要情况额外补充。

①母乳的营养：母乳是母亲为婴儿精心设计的食物，是其他哺乳类动物的乳汁无法相比的，母乳有其特有的特点，含有丰富的营养成分。

A. 蛋白质：母乳中蛋白质含量虽然低于牛奶，但母乳中的蛋白质以乳清蛋白为主，易于消化吸收，而且氨基酸组成平衡。母乳中牛磺酸含量较多，是婴儿大脑及视网膜发育所必需的。母乳蛋白中含有特别丰富的乳铁蛋白、溶菌酶等免疫活性蛋白，不易受胃液和消化过程中的破坏，可直接进入人体，保护婴儿避免和减少呼吸道、消化道感染性疾病的发生。

B. 脂类：母乳中脂肪含量丰富，以不饱和脂肪酸为主，由于母乳中本身含有脂肪酶可帮助消化脂肪，因此母乳脂肪比牛乳更易消化吸收。

C. 糖类：母乳中乳糖含量高，且为乙型乳糖，不仅可给婴儿提供能量，而且在肠道中被乳酸菌利用后可产生乳酸，有利于促进肠道内钙的吸收并且抑制致病菌的生长繁殖。

D. 矿物质：母乳中矿物质含量较牛乳更适合婴儿的需要，母乳中钙的含量虽然比牛乳中低，但母乳中钙磷比例恰当，为 2∶1，有利于钙的吸收。母乳中铁的含量与牛乳接近，但母乳中铁的吸收率可达 50%，而牛乳仅为 10%。

E. 维生素：母乳中维生素的含量易受乳母营养状况的影响，母乳中的维生素 A、维生素 E 和维生素 C 一般都高于牛乳。母乳中的维生素 K 的含量低于牛乳。

F. 免疫活性物质：母乳中含有多种免疫活性物质，如抗体、乳铁蛋白、溶菌酶、补体、白细胞、淋巴细胞、低聚糖等，有助于预防细菌病毒感染和防止婴儿过敏。

②母乳喂养的具体要求：产后尽早开奶，初乳的营养最好。分娩顺利，母子健康状况良好，产后开奶时间越早越好。新生儿尽早吮吸母亲的乳头，可以获得初乳，特别是还具有刺激泌乳的作用。新生儿在出生后 1 小时即开始母婴接触，让其吸吮乳头，开始喂奶。

初乳是分娩 7 天内泌出的，呈淡黄色、质地粘稠的特殊乳汁。之后第 8~14 天的乳汁成为过渡乳，大约 2 周后成为成熟乳。初乳对婴儿十分珍贵，有以下营养特点：

A. 蛋白质含量高；B. 含有丰富的免疫活性物质，含有更多的抗体、抗感染蛋白、白细胞等抗感染物质，有助于婴儿防御感染及初级免疫系统的建立；C. 初乳中微量元素、长链多不饱和脂肪酸等营养素比成熟乳要高得多；D. 初乳也有通便的作用，可以清理初生儿的肠道和胎便。

因此，应尽早开奶，产后 30 分钟即可开奶。尽早开奶可减轻婴儿生理性黄疸、生理性体重下降和低血糖的发生。

按需哺乳。应该按需喂奶，每天可以喂奶 6~8 次以上，即婴儿想什么时候吃就什么时候喂，不限喂奶时间和喂奶量。

每次哺乳中先产生的淡蓝色的奶叫前奶，后产生的较白的奶叫后奶。前奶与后奶比较，前奶含有更多的蛋白质、乳糖和其他营养素，后奶则含有更多的脂肪，可为婴儿提供足够的能量。因此，应使婴儿每次都既吃到前奶又吃到后奶，才能得到完整的营养。通常应吸空一侧乳房，再吸吮另一侧。

不给新生儿人工奶头和代乳品（水、糖水或奶粉）。人工奶头会使婴儿对母亲的乳头产生错觉，代乳品也会影响母乳喂养。

教会母亲掌握母乳喂养的技术。乳母应保持身体健康，心情愉快，睡眠充足；饮食要营养丰富，多样、清洁、易消化吸收，保证足够的热量和水分的摄入。乳母在进行母乳喂养时，婴儿嘴与母亲乳房的正确含接、婴儿的有效吸吮、正确的哺乳体位和及时的挤奶，是促进和保持母乳足量分泌的有效技巧。

A. 含接姿势：

含接的 4 个要点：婴儿上唇上面露出的乳晕比下面露的多；婴儿嘴张大；下唇向外翻；婴儿的下巴贴到乳房。含接不良可导致乳头疼痛和乳头皲裂，并影响吸吮。

B. 哺乳姿势：

哺乳姿势的 4 个要点：婴儿的头和身体呈直线；婴儿身体贴近母亲；婴儿头和颈得到支撑；婴儿贴近乳房，鼻子对着乳头。即腹贴腹、胸贴胸、下巴对着乳房。母亲的手呈“C”形托起乳房。

尽早抱婴儿到户外活动或适当补充维生素 D。母乳中维生素 D 含量较低，也可适当补充富含维生素 D 的制剂，即可满足尤其是在寒冷的北方冬春季和南方梅雨季节的婴儿身体需要，这种补充对防止维生素 D 缺乏尤为重要。此外，纯母乳喂养应坚持到婴儿满 6 个月，力求使母乳为婴儿提供足够的能量。

(2) 慎重选择人工喂养：由于种种原因不能用纯母乳喂养婴儿时，如乳母患有传染性疾病、神经障碍等病理原因，或经过多种努力仍无法实行母乳喂养、乳汁分泌不足或无乳汁分泌等，可考虑用母乳代用品进行人工喂养。

①代乳品的选择：不能用母乳喂养时建议首选适合 0~6 月龄婴儿的配方奶粉喂养，不宜直接用普通液态奶、成人奶粉，蛋白粉等喂养婴儿。婴儿配方奶粉是通过不断对母乳成分结构及功能等方面进行的研究，在牛奶的基础上调整了 0~6 月龄婴儿所需的大部分营养成分的构成和含量，添加了多种微量营养素，使其产品的性能、成分及含量基本接近母乳，是目前适合 0~6 月龄婴儿生长发育需要的食品，喂养婴儿的效果比普通牛奶更佳。

②人工喂养的方法：0~6 月龄婴儿由于肠胃功能发育尚不完善，很容易因为喂养方法不得当引发婴儿腹泻或其他健康问题，在人工喂养时应注意采用以下方法：

A. 为婴儿选择合适的奶瓶，奶嘴。奶瓶、奶嘴的清洗和消毒至关重要，可同时准备每日所需奶瓶奶嘴数，每日一次集中煮沸消毒。

B. 使用清洁饮用水调制婴儿配方奶粉。认真阅读奶粉冲调说明，严格按说明中相应的水与奶粉比例、冲调程序方法进行操作。奶的温度应适宜，不能过热或过冷，一般可将冲调好的奶液滴在手腕内侧和手背上，以感觉不烫，不很热为适度。

C. 喂奶注意事项。每次喂奶时间为 15~20 分钟，不宜超过 30 分钟。喂奶时应将奶瓶垂直于婴儿的嘴。如果奶嘴有 2 个孔时，2 个孔应对着两侧嘴角，使奶嘴内充满奶液，以免婴儿吸入空气而引起腹胀、溢奶。

每次喂奶结束时，奶瓶中应有剩余奶液，以便观察婴儿食入奶量是否充足，喂奶后需要直抱婴儿，轻拍背部，排出胃内空气。

两次喂奶间隔一般在 3~4 小时，每天每次的喂奶量会有差异，每次喂奶不必强求婴儿将奶瓶内的奶液全部喝净。

(3)合理安排混合喂养：一般混合喂养有两种方法，一种是补授法，一种是代授法。补授法是指先母乳，等母乳喝完后，再给宝宝喂些配方奶。代授法是指妈妈根据乳汁的分泌情况，每天用母乳喂 3 次，其余 3 次或 4 次用配方奶粉来喂宝宝。混合喂养时，如果想长期用母乳来喂养最好采用补授法，因为每天用母乳喂，不足部分用配方奶粉补充的方法可相对保证母乳的长期分泌。如果妈妈因为母乳不足就减少喂母乳的次数，就会使母乳的量越来越少。而如果宝宝消化系统不是很好，最好采取代授法。因为一顿既吃母乳又吃奶粉或牛奶，不利于宝宝消化。如果宝宝一次吃母乳没吃饱，妈妈不要马上给宝宝喂奶粉，可以将下一次喂奶的时间提前。

(4)其他营养素的补充：母乳的营养非常丰富，但是维生素 D 的含量相对较少。所以纯母乳喂养的孩子每天需要补充 400 个国际单位的维生素 D 来预防因为维生素 D 缺乏而造成的佝偻病。由于配方奶粉中都配比了维生素 D，所以如果是配方奶粉喂养，或者混合喂养的孩子，每天奶量达到 600~700ml 即可获得足量的维生素 D，如果没有就酌量补充。同时家长应尽早抱婴儿到户外活动，适宜的阳光会促进维生素 D 的合成。

(二)日常护理

1. 重点

加强呵护、正确看待新生儿的特殊现象。

2. 具体要求

(1)注意保暖。婴儿的保暖首先要注重头部保暖，因为婴儿年龄越小，其头部散热所占全身散热的比例就越大，新生儿头部散热可达到全身散热的 50%。此外，婴儿头面部血管丰富，离心脏又近，致使局部温度高于全身平均体表温度。所以往往新生儿摸起来会有“发烧”的迹象。同时由于婴幼儿心脏搏动力量较弱，达到手脚末端的血液较少，因此导致手脚温度低于全身平均体表温度。因此，婴儿头部热，手脚凉属于正常现象。基于上述原因，首要先注意头部保暖，比如给新生儿和婴儿戴帽子。其次要能接受婴儿手脚偏凉的现象。应该依据头颈部温度来判断婴儿的温度是否合适，如果头颈部温热，说明室温及穿盖是合适的。可用热水袋保暖，但切忌将热水袋与新生儿身体直接接触，可用毛巾或布包好，放于离新生儿脚 20~30cm 处，以免烫伤。不要用电热毯取暖。

(2)脐部护理。新生儿的脐带，一般在出生后 3~10 天脱落。脐带残根脱落前和脱落后分泌物完全消失前的一段时间里，每天都要对宝宝的脐部做常规护理。脐部护理的基本步骤如下：

①准备棉签、碘伏、医用纱布、胶带。

②将双手洗净，一只手轻轻提起脐带的结扎线，另一只手用碘伏棉签仔细在脐窝和脐带根部轻轻擦拭，使脐带不再与脐窝粘连，再用新的碘伏棉签从脐窝中心向外转圈擦拭消毒。

③消毒完毕后把提过的结扎线也用碘伏消毒。

④脐带脱落后，仍要继续护理肚脐，每次先消毒肚脐中央，再消毒肚脐外围，直到确定脐带基部完全干燥才算完成。

⑤如果脐带根部发红，或脐带脱落后伤口不愈合，脐窝潮湿、流水、有脓性分泌物等现象，要立即将宝宝送往医院治疗。

⑥值得注意的是，干瘪而未脱落的脐带很可能会让幼嫩的宝宝有磨痛感，因此妈妈在为宝宝换尿布时，一定要让尿布前部上端翻到脐部以下，同时在给宝宝穿衣、喂奶时注意不要碰到它。如果这个时期的宝宝突然大哭又找不到其他原因，那可能就是脐带磨疼他了。

(3)生殖器护理。

女婴护理要点：

①给女婴擦屁股时一定要从前往后，避免粪便污染尿道造成感染。

②平时用清水冲洗即可。先用拇指和食指轻轻分开大阴唇，自上往下冲洗，不要清除大阴唇内所有分泌物。粪便残留可用棉签或软布轻轻擦拭掉。

③不要用沐浴液或婴儿皂清洗外阴，以免削弱外阴的自洁能力。

④勤换尿布、尿裤、内裤，不穿开裆裤。

⑤婴儿尿布等衣物不与成人衣物混洗。

⑥清洗时不要遗漏大腿根部。大小便都可能会流到大腿根部，这个部位一定要擦拭干净，保持干爽，否则容易发生尿布疹。

男婴护理要点：

①给男婴擦屁股时不要忘记擦阴茎和阴囊的内侧，污垢很容易藏匿在阴茎和阴囊的内侧皮肤皱褶里。尤其是婴儿大小便后，要仔细擦拭干净。

②洗澡时注意清洗皮肤皱褶处，切勿用力拉扯包皮，也不要用力拉扯阴囊。

③男婴3岁以前，包皮和龟头是粘连的，清洗时不要上翻包皮；3、4岁以后，包皮和龟头会逐步分离，清洗时可以上翻包皮。

④勤换尿布、尿裤、内裤，不穿开裆裤。

⑤婴儿尿布等衣物不与成人衣物混洗。

⑥清洗时不要遗漏大腿根部。

(4)囟门护理。婴儿囟门若长时间不清洗，会堆积污垢，很容易引起婴儿头皮感染，严重时可导致病原菌穿透没有骨结构的囟门从而引发脑膜炎、脑炎等疾病，因此囟门的日常清洁护理非常重要。清洗囟门的方法如下：

①清洗时手指应平置在囟门处轻轻地揉洗，不应强力按压或强力挠抓。

②如果囟门处有污垢不易洗掉，可先用麻油或其他植物油蒸熟后浸润 2~3 小时，待这些污垢变软后再用无菌棉球按照头发的生长方向擦掉。

③囟门清洗可在宝宝洗澡时进行，可用婴儿专用洗发液但不可用强碱性肥皂，以免刺激头皮诱发湿疹或加重湿疹。

(5)睡眠照料。

①选择安全的睡眠姿势：仰睡、侧睡和趴睡，关于这一点，专家们各持己见。相比起怎样的姿势能睡出完美的头型或漂亮的脸型，睡眠安全是首要应该被考虑的。有一些研究表明，至少在婴儿能稳当抬头并会自由翻身时，才考虑让他自由选择舒适的睡姿，不然还是建议让婴儿“仰着睡，趴着玩”。由于仰睡在溢奶严重时，有导致因误吸而发生吸入性肺炎的危险，因此对于吐奶比较严重的婴儿，可以采取较为折中的办法，婴儿吃完奶后，在父母的密切注意下侧睡，用两个小枕头将侧睡的婴儿身体前后固定，并协助宝宝翻身。

②营造安全的睡眠环境：

A. 起居室环境标准：向阳、通风、清洁、安静。装饰简洁明快，避免新近装修。室温最好控制在 18~26℃，相对湿度为 60%左右。严禁在室内吸烟。

B. 婴儿床的选购标准：根据婴儿的身高体重购买，确保质量符合安全标准。根据制造商的说明安装，注意定期检查。如果因为母乳喂养需要和宝宝同睡，建议购买亲子床。当宝宝在睡眠中会自主翻身或滚动后，注意采用床栏等保护措施。

C. 婴儿床品的布置标准：床垫要结实平坦，确保其尺寸与床或摇篮相符，床单光滑平整。绝对不要让小婴儿睡在柔软的表面上，如棉被、枕头、沙发等。给婴儿保暖但不要过热，可以穿合身的棉质连体婴儿服或睡袋，并保持卧具清洁。让一切柔软的、纤细的和可能脱落的物件都远离婴儿睡觉的地方，比如松散的毛毯、柔软的被子、羽绒枕、绒毛玩具以及有容易脱落的小配件或有小细绳索的玩具等，防止绒毛和灰尘刺激婴儿脆弱的呼吸道。宝宝睡觉的地方要远离窗户和火源。

(6)正确对待新生儿的一些特殊生理现象。新生儿期有一些特殊表现，这是正常的生理现象，千万要科学对待，不要随意听信一些人的“劝告”。例如：

①马牙：新生儿口腔黏膜很细嫩，口腔上腭中线上或牙龈边缘，有一些上皮细胞堆积成的灰白色小颗粒，俗称“马牙”，这是正常的生理现象，不需处理，过几个月就会消退。千万不要听别人劝说用新粗布搓擦或用针挑，以免引起口腔发炎。

②乳房肿大：有的新生儿(包括男女孩)出生后数日可出现乳房肿胀，有时有乳汁分泌，这是受母体激素影响的结果，一般经过两周左右会自行消退，千万不要按摩和挤压，以防乳腺感染。

③女婴阴道流血：有的女婴出生后数日，自阴道排出少量血性分泌物，可持续1~2天，医学上叫“假月经”。这是因为受母体内分泌的残余影响，遇到这种情况不要惊慌，若血性分泌物多时，可用消毒棉蘸淡淡的高锰酸钾水清洗外阴即可。

(三)疾病与意外事故的防护

1. 重点

黄疸、窒息、鹅口疮。

2. 具体事项

(1)黄疸。医学上把未满月(出生28天内)新生儿的黄疸，称之为新生儿黄疸。新生儿黄疸是指新生儿时期，由于胆红素代谢异常，引起血中胆红素水平升高，而出现于皮肤、黏膜及巩膜以黄疸为特征的病症，本病有生理性和病理性之分。生理性黄疸在出生后2~3天出现，4~6天达到高峰，7~10天消退，早产儿持续时间较长，除有轻微食欲不振外，无其他临床症状。若出生后24小时即出现黄疸(血清胆红素超过6mg/dl)，黄疸程度重(血清胆红素足月儿超过12mg/dl，早产儿超过15mg/dl)或进展快(血清胆红素每天上升超过5mg/dl)，血清结合胆红素超过2mg/dl，黄疸续时间长，足月儿超过2周，早产儿超过4周仍不退，甚至继续加深加重或消退后重复出现或出生后一周至数周内才开始出现黄疸，均考虑为病理性黄疸，须就医。考虑光疗，个别更严重甚至需要换血治疗。

(2)窒息。窒息是因呼吸道被物体或食物堵塞，发生困难的紧急状态，多发生在1岁以下的婴儿，是导致婴儿死亡的主要原因之一。常见引起婴儿窒息的原因为捂被窒息和呕吐窒息。因此建议寒冷的季节婴儿最好独自睡觉，不要与大人同被睡，以免引起捂被窒息。喝完奶后不能立即将婴儿平躺放置在床上，以免因为吐奶呛入气管而引起窒息。

(3)鹅口疮。鹅口疮又名雪口病、白念菌病，由酵母菌(一种真菌)感染引起，是口腔的一种常见疾病。在口腔黏膜表面形成白色斑膜，多见于婴幼儿。引起新生儿口中的酵母菌的途径可能是母体如产道、乳头或者手；未洗净消毒的奶瓶、奶嘴；抑或是宝宝抵抗力弱和长期使用抗生素等情况。因此妈妈一定要注意清洁，如喂奶之前洗手、勤换内衣或者溢乳垫；并注意照顾好宝宝，如喂奶后给宝宝喝一点温水，冲去口腔中的奶汁。

三、新生儿的教育

(一)运动能力的培养

1. 重点

创造机会、鼓励运动。

2. 具体要求

(1)促进本能反射性运动。新生儿期会出现许多本能性的运动反射(前面已介绍)，当宝宝遇到一些有害刺激，这些与生俱来的“本领”不仅能起到有效的保护作用，而且能反映出宝宝的机体和神经系统发育是否健全。为此新生儿期，应充分提供一些刺激来测试这些“本领”，以促进他们机体的适当运动。如：学“游泳”等。

(2)鼓励新生儿运动。当新生宝宝清醒的时候给予足够的空间伸展拳脚，以利于他们骨骼和肌肉的发育。如：学“行走”、学“爬行”、抓握手指练习等。

(3)身体抚触。借助身体抚触为宝宝提供锻炼颈部的运动机会，如转头、抬头、趴睡、转侧练习、“俯卧撑”等。

3. 注意事项

(1)在做颈部运动时，一定要托住宝宝的头颈。

(2)不要将宝宝放在活动的床或桌子上，以免宝宝从高处掉下摔伤。

(3)每次运动训练强度要适宜，时间不宜超过 2 分钟。

(二)语言能力培养

1. 重点

给予语音刺激、建立最初的交流。

2. 具体要求

(1)给予语音刺激。对新生儿来说，人类发出的声音，尤其是爸爸妈妈的声音是世界上最动听的“音乐”，因为他们能为自己提供温暖、食物和关爱。为此，当宝宝清醒时，父母(或看养者)应多用柔和的语调与他们进行“对话”，并特别留意其对“对话”的反应，观察宝宝哭的时候，大人发出怎样的语调能让他很快安静下来。

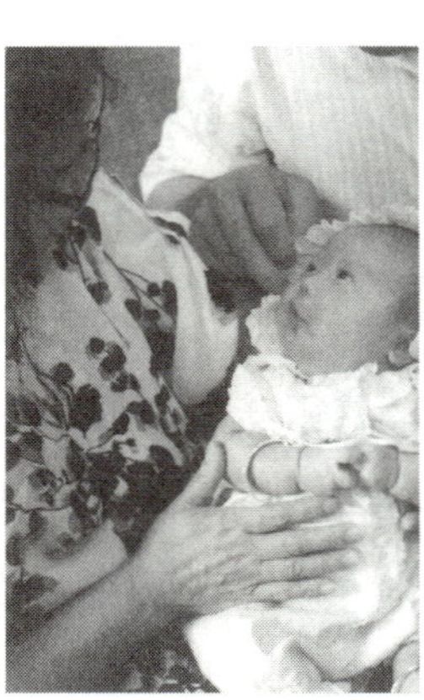

图 3-1　与新生儿对话

(2)建立最初的交流。当新生儿吃饱后情绪愉悦时，大人尤其是母亲应抓住机会与宝宝进行对视的语言交流，让他们能注视嘴巴里发出的不同声音，熟悉妈妈的声音，逗引他们发声和交流的欲望。

3. 注意事项

(1)给予的语音刺激应柔和亲切、语速稍慢。

(2)成人与宝宝对话时，应表情丰富，最好伴随着肢体的动作来进行。

(三)认知能力培养

1. 重点

进行感官训练、促进感知觉最初的发展。

2. 具体要求

新生儿在出生后的最初几周里，感觉器官已经开始工作了。他们的视觉、听觉、嗅觉、味觉和触觉已经具备认识世界的能力。虽然我们还无法精确了解新生儿具体感知到了一些什么，但细心的妈妈会发现，这时的宝宝对光线、噪音、触碰已经有反应了，这说明他们体内的那套复杂的感知系统已经开始运作。

(1)视觉特点及训练。新生儿视物的最佳距离在20~35cm。当成人伸手抱他们时，他们会盯着看。虽然他也能看见更远距离的东西，但很难做到长时间注视，看不了多久就会将视线移开。新生儿最喜欢看的是人脸，其次是明亮的、会动的、色差大的物体(如：黑白图片或玩具)。新生儿视觉训练主要有以下方法：

①测视力：距宝宝30cm左右的地方，放一盏小灯(不要放在宝宝正在看的方向)，然后观察宝宝是否会把头转过来看这个灯。如果只看了一眼就又把头转回去了，就说明宝宝的视觉系统发育正常，家人就不用担心了，再过4至8周，宝宝的目光就能跟随发光物体的运动而移动。

②追物看：宝宝醒时，可将一个颜色鲜艳的玩具先放在宝宝眼前，让他盯一会儿，再慢慢移动，让他的视线随着玩具而移动，施训者在移动玩具时对宝宝发出引逗声和赞美声。

③看妈妈的脸：妈妈轻轻抱着宝宝，让宝宝看着妈妈的脸，在和宝宝说话时，将脸转动，让宝宝的眼睛随之转动。

④看图片：将爸妈的大幅彩照放在距离宝宝眼睛20cm处，边指边说“爸爸”“妈妈”，观察宝宝目光注视的神态，记录持续的时间。

(2)听觉特点及训练。宝宝还在妈妈子宫里时，就能听到妈妈的心跳声、消化系统发出的咕噜声，还能听到其他家庭成员的说话声。当宝宝来到这个世界时，这些声音变得更加清晰响亮。这一切均说明新生儿出生时，听觉器官就已发育成熟，并有效地开始“工作”了。新生儿听觉训练主要有以下方法：

①测听觉：让妈妈躲在宝宝身后，故意制造出一些突发的响声，观察宝宝是否会因

为受到惊吓而本能地发生身体颤抖。如果宝宝听到妈妈的声音会停止哭闹，或是听到催眠曲而安静下来，也说明宝宝的听力是正常的。如果多次的测试新生均没有反应，则应跟医生联系，给宝宝做全面检查，做到早发现，早治疗。

②听人声：爸爸、妈妈或其他亲近的人，在不同的方位、不同距离向宝宝发出亲切的呼唤，以此来锻炼宝宝的听觉反应能力。

③温习旧课：把宝宝在妈妈肚子里听过的胎教音乐放给他听。

④听铃声：在宝宝头的两侧摇铃，节奏时快时慢，音量时大时小，不让宝宝看着铃，注意观察他对铃声有无反应，是否用眼睛寻找声源。

(3)味觉和嗅觉特点及训练。研究发现，新生儿出生时便已有味觉，而味觉和嗅觉是人类联系最密切的两种感觉系统，因此，我们可以推测新生儿同时也具有嗅觉，当他们在吃奶的同时也能闻母乳的香醇。新生儿都偏好甜味，如果给他们喝带有苦味或酸味的水就会大哭。新生儿味觉和嗅觉训练主要有以下几种方法：

①喝温开水和甜水；

②喂药和尝果汁；

③喝牛奶和白开水等，通过让新生儿尝试不同味道的食物，观察他们的情绪反应，以此来判断和刺激他们味觉、嗅觉的发展。

(4)触觉特点及训练。触觉是新生儿认识世界最主要的方法。在妈妈子宫里时，宝宝浸润在带有妈妈体温的羊水中，柔软而舒适。一旦来到这个世界，他们会觉得这个世界有点“冷”。对新生儿来说，身上的婴儿服上的接缝很粗糙，婴儿床很坚硬。因此，新生儿急切地希望得到父母温柔的亲吻和拥抱，这会让他们觉得自己身处一个温暖而平静的世界。每次这样的触摸，都能帮助他们加深对世界的认识。新生儿触觉训练主要有以下方法：

①滚小球：用一个柔软、干净的小球在宝宝的脚底、手心及背部等处轻轻滚动，边滚边说“小球来跟宝宝做游戏”等话语，同时观察宝宝的反应。

②宝宝按摩操：按摩的作用体现在婴幼儿皮肤受到机械刺激时产生的触觉感受上。宝宝全身的皮肤都有灵敏的触觉，这是宝宝认识外界事物、探索世界的重要途径，同时也可以促进亲子之间的交流，在建立宝宝与妈妈亲密的依恋关系过程中占有重要的地位。(按摩操的作用及方法见资源链接 4.“如何给宝宝做按摩操”)

3. 注意事项

(1)视觉训练时，不能让宝宝的眼睛直接对着光亮，每次训练的时间不超过 2 分钟；每次训练出示一种玩具。若在白天最好适时地给宝宝换换位置，让他们能经常“换个视角看世界”。

(2)听觉训练时声音的刺激应清脆，音量适宜，切记不宜过大；训练时间不宜过

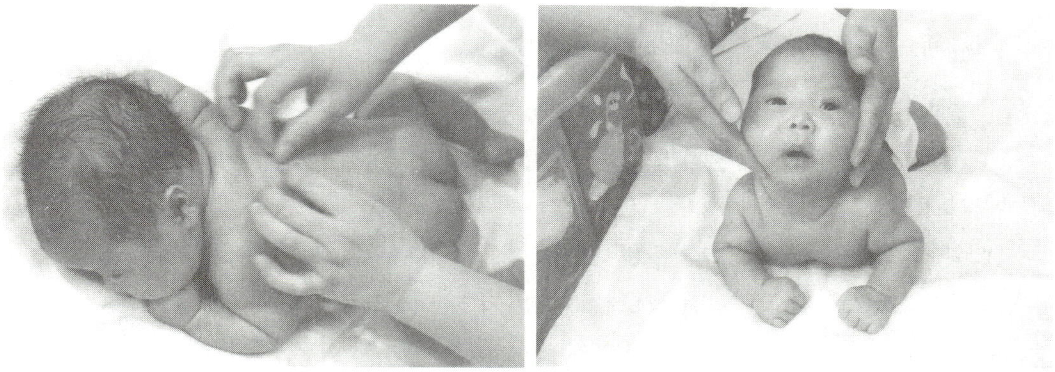

图 3-2　享受按摩时光

长，不超过 3 分钟，每天 2 次以内。

(3) 味嗅觉训练时，提供品尝的食物的味道、温度均要适宜，不可含有油性。

(4) 触觉训练时，应注意保暖，并注意随时观察宝宝的情绪反应。

(四) 新生儿生活能力的培养

1. 重点

调动生活本能，适应生活环境。

2. 具体要求

(1) 调动生活本能。新生儿天生就具有寻找、觅食等本能反射，看养者应通过精心呵护与喂养，充分调动新生儿的生活本能，来不断满足他们生长发育的需要。如，通过喂养，来关注宝宝是否吃饱，通过宝宝睁闭眼等来观察宝宝的视觉特点等。

(2) 创设温馨舒适的生活环境。新生儿来到人世间，生活环境的改变使他们对新的生活环境产生许多的不适应和陌生感。他们喜欢柔软、有一定温度的环境，父母及亲人应积极地做好准备，提供温馨舒适且富有亲情的环境，用积极的态度接纳新生儿，让他们逐渐适应生活环境，以形成对人世生活的最初依恋。

(3) 着手培养良好的生活规律。在了解新生儿个体生活特点的基础上，结合日常生活护理，让新生儿的生理机能逐渐与自然环境吻合而形成节律性。如，通过白天与亲人间交流与洗护等，让他们形成昼夜间不同的生理反应，引导他们顺利实现“独力生活”的过渡。

3. 注意事项

(1) 在对新生儿进行生活照料的过程中，看养者伴随着轻柔的语言进行语言刺激，并应关注宝宝的情感需要与变化。

(2)通过生活的照料观察他们生理的个性特点，并适时调整喂养方式。

(五)新生儿的情感与社会性培养

1. 重点

多关注、满足新生儿需要，建立合理的作息时间，逐渐适应生活的环境。

2. 具体要求

哭是新生儿与生俱来的本领，也是他们生命最初时与世界沟通的主要方法。从新生儿第一声啼哭开始，他们就在用自己特有的语言——哭和外界交流。刚开始，新手妈妈会觉得宝宝的哭声都是一样的，不久，细心辨别后，就会听出不同哭声蕴含着的不同意思。新生儿的情感与社会性培养方法有：

(1)多关注新生儿。出生后的新生儿，最先认识的就是自己的妈妈，他会盯着妈妈的脸看，对周围的世界充满好奇，但最让他感兴趣的是妈妈的说话声。因此，妈妈要尽量跟宝宝多说话，别说宝宝听不懂，妈妈温柔的语调能让他们感到安全和幸福。

(2)识别不同哭声，满足新生儿的需要。新生儿哭时，如果能够得到妈妈及时的关注，会让他们觉得自己对妈妈很重要。妈妈或其他监护人要主动识别、满足新生儿的需要。有时妈妈已经满足了宝宝的所有要求，但他们还是不停地哭，这可能是因为过度兴奋，或吃得太饱，或精力过于旺盛需要发泄造成的。(具体见资源链接5.“如何识别新生儿的哭声”)

(3)建立合理的作息时间。新生儿出生后，看养者的主要任务就是要设法帮助他们适应周围的生活环境，用极大的耐心调整他们的生物钟，帮助他们逐步建立有规律的生活。

(4)建立最初亲子之间的交流。妈妈要多与新生儿交流。宝宝学会做的第一件事是将妈妈的音容笑貌与满足自己生理和安全需要联系在一起。这时，妈妈应通过适当刺激宝宝感官的方式(如：微笑、爱抚等)来帮助和鼓励宝宝学习。最初几周，妈妈可以运用物品逗弄新生儿，如使用会发出声音或音乐的玩具、毛绒玩具和不会摔碎的镜子等逗宝宝玩。玩具的颜色最好反差大一点，譬如红色、白色和黑色的；玩具的形状是弯曲和对称的。它们能刺激宝宝的视觉，视觉的发展有利于宝宝今后更好地控制自己的行为，与周围环境产生互动。

3. 注意事项

(1)关注宝宝的哭声，辨析不同需求并及时给予各种满足，促进新生儿良好情绪的产生。

(2)通过精心地呵护，使新生儿建立对生活环境的信任及初步的依恋关系。

资源链接

1. 如何判断宝宝是否吃饱：

判断宝宝是否吃饱可以参考以下几个标准：

(1)可以感到宝宝有力吸吮，听到宝宝吞咽乳汁的声音。

(2)乳房在喂奶前后有所不同，喂奶之前乳房比较胀满，喂奶之后的乳房比较柔软，一些妈妈在哺乳过程中会有下奶的感觉。

(3)两次哺乳之间，宝宝感到很满足，表情愉快，眼睛明亮，反应灵敏，可有1~2小时以上的安睡。

(4)体重增加。一般说来，出生7~10天，宝宝体重不再下降，开始回升；出生后2周内，宝宝的体重回到或超过出生时的体重；出生第1个月，每周体重增加110~200g。

(5)新生儿每24小时吃奶8~12次，出生3天后，每天排出6次以上的清尿，出生后5~6天，大便颜色逐渐呈黄色，每次排便2~4次。如果宝宝体重增长正常，喂养次数、排便次数略少于上述标准也无大碍。

2. 冲泡奶粉四步曲

(1)泡奶前一定要将双手洗干净。

(2)准备温度适宜的温水。用来冲奶粉的水，其温度要求一般为40℃~60℃，如果没有温度正好的温水，可将1/3的凉开水和2/3的热开水混合。需要说明的是，水温过高，不仅会使奶粉结块，无法充分溶解，也会使奶粉中的乳清蛋白产生凝块，影响消化吸收。此外，还会使维生素、免疫活性物质(如双歧杆菌)等营养物质遭到破坏，使奶粉的营养价值大打折扣。

(3)严格按照奶粉说明书要求的比例冲泡。冲泡时，在奶瓶中先加水，后加奶粉，这样才能确保冲泡的浓度相对准确，如果先加奶粉，浓度会偏高，婴幼儿的胃、肠、肝、肾发育尚不完善，奶粉冲得过浓会加重这些脏器的负担，引起器官功能障碍，造成腹胀、腹泻、便秘，甚至厌食或肥胖。

(4)双手滚搓瓶身，使奶粉完全溶解。切记上下震荡，以免产生大量气泡。

3. 奶具清洗七步骤

每次喝完奶后都要及时清洗奶瓶，以免剩下的奶水和奶渣滋生细菌。清洗奶具的具体步骤：

取下奶嘴，倒掉残留的奶液

↓

用清水涮一下奶嘴和奶瓶

↓

将奶嘴和奶瓶一起放入准用的洗涤剂中浸泡一会儿

↓

用奶嘴刷仔细清洁奶嘴内外侧，用奶瓶刷仔细清洁黏附在奶瓶内壁上的奶渣，重点清洁瓶底、瓶肩、瓶颈和瓶口处

↓

所有奶具用流动的清水仔细冲洗，至少冲洗 3 遍，将残留的洗涤剂冲净

↓

在干净的容器中放入清水，将奶瓶和奶嘴放入，加热沸腾后煮 5 分钟

↓

用夹具取出奶瓶和奶嘴，冷却晾干备用

图 3-3　奶具清洗步骤

特别提醒：3~6 月龄的宝宝对病原微生物的抵抗能力相对较弱，因此对奶瓶、奶嘴的煮沸消毒还是很有必要的。待宝宝逐渐长大，奶瓶和奶嘴洗干净在沸腾的开水中烫泡一下就可以了。

4. 如何给宝宝做按摩操

对新生宝宝而言，做按摩操其实就是最好的身体抚触，按摩可以缓解疼痛，帮助宝宝放松，改善宝宝消化系统，增进食欲；可以安抚宝宝的情绪；可以促进宝宝的血液循环，增强抵抗疾病的能力；可以使宝宝的肌肉更健康，关节更灵活；可以刺激生长激素的分泌。研究表明，经常受到父母按摩的宝宝发育得更好，按摩与宝宝的成长发育有着生理上的部分联系。

在给宝宝做按摩操时应注意以下几点：

（1）按摩不必拘泥于某些刻板固定的形式，但有基本的按摩程序。先从头部开始，接着是脸、手臂和手掌、胸部、腹部、腿和脚，然后是背部。每个部位需按摩二三遍。身体上的细小部位，比如宝宝的手指，只能用指尖按摩。而在其他部位，比如背部，可以用手指、掌心或整个手掌进行按摩。开始动作要轻柔，如果宝宝喜欢的话，可以稍加一点力度，动作范围可以扩大一些。按摩时间开始可以是几分钟，逐步延长到 15~20 分钟。

（2）按摩最好在两次喂奶中间进行，或者在洗澡以后，室温在 22℃~26℃，如果室内较冷，可以用取暖器，使宝宝周围的局部温度提高到适宜温度即可。按摩前大人先用热水洗净手，可将少许润肤油抹在手上作为润滑剂。

(3)按摩过程中，要仔细观察宝宝的反应，当宝宝显得不舒服，如试图躲开按摩，哭闹、肌肉张力增大、活动兴奋性增强、肤色出现变化时，应立即停止该部位的按摩，如持续 1 分钟以上，应该完全停止按摩。

(4)按摩是亲子情感交流的最好时光，可自由轻松地进行，可伴随轻音乐进行，可边按摩边与宝宝面对面交流谈话。

按摩方法

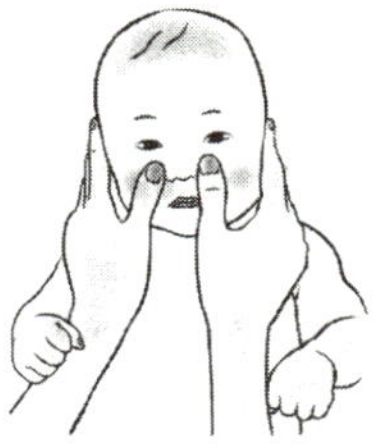
脸部按摩①

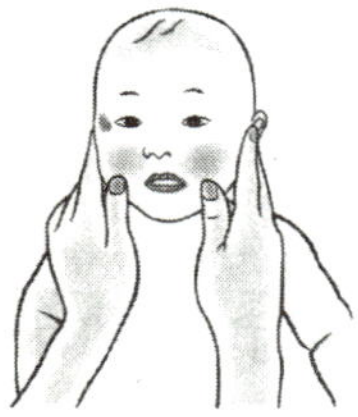
脸部按摩②

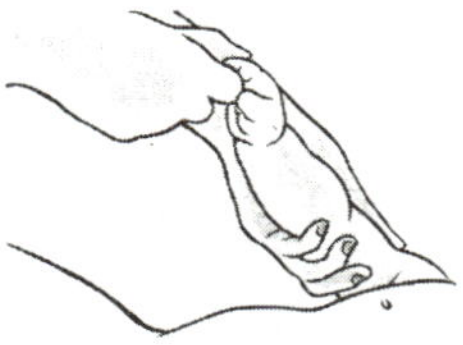
胳膊按摩①

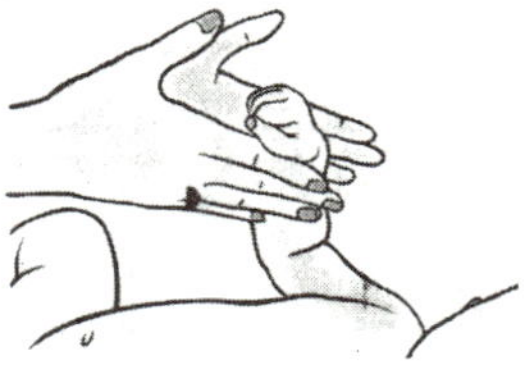
胳膊按摩②

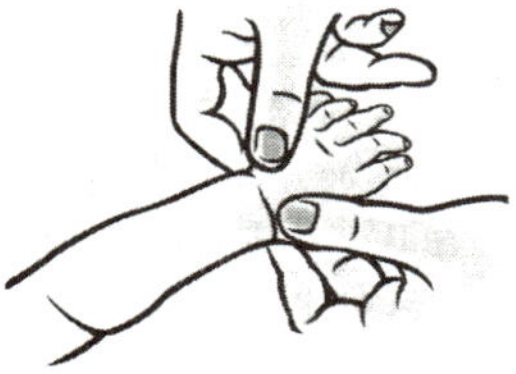
手部按摩

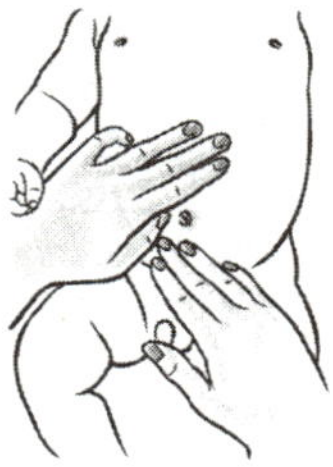
腹部按摩①

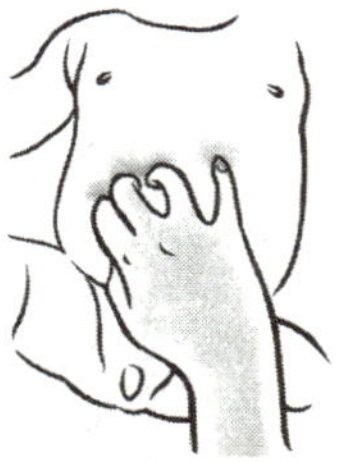
腹部按摩②

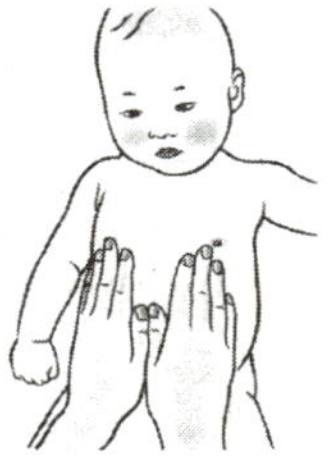
胸部按摩①

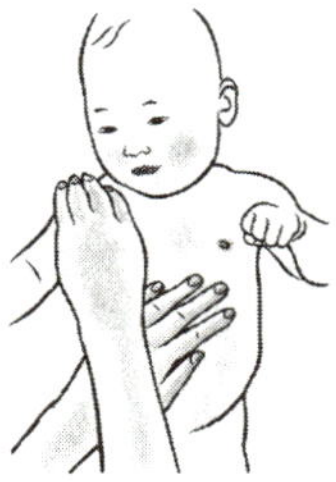
胸部按摩②

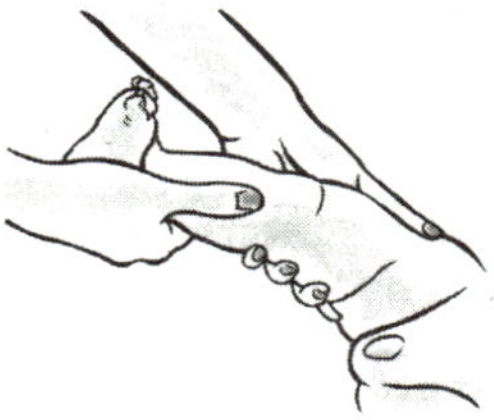
腿部按摩①

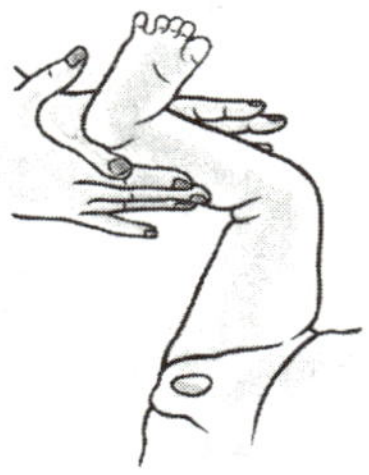
腿部按摩②

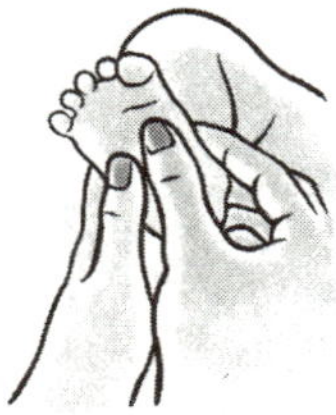
脚部按摩

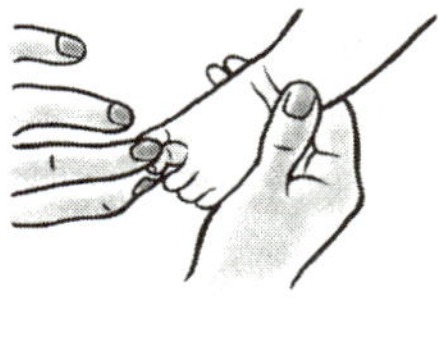
脚趾按摩

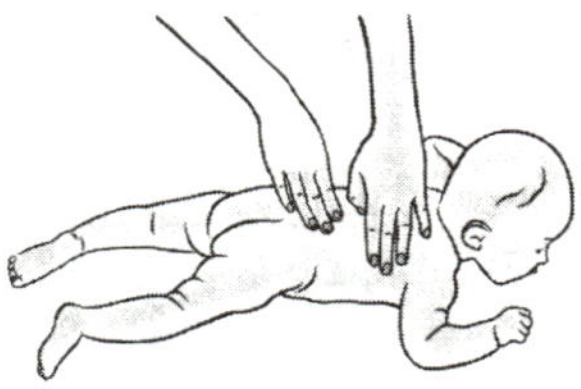
背部按摩①

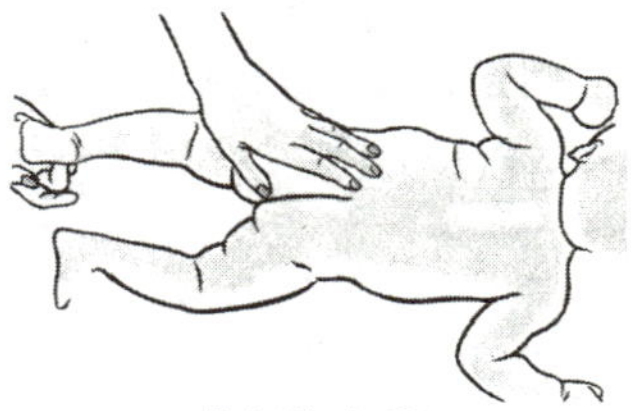
背部按摩②

5. 如何识别新生儿的哭声？

身体健康时的哭声

对于新生宝宝来说，哭有时是一种健康的信号，有助于增强肺活量，妈妈要学会读懂这种哭声。通常健康性的啼哭不刺耳、有节奏，而且声音响亮、没有眼泪，这种情况下，妈妈只要给予及时的安抚，比如搂抱、轻拍，宝宝就会慢慢停止啼哭。

(1) 健康性哭声——“妈妈，看我多健康！”

婴儿正常的啼哭声抑扬顿挫，不刺耳，声音响亮，节奏感强，无泪液流出。每日累计啼哭时间可达 2 小时，是运动的一种方式。婴儿正常的啼哭一般每日 4~5 次，均无伴随症状，不影响饮食、睡眠及玩耍，每次哭时较短。如果你轻轻触摸他或朝他笑笑，或把他的两只小手放在腹部轻轻摇两下就会停止啼哭。

(2) 意向性哭声——“妈妈，我呆腻烦了，抱抱我吧！”

啼哭时，宝宝头部左右不停扭动，左顾右盼，哭声平和，带有颤音。妈妈来到宝宝跟前，啼哭就会停止。宝宝的双眼会盯着妈妈，很着急的样子，有哼哼的声音，小嘴唇翘起，这是让妈妈抱抱的意思。

身体不适时的哭声

除了健康性啼哭外，大部分时候，宝宝啼哭都是有具体原因的，有的是饿了，有的是困了，还有的是尿了等。针对宝宝不同的哭声，妈妈要做出及时的应对：喂奶、换尿片等。如果宝宝大哭不止，而妈妈一时还无法判断原因的话，可以先把宝宝抱起来，让他靠在自己的左胸上，倾听自己的心跳声，这对于 1 月龄内的宝宝来说是一个很不错的安抚方法，能让宝宝回忆起子宫内的环境。

(1) 饥饿性哭声——“妈妈，我饿了，快给我奶吃吧。”

这种哭声带有乞求，由小变大，很有节奏，不急不缓，当妈妈用手指触碰宝宝面颊时，宝宝会立即转过头来，并有吸吮动作；若把手拿开，不给喂哺，宝宝哭得会更厉害。一旦喂奶，哭声戛然而止，吃饱后不再哭，还会露出笑容。

延伸阅读：根据宝宝哭声按需哺乳

(2) 过饱性哭声——“哎呀，妈妈把我撑着啦！”

这种啼哭多发生在喂哺后，哭声尖锐，两腿屈曲乱蹬，向外溢奶或吐奶。若把宝宝腹部贴着妈妈胸部抱起来，哭声会加剧，甚至呕吐。过饱性啼哭不必哄，哭可加快消化，但要注意溢奶。

(3) 口渴性哭声——“妈妈，我口渴，喂我点水喝吧！”

此时宝宝的表情不耐烦，嘴唇干燥，时常伸出舌头，舔嘴唇。当给宝宝喂水时，啼哭立即停止。

(4) 吸吮性哭声——“这奶头今天怎么回事！”

这种啼哭，多发生在喂水或喂奶 3～5 分钟后，哭声突然阵发，原因往往是水、奶过凉或过热；奶头孔太小，吸不出来奶水；奶头孔太大，呛奶。

(5) 便前哭声——“我要便便了！”

便前肠蠕动加快，宝宝感觉腹部不适，哭声低，两腿乱蹬。

(6) 尿湿性哭声——“我尿裤子了，给我换换吧！”

这种啼哭强度较轻，无泪，大多在睡醒时或吃奶后啼哭，哭的同时两腿蹬被。当妈妈为他换上一块干净的尿布时，宝宝就不哭了。

(7) 燥热性哭声——“妈妈给我盖得太多了，不要这么惦记我啊！”

宝宝多大声啼哭，不安，四肢舞动，颈部多汗；当妈妈为宝宝减少衣被，或把宝宝移至凉爽地方时，宝宝就会停止啼哭。

(8) 寒冷性哭声——“妈妈给我盖得太少了，好冷啊！”

哭声低沉，有节奏，哭时肢体少动，小手发凉，嘴唇发紫。当为宝宝加衣被，或把宝宝放到暖和地方时，他就安静了。

(9) 亮光性哭声——“我已经睡醒了，怎么天还没亮呢？”

宝宝白天睡得很好，一到晚上就哭闹不止。当打开灯光时，哭声就停止了，两眼睁得很大，眼神灵活。这多是白天睡得过多所致，应逐渐改变过来。

(10) 困倦性哭声——“我困了，可我还不舍得睡觉，不要强迫我！”

啼哭呈阵发性，一声声不耐烦地嚎叫，这就是习惯上称的“闹觉”。宝宝闹觉，也可能因室内人太多，声音嘈杂，空气污浊、过热。让宝宝在安静的房间躺下来，很快就会停止啼哭，安然入睡。

(11) 疼痛性哭声——“什么东西扎着我了！”

异物刺痛、虫咬、硬物压在身下等，都会造成疼痛性啼哭。这时宝宝的哭声比较尖利，妈妈要及时检查宝宝的被褥、衣服中有无异物，皮肤有没有被蚊虫咬伤等。

(12) 害怕性哭声——“我好孤独啊，有点害怕了！”

哭声突然发作，刺耳，伴有间断性嚎叫。害怕性啼哭多出于恐惧黑暗、独处、小动物、打针吃药或突如其来的声音等，此时要细心体贴照看宝宝，消除宝宝的恐惧心理。

(13) 伤感性哭声——“我感到不舒服啦！”

哭声持续不断，有眼泪。比如宝宝养成了洗澡、换衣服的习惯，当不洗澡、不换衣服、被褥不平整、尿布不柔软时，宝宝就会伤感地啼哭。

思考与练习

1. 新生儿具有哪些本能性反应？如何看待这些本能的作用？
2. 为什么说母乳的营养价值是最好的？
3. 如何判断新生儿的温度是否合适？
4. 新生儿情感与社会性培养的要点是什么？如何识别新生儿的哭声？
5. 演练新生儿感知觉的刺激与训练的基本方法。
6. 讲述按摩操的作用及注意事项，并演示做按摩操。

第二节 1~2 个月婴儿保育与教育

一、1~2 个月婴儿的发育与发展

案例开启

能辨认妈妈的声音了！

经过家人一个月精心养护，1~2 个月宝宝对周围的人已经熟悉起来了，伴随着清醒时间的渐长，他们开始有了与人交流的欲望。会用不同的哭声表达自己的需要；会因为生理上的不满足而皱皱小眉头，还会因为愉悦咧着小嘴微笑；高兴时会伴随着“咯咯”的笑声发出，还会有伸胳膊蹬腿的动作出现，将他俯卧时，他也可以小角度做抬头动作。

开始对鲜艳的物品感兴趣了，若将鲜艳的玩具挂在床边，宝宝不仅会注视，还会有试着蹬腿去踢它们的欲望。当然宝宝更喜欢看的还是妈妈的微笑，清醒时宝宝开始出现了东张西望的环顾周围环境的小动作，若看到妈妈的笑脸就会引发他们愉悦的微笑。悦耳的音乐声、成人的说话声及生活中其他的响声都会吸引宝宝的注意，他们能清楚地辨别妈妈的声音了！妈妈轻柔的语言和拥抱，是对宝宝最好的安慰。

(一)1~2个月婴儿主要发展特点

(1)动作能力发展:

①大动作:俯卧时能将头抬起与床面呈45°角,扶坐时,头能一晃一晃竖起来。

②精细动作:手大部分时间握拳,手指有时会伸展,仍有抓握反射动作;开始无意识地抓握小物体,能双手同时抓握成人的一个手指。

(2)语言能力发展:乐意聆听成人的交流语言,对成人的说话声音能做出反应;高兴时能发出a、u单韵母声来与成人进行简单的"对话",会用不同的哭声来表达不同的需要。

(3)认知能力发展:大脑开始由皮层接管,婴儿的"思维"开始发展了;视网膜形成三维画面,能看清母亲的细部特征;喜欢看活动的物体和熟悉的大人脸。

(4)生活能力发展:6周以后婴儿的喉咙放松了,可以在吃奶时呼吸;喜欢洗澡和抚摸的活动。

(5)情绪与社会性发展:以微笑来表示对成人的应答,喜欢有人跟他玩,喜欢看妈妈的脸,

(二)该月龄的关键事件

(1)溢奶吐奶:溢奶吐奶是此月龄婴儿常出现的问题,引发的原因主要和婴儿此时的生理构造有关,喝奶后拍背排嗝是预防溢奶吐奶的有效方法。

(2)能抬头:进入第2个月,婴儿能俯视抬头45°角。

(3)能微笑:2个月会笑,但刚开始的微笑不代表友好,只是一种面部表情的练习,但很快成为一种情绪的代表。

(4)大脑皮层开始工作:2个月时大脑由皮层接管,代表婴儿的"思维"开始发展。表现在四肢能有意识运动、出现"玩手"的意识。

(三)生长发育指标

(1)体重:处于该月龄段的婴儿平均体重男孩为5.08千克,女孩为4.78千克。

(2)身长:处于该月龄段的婴儿平均身长男孩为50.4厘米,女孩为49.8厘米。

(3)头围:处于该月龄段的婴儿平均头围男孩为38.1厘米,女孩为37.4厘米。

(4)胸围:处于该月龄段的婴儿平均胸围男孩为37.6厘米,女孩为36.9厘米。

二、1~2个月婴儿的保育

(一)营养与喂养

1. 重点

继续母乳喂养,多吸吮,注意哺乳技巧。

2. 具体要求

(1)继续母乳喂养。首先不管妈妈有没有奶，或是有奶但是奶量不足，都应该让宝宝多吮吸。奶量实在不足时，可补充配方奶做混合喂养，但不可停掉母乳专门喂配方奶，同时采取一些措施促进母乳的分泌。

①多吸吮。宝宝的吸吮会刺激母亲乳头上的特殊神经传感器，这些传感器将信息发送到母亲大脑里的脑垂体，从而分泌泌乳素，促进乳腺分泌更多的乳汁。每次喂奶时，宝宝喝到的第一口奶叫前乳，比较稀薄，有点像脱脂乳。随着宝宝吮吸，乳头上的神经传感器会刺激脑垂体分泌另一种激素——催产素。这种激素会刺激乳腺周围的弹性组织像皮筋一样收缩，分泌更多的乳汁和额外的脂肪。这时的母乳叫作后乳，与前乳相比含有更多的脂肪和蛋白质，也更有营养，后乳是成长专用的乳汁。所以母乳不足的母亲，更要鼓励宝宝多吸吮，从而加大刺激，增加泌乳量。

②注意休息，保持愉快心情。精神因素对产后泌乳有一定的影响。产后妈妈要注意保持好心情，暂且忘掉烦恼，把家务先扔在脑后，充分地休养身体。不要总是对宝宝是否吃饱，是否发育正常等问题过多担心。充分相信自己，并保持乐观情绪，这样才能使泌乳素水平提高，从而增加乳汁分泌量。

③对乳房进行按摩。每次哺乳前，先将湿热毛巾覆盖在左右乳房上，两手掌按住乳头和乳晕，按顺时针或逆时针方向轻轻按摩10~15分钟。这样既能减轻乳房胀痛感，又能促进泌乳反射。

(2)提高哺乳技巧。

①夜间喂奶的注意事项：

A. 保持坐姿喂奶：妈妈应该像白天一样坐起来喂奶。喂奶时光线不要太暗，要能清晰看到宝宝皮肤的颜色，喂奶后仍要竖立抱，并轻轻拍背，待打嗝后放下。

B. 延长喂奶时间间隔：如果宝宝熟睡不醒，不要刻意叫醒宝宝喝奶，把喂奶的间隔时间延长一下。

C. 不要让宝宝叼着奶头睡觉：有些妈妈为了避免宝宝哭闹影响自己的休息就让宝宝叼着奶头睡觉，或者一听到宝宝哭就立即把奶头塞到宝宝嘴里，这样会影响宝宝的睡眠，也不能让宝宝养成良好的吃奶习惯，还有可能在妈妈睡熟后乳房压住宝宝鼻孔，从而造成宝宝窒息死亡。

②感冒了能否喂奶：妈妈感冒时，早已通过接触把病原带给宝宝，即便是停止哺乳也可能会使宝宝生病，相反，坚持哺乳，反而会使宝宝从母乳中获得相应的抗体，增强宝宝的抵抗力。所以，妈妈患感冒了是可以继续喂奶的，只是注意不要将疾病传染给宝宝。妈妈感冒期间，应尽量减少与宝宝面对面的接触，可以戴口罩，以防呼出的病原体直接进入宝宝的呼吸道。

(3)是否需要喂水。纯母乳喂养的宝宝一般来说是不需要喝水的，因为母乳中水分所占的比例为87.5%，这些水分通常能满足宝宝新陈代谢的正常需要。如果是配方奶粉喂养，或者混合喂养的宝宝，则在两次配方奶粉之间需要补充一次水，有利于口腔的清洁。

(二)日常护理

1. 重点

逐步进入正轨，注意清洁卫生。

2. 具体要求

(1)单独洗涤宝宝衣物。宝宝抵抗力相对较弱，容易受细菌侵扰而感染疾病，所以要特别注意，宝宝的生活用品要单独使用、单独清洗和消毒。清洗宝宝衣物时应使用婴儿专用的洗衣液或其他洗涤用品。注意洗涤用品成分中不应含磷、铝、荧光增白剂等有害物质。用洗涤用品清洗后，要用清水彻底冲洗直至没有泡泡为止。因为洗涤用品中的化学物质容易残留在衣物上，造成衣物纤维残留。对于皮肤敏感的宝宝来说，很容易引起接触性皮肤炎症。另外，宝宝的衣物洗好后可以用开水烫一下，一方面避免白色衣物变黄，另一方面又起到去奶味和杀菌的作用，还可以恢复衣物的柔软度，但必须在衣物质量允许的情况下才行，最好放在阳光下晒干。

(2)给宝宝穿衣服。在给宝宝穿脱衣服之前，可先给宝宝一些信号，抚摸他的皮肤，和他轻轻地说话，如告诉他："宝宝，我们来穿上衣服，好不好!"然后把宝宝放在一个平面上，确信尿布是干净的。穿汗衫时先把衣服弄成一圈并用两拇指在衣服的颈部拉撑一下，把它套过宝宝的头，同时要把宝宝的头稍微抬起。把右衣袖口弄宽并轻轻地把宝宝的手臂穿过去，另一侧也这么做。穿纽扣连衣裤先把连衣裤纽扣展开，抱起宝宝放在连衣裤上。把右袖弄成圈形，通过宝宝的拳头，把他的手臂带出来，并把袖子拉直。另一侧同法。把宝宝右腿放进连衣裤底部，另一腿做法也相同。

(3)修剪指甲。新生儿因为指甲还没有完全形成，所以不一定要修剪，但如果发觉他们的指甲长得会抓破脸，就要剪短一些。满月后，就该替婴幼儿剪指甲了。婴儿发育迅速，指甲生长速度也相当快，指甲边缘容易藏细菌和脏物，当婴儿用指甲抓破皮肤后，伤口容易感染，因此，要注意替他们剪指甲。剪指(趾)甲时要注意以下几点：①使用婴幼儿专用的指甲剪刀，否则容易使婴幼儿感染成人的疾病。②为了安全起见，应该在婴幼儿入睡以后替他们修剪指甲。③不要剪得太短太贴肉，注意指甲的边缘要剪得圆滑，不能留有尖角，以免损伤皮肤、引起感染。④及时清除剪下的指甲屑，以免掉落在婴幼儿衣服上和身上，弄伤他们的皮肤。

(4)洗澡的时间和方法。如果从宝宝出生时开始，妈妈就每天给宝宝洗澡，那么之后就尽量每天都给宝宝洗澡，因为他已经适应了这种洗澡的频率，如果有几天不洗就会引起不适甚至是哭闹。由于这个月龄的宝宝基本上脐带已经脱落，所以可以直接将宝宝放入浴盆中，水深不要超过腹部。由于宝宝的皮肤非常娇嫩，所以洗澡的时间不宜过长，应控制在 15 分钟内。日常清洁主要以清水为主，不要过于频繁地使用沐浴产品，一两个星期使用一次即可。因为宝宝的皮肤本身会分泌一层油脂，这层油脂可以有效保护宝宝皮肤不受空气中刺激物的侵扰，如果过于频繁使用沐浴产品，就会洗掉这层保护层，从而引发各种皮肤疾病。如果宝宝去了一些比较脏的地方，那么在使用沐浴产品后，建议涂抹一些护肤品，在皮肤上更快地形成保护层。

(5)睡眠习惯的养成。为了让宝宝养成良好的睡眠习惯，妈妈首先可以给宝宝建立一套睡前模式，有助于宝宝入睡。如：先给宝宝洗个热水澡，换上睡衣；然后给宝宝喂奶，吃完奶后不要马上入睡，应待半小时左右，此期间可拍嗝，顺便与宝宝说说话，念 1~2 首儿歌，然后播放固定的催眠曲(可用胎教期间听过的音乐)；随后关灯。如果宝宝在睡眠周期之前醒来，妈妈不要立刻起来哄睡陪玩，这样容易形成宝宝每夜必醒的习惯。随着宝宝的月龄增加，逐步过渡到夜间不喂奶，如果妈妈总是不分昼夜地护理宝宝，这样宝宝也易养成不分昼夜的生活习惯。

(三)疾病与意外事故防护

1. 重点

溢奶、生理性腹泻、尿布疹、湿疹。

2. 具体事项

(1)溢奶吐奶。

引起吐奶的原因主要是与宝宝消化器官的解剖特点有关的。低月龄婴儿胃的容量小，呈水平状，且胃下出口即幽门括约肌紧，而上出口贲门括约肌松，食道或胃的内容物很容易逆流到口腔外，尤其在宝宝吃得过快、过饱、吞咽大量空气或吃奶后兴奋运动时更常见。

因此为了缓解和避免这种现象的发生，可以尝试以下几种方法：

①当宝宝吞咽声过急，或嘴角有乳汁流出时，先拔出奶头或奶嘴，让宝宝休息一会。

②用奶瓶喂养的宝宝要选择大小合适的奶嘴孔，避免因为奶嘴孔过大出奶太快而造成的呛奶，或因奶嘴孔太小而造成吞咽过多的空气引起的吐奶。

③喂完奶后，不可立即将宝宝平放，更不可做剧烈的活动，而是应该把宝宝竖直抱起，让宝宝的头靠在大人的肩膀上(鼻子一定要高于肩膀，避免堵塞宝宝鼻子而造成呼吸困难)，大人手握空心拳，在宝宝的上背部从下往上轻拍数次，直到打出嗝来，这样

可以有效避免胃部因空气震动而引发的宝宝吐奶。拍嗝的目的是将气体与奶水分开，让气体上升后以打嗝的形式释放出来所以拍嗝的力度要轻柔，否则太用力会将气体和奶水一同拍出。

(2)生理性腹泻。

有些宝宝出生后没几天就开始每天多次排出稀薄大便，首先当宝宝出现腹泻时应及时就医排除病理性的原因。如果大便化验没有感染方面的异常，腹泻程度一般没有其他症状，婴儿精神活泼，食欲良好，虽腹泻病程较长，但体重增长正常，那么医学上将这种腹泻称之为“生理性腹泻”或“母乳性腹泻”。引发的原因多数是由于乳糖酶的缺乏而造成的。一般比较轻的生理性腹泻无需治疗，可以继续哺乳，随着宝宝机体的成熟，乳糖酶亦会逐渐增加，酶活性增加，就能分解、消化和吸收乳糖，并随着增加辅食逐渐好转。如果腹泻持续1周左右，可暂时改为低乳糖配方奶粉，待腹泻好转后逐渐转回母乳喂养，也可继续母乳喂养，必要时每次哺乳前添加外源性乳糖酶。

(3)尿布疹。

尿布疹是指尿布覆盖的部位出现皮疹，主要是因为尿布覆盖区域皮肤完整性受到破坏后，被粪便中细菌或局部潮湿环境引起的霉菌感染所致。宝宝的臀部皮肤非常稚嫩，经常受到尿和便的刺激，很容易出现尿布疹。宝宝臀部护理，应以臀部皮肤状况作为基础，臀部皮肤正常时，可涂一层薄薄的护臀霜进行隔离，以减少尿便对臀部皮肤的刺激，如果臀部皮肤已经破溃，可用清水冲洗臀部并保持干燥。涂护臀霜的目的是为了避免下次排便时粪便对局部皮肤的刺激。

保持皮肤干爽是预防尿布疹的关键，因此选择合适的时间让臀部透气是非常有必要的。当臀部清洗干净后，不要急于换上新尿布，要等臀部皮肤干爽后再进行。同时在两次排尿之间可以适时暴露臀部。如果出现尿布疹，也必须保持皮肤干燥、透气。干燥不仅易于伤口愈合，而且还是最好的杀菌剂。发生尿布疹时不要涂含氧化锌的护臀霜，这样不利于臀部的透气，会加重尿布疹。出现感染后可使用抗细菌或霉菌的药物，待尿布疹恢复后使用护臀霜。

(4)湿疹。

湿疹是一种较常见的婴幼儿过敏性皮肤病。致敏源可以是牛奶、鸡蛋、鱼虾等食物，或羊毛、化纤品。湿疹多发于2~3个月的婴儿。最初，在前额、两颊、头皮等处出现小米粒大小的疹子，有痒感，可渗出液体，干后结成黄色痂皮。婴儿湿疹一般在断奶后可自然痊愈。在护理过程中，乳母尽量少吃鱼虾及刺激性食物，以免将致敏源经乳汁带给婴儿。如果疑为对牛奶过敏，可换成水解配方奶粉。保持面部清洁，但不可用刺激性强的肥皂，可用炉甘石洗剂止痒。贴身的衣物选择纯棉质地的。

三、1~2个月婴儿的教育

（一）动作发展

1. 重点

创设俯卧抬头、转头等大动作运动的机会，鼓励婴儿“玩手”活动。

2. 具体要求

（1）抬头练习。抬头练习是宝宝出生后要学习的第一个大动作，它可以促进宝宝身体的生长，扩大活动范围，同时对大脑发育有益。相应的活动：竖抱时学抬头、趴在妈妈身上学抬头、伏床抬头。

（2）转头、仰卧转头180°。婴儿满月后，成人要有意识地创造机会让婴儿练习转头动作以锻炼他们的颈部力量、扩大视线范围。如：在宝宝床两侧悬挂带声响的玩具，让宝宝清醒时仰卧，通过摇晃玩具发出声响，来逗引宝宝转头寻声找物。转头相应的活动还有：追视移动的发声物体、找妈妈等。

（3）宝宝被动操。婴儿从第2个月开始，就可以在成人的帮助下做以活动四肢为主的被动操。在婴儿情绪愉悦时，通过扩胸、伸展、踢腿等有节奏、重复的动作练习，来促进婴儿四肢的运动。带宝宝做被动操应选择合适的时间，并注意婴儿的情绪反应。一般是上午吃饱睡足后或下午洗澡后，做操动作应有顺序性，由简到繁，可酌情反复，时间随着婴儿的年龄逐渐延长，最多不超过5分钟。（具体参见本节资源链接1.“婴儿被动操”）

（4）四肢运动。1~2月婴儿大脑开始支配四肢了，看养者应通过逗引婴儿适当活动四肢来促进四肢关节的活动能力、刺激大脑皮层的发展。相应的活动有：踢球、蹬蹬腿、四肢上上下下等。

（5）游泳练习。国内外研究表明：游泳活动对婴儿的生长发育有诸多的益处。在婴儿没有皮肤外伤的前提下，从新生儿后期便可尝试着进行试水游泳。1~2个月阶段随着婴儿有意识的四肢活动开始，可让婴儿进行“正式”的游泳锻炼。以促进幼儿肌肉、骨骼的生长发育。（具体要求参见本节资源链接2.“如何进行婴儿游泳锻炼”）

（6）鼓励“玩手”。1~2个月的宝宝双手由握拳式逐渐向展开式发展，当他们在清醒的时间玩耍时，会不经意地将手举起、挥舞，出现了最初的“玩手”活动，还会有吸吮自己手的现象，这是宝宝心理发展的必然阶段，看养者不可以干涉，而且还应当提供条件协助宝宝玩手。比如在手上拴块红布、戴个哗啦作响的手镯等，让婴儿玩手的趣味更浓。不过要注意宝宝双手的清洁卫生。

(7)抓握练习。五指抓握是训练宝宝手指灵活性和力量的重要途径，是婴儿周岁前小肌肉训练的必修课。1~2 个月是真正意义上的抓握练习的开始阶段，看养者应充分利用玩具及相应的材料来锻炼他们手指抓握的力量。相应的活动有：抓妈妈手指、拿手铃、抓握带环的玩具等。

3. 注意事项

(1)大动作练习的时间不宜太长，次数不能过于频繁。每天 2~3 次为宜。

(2)带宝宝做被动操应以宝宝情绪愉悦为主要判断指标，依据个体差异来合理调节操的节数、速度和时间。

(3)此阶段婴儿的游泳活动，一定是在婴儿不惧怕水的前提下进行，应注意一对一的安全保护。

(4)五指抓握的物体应考虑婴儿手的特点，不应太粗。

(5)每一次的活动都应伴随着轻柔的语言提示来开展，还可以放一些舒缓的背景音乐。

(二)语言能力的培养

1. 重点

多与婴儿进行听说活动，鼓励他们学发单元音，调动其与人“对话”的兴趣。

2. 具体要求

(1)听说活动。婴儿的语言习得是从听开始的。1~2 个月的婴儿听觉能力已达到能辨析不同声调的程度，为此，当婴儿清醒时，家人尤其是父母应结合一日生活的护理与看养，给他们提供频繁的语音刺激，让他们通过辨析不同的音调来区别和认识父母，为建立良好的亲子依恋打好基础。相应的活动有：谁是爸爸妈妈、家人的声音真好听、听儿歌等。

(2)对话交流。1~2 个月的婴儿喜欢听大人的说话声，开始有与人交流的需要，乐意与看养者尤其是妈妈“对话”，为此，成人应抓住婴儿清醒的时间来与他们建立语言交流的概念，让他们从聆听大人说话开始，通过积极的逗引激发用声音交流的意识，促成他们积极地发单元音。相应的活动有：宝宝，你好！我会“咕咕哒”等。

(3)看图活动。1~2 个月的婴儿开始能够注视颜色鲜艳的单张大图片，在婴儿生活的环境中，选择一些画面明快的图片悬挂放置在合适的位置，能有效地刺激婴儿专注的对视，以促进他们视觉的发展和调动他们对周围环境的认知兴趣。相应的活动有：看爸爸、看妈妈、小动物你好等。

3. 注意事项

(1)开展对话活动时要与婴儿有眼神交流，让他们看着成人的眼和嘴。

（2）对婴儿发出的声音要有回应，还应模仿他们发出的声音，进行强化，以激发他们发声的积极性。

（3）开展阅读活动应选择色彩明快、大而清晰的婴儿熟悉的人脸或动物图片，并且将图片与他们的距离保持在 20 厘米之内。

（三）认知能力的培养

1. 重点

训练婴儿感知觉，激发他们对声音、色彩及周围环境的敏感性。

2. 具体要求

（1）视觉训练。1~2 个月的婴儿能感知色彩，对对比强烈的图样有反应，眼睛能立刻注意到面前的大玩具，并会追视玩具移动的轨迹，其视线还会随着所注意的人的走动而移动，并且开始将声音和形象联系起来，会试图找出声音的来源，相应的训练活动有：听声寻源找玩具、妈妈在哪等。

（2）听觉训练。1~2 个月阶段，婴儿听力训练应将重点放在辨别音的高低上，多提供生活中熟悉的声音，特别是成人说话的声调、让他们感受生活环境中发出声音有高低区别。相应的活动有：妈妈讲话真好听、胎教音乐复习、好听的声音、听听小夜曲、什么在响等。

（3）嗅、味觉训练。1~2 个月的婴儿对甜味有偏爱。此阶段的婴儿嗅、味觉的训练主要是结合食物的喂养来进行，通过有意识地给予不同味道的食物来刺激宝宝的味嗅觉。常用的方法有：吃果汁尝酸味、吃婴儿素尝苦味等。

（4）触觉训练。皮肤是人体最大的触觉器官，对 1~2 个月的婴儿来说抚触按摩是刺激触觉最好的途径，可结合给婴儿洗澡、洗脸等让宝宝感受水温的变化，在给宝宝喂奶的时候给头部和手脚的按摩等进行触觉训练，此外，还可专门进行手的触觉训练，通过抓握不同质地的玩具，来刺激婴儿的触觉发展。相应的活动有：挠一挠、抓一抓等。

（5）环境创设。可在婴儿睡床、门上挂颜色鲜艳明快的气球、吊玩具及播放轻音乐让婴儿听音乐等，培养他们的色彩感，激发他们对音乐的敏感性。相应的活动有：听音乐触摸皮肤、听音乐做操、与宝宝共舞、宝宝的小床乐趣多等。

3. 注意事项

（1）感知训练应调动婴儿的兴趣、注重形式的变化，避免让他们感到疲劳。

（2）感知训练应伴随听说活动进行。

（3）该月龄的婴儿艺术活动不宜独立进行，应伴随在婴儿的一日生活之中。通过环境的创设来实现艺术教养目标。

(四)生活能力的培养

1. 重点

建立条件反射，生活逐步形成规律。

2. 具体要求

(1)建立条件反射。经过新生儿的过渡，婴儿已逐渐适应被人呵护的生活，看养者也逐渐地了解宝宝的一些生活特性。1~2 个月阶段，成人应在了解婴儿生活特点的基础上有意识地调整他们的生物钟，尤其是对那些吃奶没有规律和睡眠昼夜颠倒的宝宝，通过定时喂奶、白天有规律而重复地洗护等刺激，让婴儿生理上建立起条件反射。

(2)逐步调整婴儿生物钟。规律性的生活不仅能有效地促进婴儿生长发育，为宝宝生活能力的建立打下基础，也使带养者在婴儿养护过程中省心省力。为此，成人要用极大的耐心通过精心的喂养和有意识的调整，使婴儿的生物钟实现与自然的环境同步调。

3. 注意事项

(1)有规律性的生活应从调整睡眠时间开始，白天成人多与宝宝交流，晚上尽量保持安静，让他们渐渐实现昼夜不同的睡眠模式。

(2)婴儿的洗护要定时，让宝宝逐渐产生生理性的条件反射。

(3)婴儿存在着个体差异，在生活规律的建立中应因人而异。

(五)情感与社会性培养

1. 培养要点

积极回应成人的逗引，能辨认妈妈，形成最初的母亲依恋感。

2. 具体要求

(1)认妈妈。1~2 个月婴儿已将妈妈的形象牢牢印刻在他的大脑中，只要他们听到妈妈的声音或看到妈妈脸他们就会情绪愉悦而安详。因而，此阶段妈妈应多与宝宝接触，通过拥抱、喂奶、抚触等身体的接触，让婴儿充分认识妈妈，享受与妈妈在一起的美好时光，促进最初级的母子依恋关系的顺利建立。相应的活动有：认识爸爸妈妈、捉迷藏、说说亲亲等。

(2)情感交流。1~2 月的婴儿有与人交流的需要，当成人逗引他们“对话”时，他们会有动嘴巴、伸舌头、微笑或摆动身体等情绪反应。为此，在婴儿清醒时，家人或看养者，应定时与婴儿交流，让他们建立用积极的回应来进行情感交流的意识，感受与人交流的愉悦。

(3)认识环境。婴儿的社会性发展应从认识周围的人和事开始，从认识妈妈起，不断地丰富到认识家人及熟人。当婴儿清醒时，家人应多逗引婴儿，并通过多在室内外的走动来拓展宝宝的生活范围，多接触不同的人给宝宝新鲜刺激，让他们保持愉悦的情绪。

3. 注意事项

(1)亲宝宝时动作应轻柔，切忌过重、过大，以免惊吓宝宝，便于婴儿形成安全感。

(2)环境布置尽可能做到色彩明快，用品摆放整洁有序。为婴儿建立良好的秩序感打好基础。

(3)在宝宝认识环境时伴随着语言讲解，如“宝宝来到客厅了”，“我们出来晒太阳了！”等。

资源链接

1. 拍嗝的正确方法

抱起婴儿，使婴儿的头部位于妈妈肩膀上，然后轻轻地拍打婴儿后背。

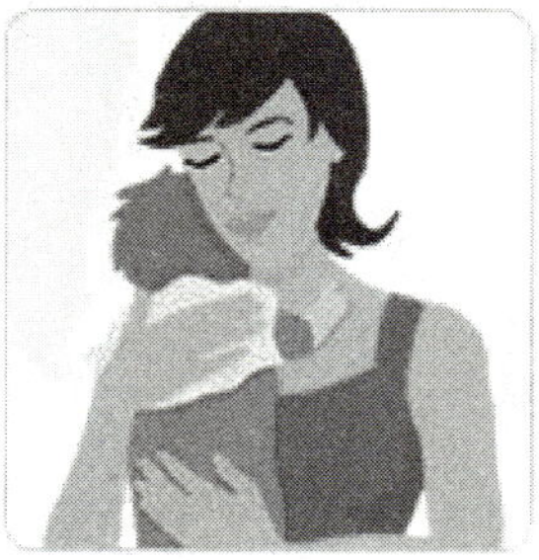

将婴儿放在膝盖上面，然后用双手分别支撑头部和后背，同时轻轻地拍打后背。

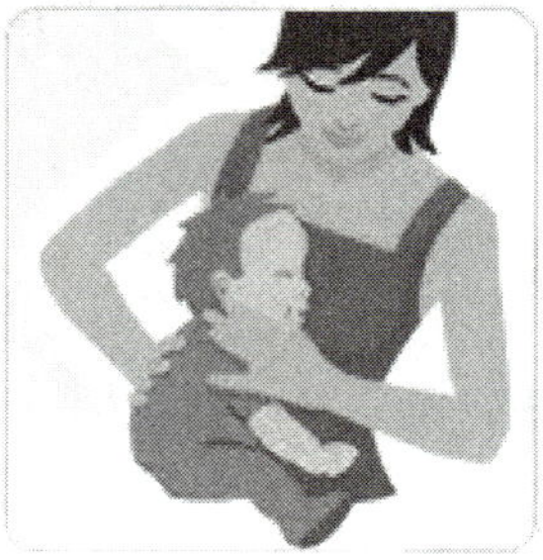

把婴儿放在妈妈的大腿上，然后轻轻拍打婴儿的后背。

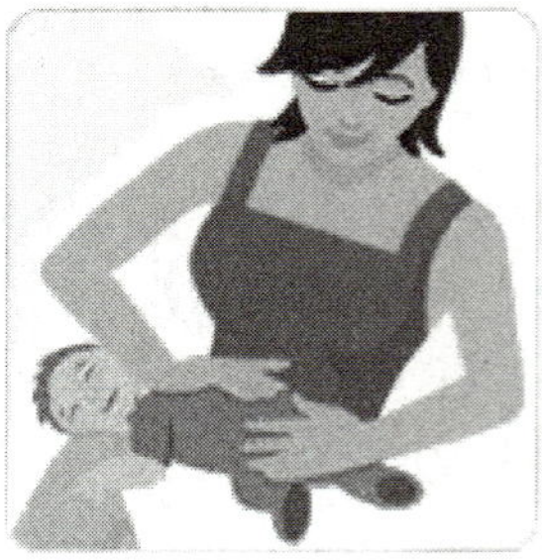

注意：手握空心拳，方向为从下往上

2. 适宜本月龄段宝宝被动操介绍

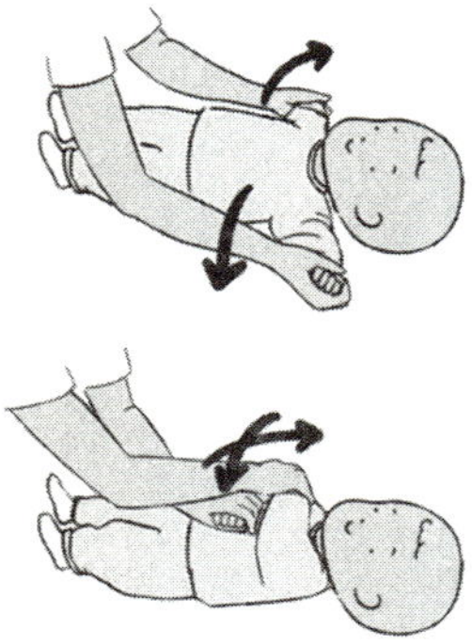

第一节　两手胸前交叉

预备姿势：婴儿仰卧，母亲双手握住婴儿的双手，把拇指放在婴儿手掌内，让婴儿握拳。

(1)两臂左右张开

(2)两臂胸前交叉

上肢动作，一共两个八拍：“1、2、3、4、5、6、7、8”；“2、2、3、4、5、6、7、8”。

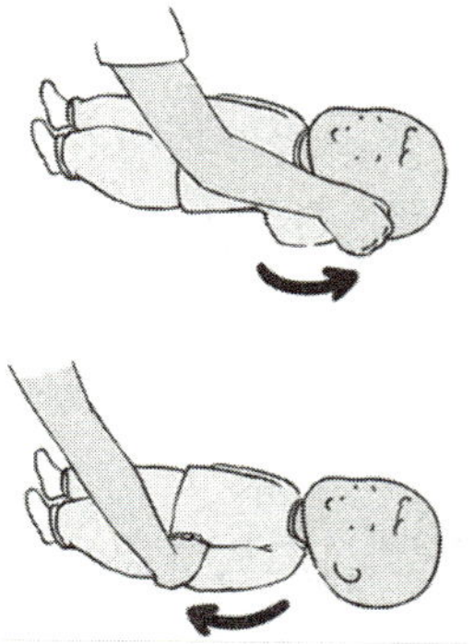

第二节　伸屈肘关节

预备姿势：婴儿仰卧，母亲双手握住婴儿的双手，把拇指放在婴儿手掌内，让婴儿握拳。

(1)向上弯曲左臂肘关节；

(2)还原。

(3)向上弯曲右臂肘关节；

(4)还原。

上肢动作，每个动作为一个节拍，左右交替轮换，一共两个八拍："1、2、3、4、5、6、7、8"；"2、2、3、4、5、6、7、8"。

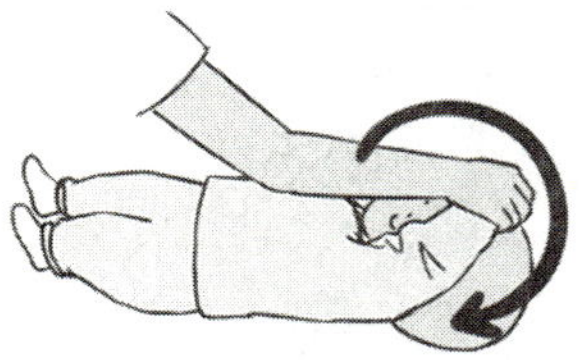

第三节　肩关节运动

预备姿势：婴儿仰卧，母亲双手握住婴儿的双手，把拇指放在婴儿手掌内，让婴儿握拳。

(1) 握住婴儿左手由内向外作圆形的旋转肩关节动作。

(2) 握住婴儿右手做与左手相同的动作。

上肢动作，每个动作为四个节拍，左右交替轮换，一共两个八拍："1、2、3、4、5、6、7、8"；"2、2、3、4、5、6、7、8"。

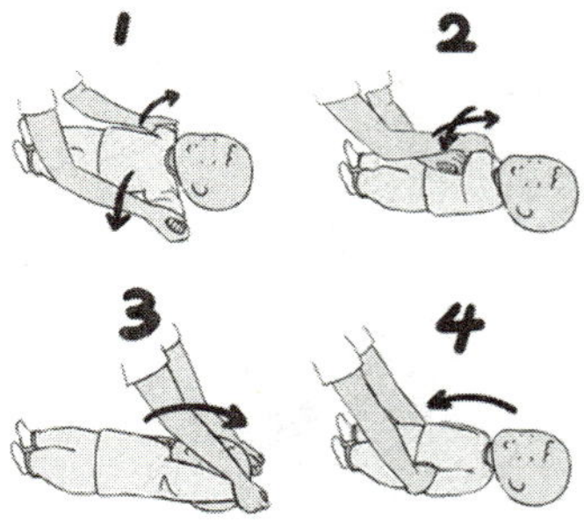

第四节　伸展上肢运动

预备姿势：婴儿仰卧，母亲双手握住婴儿的双手，把拇指放在婴儿手掌内，让婴儿握拳。

(1) 双手向外展平。

(2) 双手前平举，掌心相对，距离与肩同宽。

(3) 双手胸前交叉。

(4) 双手向上举过头，掌心向上，动作轻柔。

上肢运动，每一个动作为一拍，一共两个八拍："1、2、3、4、5、6、7、8"；"2、2、3、4、5、6、7、8"。

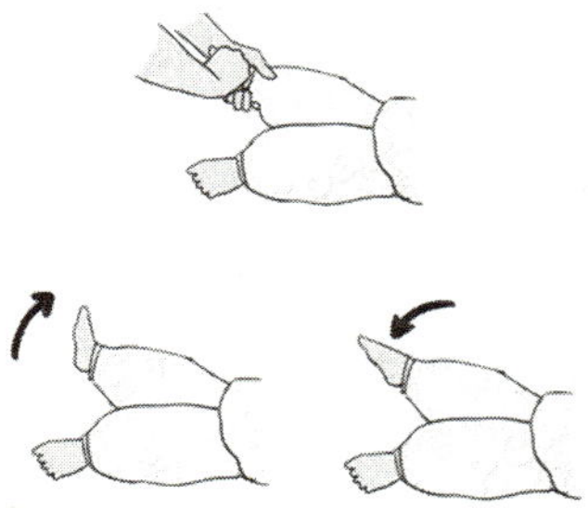

第五节　伸屈踝关节

预备姿势：婴儿仰卧，母亲左手握住脚踝，右手握住脚掌，把拇指放在婴儿脚背距离脚趾头处。

(1) 向上屈伸左侧踝关节。

(2) 向下还原。

下肢运动，每一个动作为一拍，左右脚各一个八拍："1、2、3、4、5、6、7、8"；"2、2、3、4、5、6、7、8"。

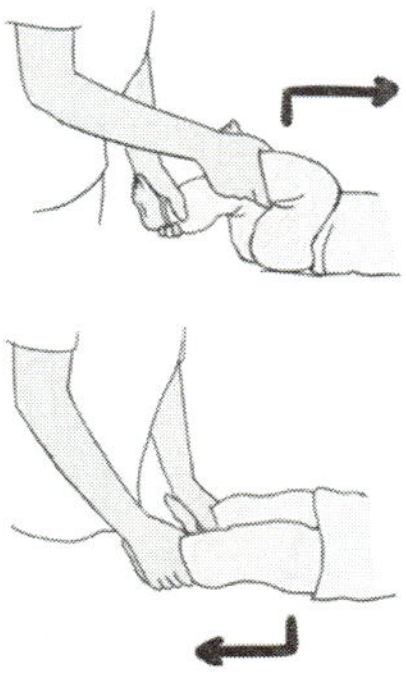

第六节 两腿轮流伸屈

预备姿势：婴儿仰卧，母亲双手握住婴儿两下腿，交替伸展膝关节，做踏车样动作。

（1）左腿屈缩到腹部。

（2）伸直。

（3）右腿同左。

下肢运动，每一个动作为一拍，左右脚交替，一共两个八拍："1、2、3、4、5、6、7、8"；"2、2、3、4、5、6、7、8"。

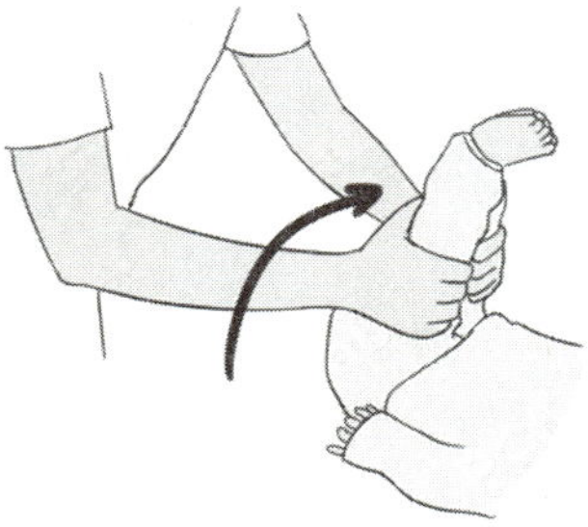

第七节 下肢升直上举

预备姿势：婴儿仰卧，两腿伸直平放，母亲两手掌心向下，握住婴儿两膝关节。

（1）将两肢伸直上举90°。

（2）慢慢还原。

下肢运动，每一个连贯动作为四拍，一共两个八拍："1、2、3、4、5、6、7、8"；"2、2、3、4、5、6、7、8"。

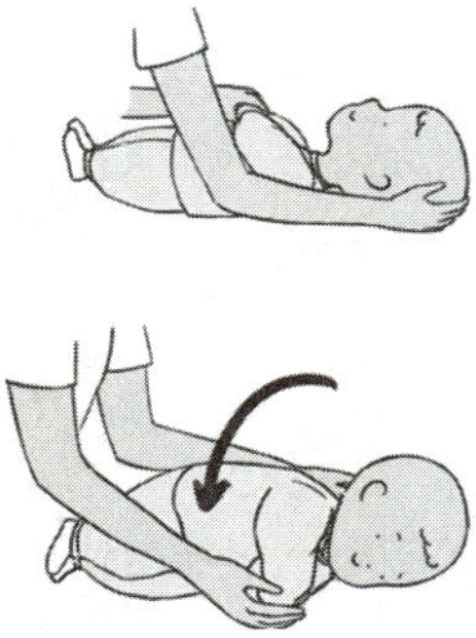

第八节 转体、翻身

预备姿势：婴儿仰卧，大人一手扶婴儿胸部，一手垫于婴儿背部。

（1）帮助从仰卧转体为侧卧。

（2）或从仰卧到俯卧再转为仰卧。

全身运动，每一个翻身动作为四拍，一共两个八拍："1、2、3、4、5、6、7、8"；"2、2、3、4、5、6、7、8"。

3. 如何进行婴儿游泳锻炼

婴儿游泳锻炼的好处：

婴幼儿游泳可谓好处多多，至少在以下8个方面对其身心发育有促进作用：

1. 更加聪明：游泳锻炼可以提高大脑的功能，促进大脑对外界环境的反应能力和智力发育。

2. 稳定情绪：游泳能模拟羊水环境，可以使婴儿身心得到抚慰，调整睡眠。

3. 强壮心脏：水的浮力作用及水波、水压力对皮肤的拍击，能对外周血管起到按摩作用，使婴儿的心脏得到更好的锻炼。

4. 提高肺活量：游泳时，水对胸廓的压力使得肺活量增加。经统计，游泳锻炼后幼儿的肺活量可提高 74%。

5. 增强免疫：游泳使婴儿对于外界温度变化的调节能力相应提高，血液中免疫球蛋白的指标较高，不易生病。

6. 长得更高：婴儿游泳时，能充分地接触阳水与空气，促进维生素 D 的吸收，有利于体格发育。

7. 体型匀称：游泳时，身体呈水平状态，有利于骨骼的灵活性和柔韧性，更好地促进骨骼的生长发育。

8. 帮助消化：为了补偿人在水中消耗的能量，消化系统会主动加强消化、吸收功能，来摄取大量的养分。

婴儿游泳的条件：

1. 温度：室温须确保 28℃ 以上，特别是 3 个月以内的婴儿；水温控制在 38℃ 左右，新生儿的体温调节中枢不完善，水温过高或过低均会对宝宝造成不利影响。

2. 时间：婴儿游泳的时间一般在 15 分钟左右，具体情况视宝宝的体质和月龄而定，以宝宝在水中游得快乐而又不疲劳为原则。

3. 环境：在婴儿游泳的整个过程中，周边的环境会对宝宝的大脑形成一个完整的刺激。在宝宝游泳的环境里，周边有色彩鲜艳的画面，优雅的背景音乐，上方有能发出悦耳声的风铃。

4. 操作：在宝宝游泳的过程中，操作者要和宝宝进行有效的沟通，给宝宝唱唱儿歌，鼓励宝宝在池中转圈，游泳结束后要赞美爱抚宝宝。

注意事项：

1. 婴儿游泳期间必须专人看护。

2. 婴儿游泳圈使用前要进行安全栓包括型号是否匹配、保险按扣是否牢固、游泳圈有无漏气。

3. 新生儿游泳前脐部须贴防水护脐贴。

4. 婴儿套好游泳圈检查下颌、下颏部是否垫托在预设位置，要逐渐且缓慢入水，注意泳圈的型号。泳毕新生儿要迅速擦干水迹，保温，取下游泳圈。

5. 游泳时间要避开刚吃完奶的时间，最好选择在吃奶后 1 小时进行游泳，1~2 次/天，一次 5~10 分钟即可。

思考与练习

1. 1~2 个月婴儿的主要发展特点有哪些?
2. 如何看待婴儿漾奶的问题，如何解决?
3. 如何帮婴儿养成良好的睡眠习惯?
4. 1~2 个月阶段婴儿运动能力培养要点是什么? 请列举此阶段运动培养的主要内容?
5. 婴儿被动操有何意义? 请演练宝宝被动操。

第三节　3~4 个月婴儿保育与教育

一、3~4 个月婴儿的发育与发展

案例开启

见人爱笑的宝贝！

满百天后的宝宝，进入了大动作发展的快速期，他们的背部和脊柱的力量能将自己上肢和头稳稳地支撑住，成人可以竖抱啦！扶着腋下让他们站立起来，他们的下肢开始起到一定的支撑作用。若让他们身体俯卧，他们会用双臂支撑上身将头抬至 90°的高度。还会由仰卧变为侧卧和俯卧并沿着一个方向来翻滚身体。能较长时间地抓握细柄类玩具，除了玩玩具，他们还会变着花样来玩自己的一双手，时而凝视，时而尝试着双手握在一起，时而将其放入口里津津有味地吃起手来；时而又用双手抱着自己的脚让眼睛看到……

伴随越来越有规律的生活，宝宝的情绪也好极了，见人爱笑，逗引就笑。只要见到成人友好的逗引，他们都会用甜甜的微笑回应，很会讨人喜欢！这时候记忆力开始快速发展起来，通过反复强化练习他们能记住生活中常见的物体名称。如：当成人说电灯、汽车等熟悉的物品时，他会用眼睛寻找；能分辨出爸妈的不同声音，特喜欢让爸妈扶着腋下在腿上蹦跳、悬空提起、左右摇摆……

（一）3~4 个月婴儿主要发展特点

（1）动作发展：

①大动作：俯卧抬头可达 90°地看周围物体，竖抱头稳定，拉坐时，头无后垂；扶站时，下肢能支撑自己部分体重；能沿着一个方向进行仰卧翻身。

②精细动作：手部基本松开了，能抓握细柄类的玩具，两手握一起，可注视自己的手。开始有意识地抓握身边的玩具，开始把玩具放入口中。

（2）语言发展：能主动发声多元音，对成人的话有反应并能大声地笑出声音。

（3）认知发展：视线能随物体上下左右移动，能找到声源，能区分音的高低，分辨出妈妈的脸和声音，开始记住物体的名称。

（4）生活能力发展：能用眼睛识别他的奶瓶，开始能用手抱奶瓶，能吃浓浆食品或婴儿米粉，生活开始形成规律性。

（5）情绪与社会性发展：见人就笑，在成人的逗引下能大笑，看到玩具和熟悉的人时情绪愉悦，能独自玩耍。

（二）该月龄的关键事件

（1）上班后的喂养：此时很多上班族母亲已经结束产假，将面临与宝宝的第一次分离。分离后的喂养成为亲子间需要跨越的第一道鸿沟。

（2）能仰卧翻身：能从仰卧位完成侧翻 90°偶尔翻身 180°。

（3）能主动抓握物品：能双手抓在一起。

（4）口唇敏感期：这时期宝宝开始表现出强烈的吸吮欲望，只要能抓到的物体都会放入口中，这是他们探索世界的一种方式，一般来说将持续到 1 岁，有些孩子甚至更长。正确对待婴儿口唇期，对其身心发展都是有益的。

（5）疫苗接种：口服第一次脊髓灰质炎糖、接种第一针百白破疫苗。

（三）生长发育指标

（1）体重：处于该月龄段的婴儿平均体重男孩为 7.56 千克，女孩为 7.01 千克。

（2）身长：处于该月龄段的婴儿平均身长男孩为 65.1 厘米，女孩为 63.8 厘米。

（3）头围：处于该月龄段的婴儿平均头围男孩为 42.1 厘米，女孩为 41.2 厘米。

（4）胸围：处于该月龄段的婴儿平均胸围男孩为 42.3 厘米，女孩为 41.3 厘米。

二、3~4 个月婴儿的保育

（一）营养与喂养

1. 重点

适应初次分离，克服哺育障碍。

2. 具体要求

（1）上班族妈妈的喂养方法。按照国家产假的规定产妇必须享受的假期为 98 天，酌情（晚婚、晚育、剖腹产、多胞胎）增加假期，所以很多职场妈妈在宝宝这个月龄段将面临着重回职场的问题，因此妈妈上班后的喂养就成为了首要的问题。如果是人工喂养的宝宝，只要做到将喝奶这个事件与妈妈分离，就会让宝宝习惯即使妈妈不在身边依然可以正常喝奶。所以在上班前半个月，就试着让宝宝习惯由妈妈上班后的主要抚养人用瓶喂，为了让宝宝更好地适应，这时妈妈最好暂时离开宝宝的视线范围。如果是母乳喂养的宝宝，则面临更多的问题，除了上述的将妈妈与喝奶分离之外，妈妈还需要做以下准备：

①适应奶瓶：许多母乳喂养的宝宝对奶瓶的接受程度都比较差，所以首先必须让宝宝学会用奶瓶喝奶。妈妈可在上班前半个月开始在每次正常喂奶后挤出部分奶水，倒入奶瓶内，让宝宝学会奶瓶喝奶。

②备奶常识：

A. 母乳储存。在 25℃左右的常温下，母乳储存时间为 4 小时，由于很多职场妈妈公司离家远，所以中午不能回家，那么挤出来的奶就需要放在冰箱里储存，然后晚上拿回去给宝宝吃。如果这个母乳是留到第二天吃的，那么最好买一个保温袋进行路途上的保存，当然即使是解冻了的母乳重新放入冰箱冷藏依然可以保质 24 小时。储存下来的母乳要用干净的容器盛装，如奶瓶或储奶袋，最好按照每次宝宝的需求量进行分装，并在分装容器上贴上标签写上日期，以便家人合理喂养并避免母乳过期。

B. 母乳的解冻。解冻母乳的方法主要有加热解冻（放在奶瓶或储奶袋内隔水加热，水温不要超过 60℃）、温水解冻（在流动的温水下解冻）和冷藏室解冻（可放在冷藏室内逐渐解冻，但解冻过的奶不可重新再放回冷冻室）三种方法。但是切忌不可用微波炉解冻或加温，否则会破坏母乳的营养成分。

（2）母乳喂养中的一些常见问题。

①厌奶：刚刚到了 3 个月，曾经那个嗜奶如命的小婴儿突然不愿意吃奶了，这就是我们通常讲的“厌奶期”。通常遇到这种情况，先要对宝宝的口腔进行检查，看看宝宝口中是否有溃疡，或许宝宝是有疾病，身体不舒服，排除病理性的原因。如果一切正常，那么就考虑应该是“生理性的厌奶”。所谓“生理性厌奶”并不是宝宝生理改变而厌奶了，而是随着月龄增大，宝宝的视觉、听觉逐步完善，对外界更加敏感，宝宝对外界越来越好奇，注意力越来越容易分散，吃奶时容易开小差，不像以前那样专心致志，因此吃奶量减少。要想克服，喂奶时尽量选择安静固定的环境，避免外界干扰。还有一些宝宝被过早添加了辅食，比如：果汁、钙水等，而对味道平淡的母乳失去了兴趣。首

先要确定孩子喜欢何种味道，再用这种味道作为引子，使孩子逐渐恢复对奶的喜好。比如在奶中兑上少许果汁等方法。为了避免这种原因而引起的厌奶，不可过早添加除奶和白开水之外的任何辅食，预防厌奶很重要。

②咬乳头：有些宝宝 4 个月就开始萌出乳牙，因此在宝宝萌出乳牙之前和萌出乳牙的过程中可能会因为出牙不适而咬妈妈乳头。而妈妈的乳头被宝宝吸吮得本来就很娇嫩了，被咬会让妈妈感到非常疼痛，疼痛后妈妈本能就会向后躲闪，而宝宝咬住不放，这样就会让妈妈更疼。每次当宝宝咬乳头的时候，妈妈可将整个乳房轻轻压向宝宝的鼻子，宝宝觉得呼吸有点困难的时候自然会松开乳头。切忌不可强行拔出，这样反而容易伤到妈妈，也不可对宝宝大声斥责甚至打骂，这样会容易增加宝宝的恐惧，从而出现“心理性的厌奶”。为了预防宝宝因出牙不适而咬乳头的现象，在宝宝刚出牙或长牙的过程中，妈妈在喂奶前可在手指上缠上湿纱布按摩宝宝的牙龈，缓解牙龈不适感后，即可避免或减少这种现象的发生。

（3）辅食添加不要急。许多家长为了让孩子尽早吃得更加“营养”，所以在 3~4 个月时就已经开始给孩子添加辅食。而过早添加辅食会给宝宝的消化系统和免疫系统带来负担，并会增加宝宝食物过敏和消化系统疾病的风险。越来越多的研究证实，满 6 个月开始添加辅食对宝宝近期和远期健康更加有利。从 2001 年开始，包括世界卫生组织（2001 年）、美国儿科学会（2005 年）、加拿大儿科学会（2005 年）和中国卫生部（2012 年）在内的全球几乎所有官方机构和组织都纷纷发出声明和指南，推荐满 6 月龄开始添加辅食。

（二）日常护理

1. 重点

健康吸吮益处多，合理护肤也重要。

2. 具体要求

（1）正确看待吸吮行为。

一般说来，婴儿期的宝宝如果有吃手的行为是非常正常的，目前认为，在宝宝恒牙萌出前（6 岁以前），只要没有影响到宝宝的健康和发育，吸吮手指是完全可以被接受的。因为吮吸对婴儿的发展有其独特的意义。

①吮吸是宝宝与生俱来的反射和需求：宝宝都有吸吮的要求，而且是与生俱来的，只是表现的形式不同而已，有些宝宝喜欢吸吮手指，有些宝宝喜欢吸吮衣服，也有些宝宝吸吮被子。吸吮手指、衣物、被子等与因饥饿吸吮母乳在本质上是不同的，宝宝即使吃饱，还是有吮吸的需求。

②吮吸手指是宝宝智能发展的飞跃：宝宝吮吸手指可以促进大脑皮层的生长，可以

在吮吸手指的过程中发展动作、认识身体、探索外部世界。吮吸手指，看似是很简单的行为，却包含了手眼协调、手指分化等一系列能力发展。在吃手的过程中，宝宝会慢慢意识到“手”是“我”身体的一部分，逐渐把自己的身体与外界区分开来。

③吮吸手指可以满足宝宝安全感：宝宝在困倦饥饿、寂寞无聊、焦虑不安、身体不适（如萌芽、疾病）的时候，会希望通过吸吮手指来获得安慰。一些研究认为，强行制止小宝宝吮吸手指可能会导致宝宝成年后发生过一系列的心理行为问题。

④吮吸手指是宝宝走向独立的标志：宝宝通过吮吸手指来安慰自己，让自己获得平静舒适，而不再死缠着大人放声大哭，实际上是向独立迈出的巨大一步。只是如果宝宝手指不干净，就有通过吮吸手指而吃进细菌与病毒的潜在威胁。

因此在保证干净的前提下，可以尽可能让婴儿吸吮，帮助他们通过吸吮获得对自身以及外部世界的良好认识，也为心理的健康发展打下基础。为了避免因吸吮手指而吃进细菌，可以为婴儿选择合适的安抚奶嘴。

（2）选择合适的护肤品。

宝宝皮肤护理的基本原则就是在保证宝宝皮肤完整的基础上，尽可能保护宝宝皮肤自身分泌的油脂，酌情使用安全的婴儿润肤露或润肤霜。无论选择什么品牌的护肤品，也不管给孩子使用哪一类护肤品，家长在使用之前都要注意一些问题：

①首先要确定宝宝皮肤的完整性。因为在皮肤破溃时使用护肤品，如果不能直接被血液接受，就可能出现血液对护肤品成分的对抗，因此皮肤不完整的时候，不能随便使用护肤品。

②要观察使用过这种护肤品后宝宝的局部皮肤有没有异常反应，比如红、肿、痒等，如果出现这种异常反应，应该立即停掉，并且接下来至少 3 个月不要再使用。

（3）防蚊。

一般家庭都是使用驱蚊液、花露水来驱蚊。然而很多家长对花露水和驱蚊液上的“农药”批准文号望而却步。然而家长不必为此恐慌，因为花露水中的成分（避蚊胺、驱蚊酯、埃卡瑞丁）天生就是“农药”，只要在合理剂量内使用就是安全有效的。在使用这些驱蚊产品的时候需要注意：

①必须在成人的帮助下使用避免宝宝自己使用驱蚊液。

②将驱蚊液涂抹在成人的手上，用手在宝宝的皮肤上薄薄地抹一层，能覆盖外露的皮肤就可以，千万不要过量使用。

③避开眼睛、耳朵、口腔等部位，避免涂抹在宝宝手上，防止经手入口。

④避免涂抹在伤口上，防止经破溃的皮肤被人体吸收。

⑤如果发生皮肤过敏应立即彻底清洗并停止使用。此外，洗澡，穿长袖、长裤，安装纱门、蚊帐等传统的驱蚊方法也值得一试。

（4）防痱。

预防痱子最有效的措施就是控制好室内温度，勤洗澡换衣，保持皮肤清洁干爽。如果宝宝已经长出痱子，并且不是很严重，赶紧降低室内温度，给宝宝洗澡换衣。

①洗浴要领：高温天气每天可以用温水洗澡2~3次，可以每次只用清水洗，也可以在水中适当加入十滴水。洗完后，只用给宝宝擦干身体，尽量不用爽身粉或者痱子粉。因为粉剂遇到汗液后，会贴在宝宝皮肤上，不但起不到干爽的作用，反而容易损伤皮肤，甚至加速出疹部位皮肤糜烂。

②衣着注意：尽量穿宽松的棉质衣服，不要为图凉快而光着身子。光着身子虽然透气，但皮肤也更容易受到外界刺激而长痱子。

③外用药物。控制好室内温度，勤洗澡换衣，保持皮肤清洁干燥，痱子一般不需要特别治疗处理。如果痱子很痒，局部可用炉甘石洗剂止痒。当然如果痱子因挠抓破溃而出现脓点糜烂，就必须及时就医。

（5）颈部护理。

包括新生儿在内的1岁以内的婴儿由于颈部相对较短，加上汗液或奶汁留存局部，颈部皮肤特别容易出现红疹、溃烂、蜕皮，甚至感染。给孩子局部使用痱子粉、润肤露、抗生素药膏会有一定的效果，但都不理想。保持颈部干燥、透气是非常快速有效的方法。保持颈部干燥的原则如下：

①尽可能多让孩子俯卧。让孩子经常趴着，抬头时颈部皮肤皱褶可以分开，保持颈部透气。

②清洗颈部后，可用吹风机弱档热风将局部吹干，再用干、软的纱布置于颈部，2~3小时更换一次。

③不建议使用爽身粉，以免孩子将其吸入呼吸道。

④任何药物效果都有限。

（三）疾病与意外事故防护

1. 重点

大便异常、婴儿肠绞痛、婴儿坠床、早期视功能不足。

2. 具体事项

（1）大便异常。婴幼儿肠道发育尚未成熟，喂养方式与食物种类也经常变化，因此，大便情况的改变通常可能是消化系统问题的预警信号。宝宝身体不适，通常会从大便上反映出来。因此，我们可以从大便气味、颜色和性状上来分析宝宝的健康状况。

表 3-1 正常大便情况一览表

新生儿的大便	新生儿一般在出生后 12 小时内开始排出墨绿色的（有黑色的）、粘稠的、无臭味的胎便。早产儿由于胎便形成较少，肠蠕动乏力，通常胎便排出延迟，若排出延迟超过 24 小时，须排除消化道畸形。胎便可在 3~4 天内排完，此后，大便颜色逐渐呈黄色
母乳喂养宝宝的大便	母乳喂养宝宝的大便呈软膏状，大多是金黄色或黄色，偶尔呈淡绿色，可见到奶瓣，无明显气味或略有酸味。母乳具有轻泻作用，所以 1 天 10 次大便不算异常，母乳容易消化吸收，所以 10 天 1 次大便也很正常
配方奶粉喂养宝宝的大便	奶粉喂养宝宝的大便呈泥状，大多为淡黄色或黄色，偶尔呈淡绿色，可见奶瓣，无明显气味或略有臭味。奶粉喂养宝宝比母乳喂养宝宝的大便次数一般要少，通常 1 天 1~4 次
混合喂养宝宝的大便	大便性状、颜色、次数都介于母乳喂养宝宝和奶粉喂养宝宝之间
辅食添加后宝宝的大便	辅食添加后宝宝的大便逐渐成形，大多为黄色或褐色，也可呈现出吃入某种食物的颜色，可见到未消化的食物颗粒，有（氨）臭味。辅食添加后宝宝的大便次数并不一定，1 天 1 次或 1 天 3~4 次
正常用餐后宝宝的大便	正常用餐后宝宝的大便基本成形，大多为深黄色或褐色，偶尔可见到未消化的食物颗粒，（氨）臭味较之前加重。正常吃饭后宝宝的大便次数可能较之前会减少，排便逐渐规律

摘自《虾米妈妈育儿正典》

大便异常情况：

①大便带血：如果有血丝附在大便表面，常常是由于肛裂所致。如果大便中混有少量的血丝，没有发热或伴随低热，可能伴随皮肤和呼吸道过敏症状，首先考虑食物过敏引起的。如果稀水样便混有少量的血丝，可伴随发热，大便常规检查结果偶见红、白细胞，考虑病毒感染。恶臭的脓血便，大便常规检查结果中白细胞高于 15~20 个/HP（高倍视野），同时伴有红细胞，有伴随发热，可能为细菌感染性肠炎。如果泡沫样或稀水样便混有少量的血丝，没有发热或伴随低热，伴有腹胀、腹痛、排气等症状，且腹泻已超过 1 周以上，考虑可能为继发性乳糖酶缺乏。如果大便中带血丝，伴严重的哭闹，甚至呕吐，但没有发热，需要考虑肠套叠。

②大便有粘液：如果正好有呼吸道疾病，可能是进入消化道的痰液，如果正好是辅食添加阶段，也可能是蔬果类食物摄入太多，若粘液伴有脓血，提示可能有细菌感染。

③有泡沫：常提示为食物中的淀粉或糖分过多。如果宝宝长时间哭闹，吞咽下大量

空气，大便中也会混有泡沫。当发生一些感染性疾病时，也会出现泡沫样大便。

（2）婴儿肠绞痛。婴儿肠绞痛是一种神秘的、非常常见的生长发育中的问题，至今没有发现确切的发病原因，而对于父母来说，宝宝肠绞痛是令人焦虑的，特别是当肠绞痛的原因和治疗方法不明确的时候。

虽然还没有研究者对引起婴儿肠绞痛的原因作出明确且肯定的回答，但大致可能出自下面几个原因：

①控制肠壁蠕动的神经发育不成熟：3~4 个月以内的小宝宝，肠壁的神经发育不成熟，容易造成肠道蠕动不规则，部分肠道蠕动较快，部分蠕动较慢，纠结一起而导致痉挛疼痛。

②腹部胀气：宝宝消化道里用于分解食物的消化酶或消化液还很少，消化母乳或者配方奶里的蛋白质时，可能会造成肚子胀气疼痛。宝宝在哭闹过程中也会吞下过多空气，这也能造成胀气。

缓解的办法：当宝宝因肠绞痛发作而哭闹不安时，可将宝宝抱直，或让其俯卧在热水袋上，以缓解疼痛的症状。在肚子上涂抹薄荷等挥发物可促进肠子排气，或给予通便灌肠，有时也会有效。若是仍无法改善，或连续几个晚上都会发作，就必须找医生做详细检查。

预防方面：可以改善喂食技巧，每次喂奶后要注意轻拍排气，并给予新生儿稳定的情绪环境，这些都可以减少发作的频率。若尝试了各种方法均无效的话，可以改喂低过敏的新生儿奶粉，有时也可以得到良好的效果。此外在诊断新生儿肠绞痛前，必须先排除肠胃道其他病态性的疾病，如胃食道逆流、幽门阻塞、先天性巨结肠症等。如果确定没有任何病理性因素存在，那么家长们就需耐心对待自己的小宝宝，度过三个月的“阵痛期”。

（3）婴儿坠床。一般来说，3~4 个月刚会翻身的宝宝最容易坠床。宝宝坠床是家长们非常担心的安全问题之一，但又时有发生。当发生宝宝坠床后，家长不要马上将孩子抱起，应该静观 10~20 秒。

①观察孩子有没有活动性出血。如果有，立刻通过按压给宝宝止血。不立刻抱起的主要原因是避免因动作幅度过大，而将一些隐匿的损伤变大，比如脊柱裂缝损伤就可能在抱起的过程中造成横断伤。

②观察宝宝有没有肢体等运动障碍，如某侧肢体不动或运动减少，并且在安抚好宝宝的情绪后尽量鼓励宝宝自己运动。

③观察宝宝幼儿有没有神经系统的异常，如嗜睡、尖叫等，如上述情况都没有就关注宝宝着地部位有没有出现血肿，如果有，用冷毛巾进行冷敷，以减少出血量。如果宝宝没有明显问题，家长仍需仔细观察宝宝的后续表现——睡眠、进食、玩耍等规律是否

有改变，对创伤后特别爱睡的宝宝，家长更应注意。而头部或其他部位的红肿和瘀斑并不可怕，可怕的是内伤。

许多宝宝坠床事件的发生都与家长的预防不当有关，因此，为了防止宝宝坠床：

①当大人暂时离开宝宝时，应升高小床的护栏，或者将宝宝放在地垫上。

②如果宝宝独自在小床睡觉，一定将护栏完全抬高。

③如果宝宝在大床上睡觉，周围一定有物品很好地保护。

（4）早期视力功能不足。

①视功能不足的原因：早期视功能不足常见于母亲于妊娠早期患风疹或宝宝出生时曾长久窒息，需用大量氧气治疗。这些宝宝的眼内晶体不透明，又称为先天性白内障。他们可以睁大眼睛，但是不能追视。要及时到眼科检查，发现晶体有病变可以通过手术治疗。如果持久未发现，超过 6 个月再做手术，宝宝就不可能再有视力。因为太久没有光线的刺激，视觉细胞会因长久不用而萎缩，所以早期发现很重要。视力功能不足原则上治疗越早越好，只要注意早期诊治，大部分病儿的视力可获增加甚至恢复正常。

②视力功能不足检测：

A. 红色绒线球法：用一个大红色的绒线球，在前方距离宝宝 20 厘米处移动，正常情况下能引起宝宝的注视。此法适宜于出生 1 个月内的新生儿。

B. 眨眼反射法：医学上称为瞬目反应。在孩子出生 2 个月后，将一个物体突然移近其眼部时，会引起孩子眨眼。

C. 追随运动法：出生后 2 个月的婴儿不仅能注视眼前较大的物体，还能在小范围内追随目标转动眼球。3 个月时可随意注视或追随玩具，头也随之转动。5 个月时，能分辨人的面貌，对喜欢的颜色表示欢悦。如果孩子不能稳定地注视目标，或表现出无目的地寻找，或眼球有节奏地摆动，表明视力有问题。

D. 遮盖试验法：交替遮盖两眼，观察小儿的动作。弱视患儿当被遮盖视力差的那只眼时，可能不会在意；而遮盖视力正常的一只眼时，多会用手推开遮盖物，或因看不清楚而烦躁哭闹。

当然，上述试验仅供看养者初步检测，若发现问题须及时到医院眼科做视力检查。

三、3~4 个月婴儿的教育

（一）运动能力培养

1. 重点

进行抬头、翻身、四肢活动的练习，逐渐让婴儿感知身体的运动。激发婴儿有意识地抓握物体的兴趣，锻炼手部运动能力及手眼协调性。

2. 具体要求

（1）90°抬头练习。在前期抬头动作练习的基础上，继续通过带声响的玩具逗引来训练婴儿 90°抬头动作。具体方法为让婴儿趴在柔软的地垫或床上，在其前方摇晃小铃铛等带声响的玩具，引起婴儿看的兴趣，通过慢慢提高玩具的高度来鼓励婴儿抬头和抬肩膀，每天反复训练，直至婴儿能将头抬高 90°，以此来训练婴儿手臂和脊柱的力量。相应的活动有：抬高头部亲妈妈、趴在摇床里看世界等。

（2）翻身练习。翻身是婴儿学习的第二个大动作，也是 3~4 个月的婴儿大动作发展的一个重要标志。婴儿翻身动作是沿着一个方向由仰卧到侧卧再到俯卧有顺序性地进行的。婴儿最初的翻身方向选择有左或右的差异性，看养者在训练婴儿翻身练习时应遵循这个顺序规律和个体差异。通过玩具、图画等逗引逐步有序地训练婴儿由被动到主动地进行翻身动作练习。相应的活动有：翻身找妈妈、床上的玩具去哪儿啦、毛巾被上翻身乐等。

（3）四肢运动。3~4 个月的婴儿四肢运动处于由无意识到有意识过渡的阶段。成人应通过引导宝宝做被动操，进行辅助性的蹬腿、踢脚、抬举、挥臂、伸展等动作，让婴儿逐渐感受身体运动，发展四肢力量和运动的有意性。相应的活动有：小手小腿来做操、蹬蹬踢踢、抱着蹦蹦跳跳、跟着音乐来挥手等。

（4）五指抓握练习。3~4 个月婴儿手指抓握力量和持久性都比前期有明显的提高，已出现有意识抓握的萌芽，当身边有吸引他们的玩具时，他们会不由自主地伸手触碰。本阶段婴儿精细动作的训练应将刺激婴儿有意识地抓握物体和两手的协作配合作为重点，通过提供新颖的玩具来逗引婴儿进行有意识地抓握练习。如，在婴儿手边投放一些适宜抓握的玩具，让他们的手被玩具触碰，刺激婴儿伸手去抓握，逐渐提高他们抓握的准确性。此外，还应辅助婴儿双手进行配合活动，以此来刺激婴儿双手配合协作能力的发展。相应的活动有：小手够玩具、听着音乐来拍手等。

3. 注意事项

（1）抬头、翻身及四肢活动的大动作练习每天都应进行，视婴儿身体活动状况来选择练习次数和强度，每一次时间不要超过 2 分钟，通过婴儿运动后的愉悦感来判断每次运动的适宜度。

（2）此时期的宝宝被动操可增加翻身和坐立动作的练习，视婴儿活动状况来逐渐增加节数，准备做操前应给婴儿少穿点衣服，运动后应及时添加。

（3）抓握练习时应注意物品的卫生与安全，预防宝宝随意将抓握的物品放入口中吞咽。

（4）在宝宝进行运动时，逗引者应伴随积极的语言提示，并注意关注婴儿在活动过程中的情绪反应，并及时给予帮助，每一次练习后都应以安抚和拥抱来鼓励婴儿。

（二）语言能力的培养

1. 重点

鼓励咿呀发声、培养语言交流的习惯，体验交流乐趣。

2. 具体要求

（1）听说活动。在前期语言刺激的基础上，随着生理条件反射的建立，3~4个月的婴儿对成人的语言有了一定的理解能力，开始理解常用词的含义，如：吃奶、洗澡、抱抱等。为此，本阶段婴儿的听说活动目标是结合具体生活场景，有意识地进行常用词的听说强化，通过多次反复的刺激，让他们建立起词语与生活的联系，逐渐理解一些常用词如喝水、尿尿、睡觉、穿衣等，并不断地丰富拓展。相应的活动有：婴儿一日生活的活动内容介绍——“我在洗澡咯”、抱抱亲亲等。

（2）对话活动。3~4个月婴儿除了能发多种元音外，还能高声叫、低声哼地发出一些带元音的音节来。为此，此阶段看养者应注意挖掘婴儿这种语言潜能，通过每一次的“对话”来逗引婴儿积极地发声、发音，用积极回应的方式鼓励和强化他们不断地发出更多声音，体验发音带来的乐趣，初步建立用语音来与成人进行回应对话的习惯，逐步将婴儿发音的无意识性变为有意识性。相应的活动有：我会咿呀呀、开心我就啊呜说等。

（3）听儿歌。3~4个月的婴儿，处于语音辨识度发展的敏感度，开始对成人念诵儿歌感兴趣了。为此，看养者可在宝宝情绪安静时，选择经典而短小的儿歌、童谣有意识地念诵给宝宝听。通过加重最后押韵字的念诵语气、重复而有节奏的诵读来吸引宝宝的注视，借助儿歌丰富的语调来刺激和促进婴儿语音辨识度的能力的发展。相应的儿歌有：一切朗朗上口的三字童谣，如《小黄鸭》等。

3. 注意事项

（1）听说活动时，应注意婴儿情绪反应，当出现新词语时，应注意近距离地与婴儿眼睛对视，以加深他对词的印象。每周新添词汇2个左右，并应进行连续重复性地巩固复习。

（2）对话活动中要与婴儿近距离地对视，让婴儿能清楚地看到成人说话时嘴巴的活动，一旦婴儿眼神游离了就应停止对话，以便婴儿养成对话中的专注回应的习惯。

（3）当婴儿能主动发音时，成人应用更为清晰的发音进行积极地回应，并适时给予拥抱或亲吻，让其体验用语言交流的乐趣。

（三）认知能力的培养

1. 重点

注重婴儿视线转移、寻找目标和声源能力培养；刺激各种感觉器官来感知周围熟悉的事物，促进婴儿手、眼、脑的协调发展。

2. 具体要求

（1）追视物体移动。追视物体和视线转移能力能促使婴儿自主地进行眼球聚焦和视焦距的调节。3~4 个月婴儿处于该能力发展的关键期，在婴儿 3 个月后，看养者应将追视物体视为视觉训练的重点内容。通过宝宝感兴趣的玩具、物品和熟悉的人由近及远的位置移动，来训练婴儿调节眼球灵活转动和视焦距，促成眼球调节机能的发展。相应的活动有：玩具在哪里、找妈妈、追着图片看等。

（2）寻找目标和声源。3~4 个月的婴儿已具备了方位听觉能力，从第 4 个月开始，看养者应将视听结合起来进行训练，通过抓住或制造一些声音（如站在宝宝一侧，摇动带声响的玩具）引导婴儿转头寻找前后左右不同方位、不同距离的发声源，以刺激小儿方位听觉能力的发展。促进婴儿动作、感觉和脑的协调发展。相应的活动有：好听的声音从哪里来、汽车嘀嘀嘀、妈妈的声音在哪儿等。

（3）呼叫宝宝乳名。当婴儿满百天后，家人或看养者应统一呼叫宝宝的乳名。通过不断的重复让婴儿熟悉自己的名字并最终记住，在聆听家人不同声调的呼叫中感知和辨别不同的音调，促进婴儿各种感官协同活动，并将身边熟悉的人形象、声音、体味联系起来，综合认识与识别形成完整的印象。相应的活动有：家人的轮流拥抱与逗引、爸爸和妈妈等。

（4）认识熟悉的人和物。随着眼球机能的发展，3~4 个月的婴儿已能注视感兴趣的物体，大脑已具备储存信息的功能。对重复出现的人和事开始出现最初记忆。为此，本月龄段认知培养应结合感官训练来同步进行，让婴儿学着认识周围环境中熟悉的人和事，如奶瓶、宝宝的床和家人等，通过具体的实物感知、命名在感知的过程中反复训练，最终实现当大人说出名称，婴儿就有肢体反应的完全意义的认识。相应的活动有：爸爸和妈妈、妈妈和奶奶、摇铃摇摇摇、宝宝的奶瓶等。

（5）触觉训练。触觉是婴儿最大的感觉器官，除了上述介绍的结合认知活动实施的触觉训练外，此阶段还可以进行专门的触觉训练，提供具体实物让婴儿用皮肤、手和脚（光脚）直接触碰，来激发婴儿触觉的灵敏性。相应的活动有：挠一挠、摸摸不一样的感觉等。

3. 注意事项

（1）3~4 个月婴儿视物距离为 50~60cm，此阶段的追视物体不能超过这个距离。

（2）此阶段进行认知训练时，应不求速度，也不应过于强化训练，待婴儿完全识记一件后，再启动认识第二件、第三件……

（3）专门触觉训练应注意尽可能让婴儿皮肤、手和脚来感知，注意防止婴儿着凉感冒，应选择合适的时间，最好是洗澡后或夏季，可播放相应的背景音乐来进行。

（4）每一次的认知能力训练都应让婴儿保持良好的情绪，注意关注婴儿的情绪变化，若宝宝哭闹要立刻停止活动，每次训练的时间控制在 1 分钟左右，训练后应给予拥抱和安抚，并尽可能让婴儿产生愉悦的情绪。

（四）生活能力的培养

1. 重点

通过喂食、把尿等生活养护，来培养婴儿最初的生活能力。

2. 具体要求

（1）让婴儿拿奶瓶喝水。进入 4 个月后的婴儿，随着双手协同配合能力的发展，可以抱住一定的物体。为此，看养者应抓住婴儿喝水的机会，有意识地辅助婴儿双手抱住奶瓶，最终实现婴儿能自己独立抱奶瓶喝水，在让婴儿学会自理喝水的同时，激发他们产生喝水的意识和兴趣。

（2）减少白天睡眠的次数。良好的生活习惯培养应从调节婴儿睡眠习惯开始。3~4 个月阶段可将小儿白天的睡眠时间逐渐减少一次，即白天睡眠 3~4 次，每次 1.5~2 小时，夜间如小儿不醒，尽量不要惊动他。如果小儿醒了，尿布湿了可更换尿布，或给他把尿，孩子若需要吮奶、喝水可喂他，但尽量不要和他说话，不要逗引他，让他尽快转入睡眠。要注意孩子睡觉的姿势，经常让小儿更换头位，以防小儿把头睡偏。

（3）鼓励婴儿“吃手”。3~4 个月婴儿进入了口唇敏感期（前面已介绍过），当他们吃饱、清醒时，常会津津有味地吃起自己的小手来，对婴儿来说，这是一个了不起的进步，表明他们开始有独自玩耍的要求并施展着自己的能力进行独自的玩耍，看养者应鼓励婴儿的这种行为，当他们“专注地吃手”时不给予打扰。结合日常保育做好安全卫生防疫即可。

3. 注意事项

（1）喝水奶瓶应大小适宜，最好和吃奶的奶瓶有区别，便于宝宝抱拿和识别。

（2）此阶段婴儿白天睡觉时，应杜绝看养者抱着婴儿入睡的现象。

（3）此阶段婴儿吃手时，应注意保持婴儿手部的卫生，杜绝病从口入。

（五）情感与社会性培养

1. 重点

创造与人接触的机会，多进行肌肤接触，促成婴儿积极情绪的产生。

2. 具体要求

（1）抚摸与拥抱。3~4 个月的婴儿有和成人交流的心理需要，看养者尤其是父母应每天给婴儿这种交流的机会，除了用眼的对视交流谈话，更多的是给予宝宝身体的抚摸、肌肤的亲吻和拥抱，让婴儿逐渐产生对父母的依恋情绪、形成安定的情绪，为此，主要看养者在婴儿清醒时，应注意多抱抱婴儿，可借助舒缓的古典音乐来进行，让他们感受到被拥抱的温暖。相应的活动有：抚摸宝宝、抱着宝宝来哼唱、与宝宝一起来跳舞等。

（2）让大家多抱抱。3~4 个月婴儿特爱笑，见人就笑是这个时期宝宝的共性。为此，看养者应抓住这个时机来拓展宝宝的生活范围，多给婴儿提供与人交流的机会，鼓励宝宝让更多的人拥抱，也引逗宝宝用微笑来回应被拥抱的人，让他感受被不同人拥抱的愉悦，促进婴儿积极情绪的产生，为顺利渡过认生期打好基础。

（3）照镜子。3~4 个月阶段，看养者可适当地让婴儿照一照镜子，引导婴儿与镜子中的小人"碰手""碰头"，让他们逐渐地认识镜子中的小人的模样。相应的活动有：一起照镜子、与镜中的小人碰碰手等。

3. 注意事项

（1）此阶段拥抱婴儿时，可适当进行托举、摇晃、旋转等动作，以促进婴儿的前庭平衡的发展。

（2）逐渐拓展拥抱人，当婴儿被拥抱出现不愉悦的情绪时，不可强行实施。

（3）让婴儿照镜子时，要逐渐引出，切不可太唐突，以免惊吓婴儿。

资源链接

1. 正确使用安抚奶嘴

这个月龄段的宝宝进入了口唇敏感期，也学会了吮吸手指头，安抚奶嘴的作用就是代替手指，让宝宝在吮吸的过程中获得情绪的安慰。然而有很多家长担心，宝宝使用安抚奶嘴会影响牙齿发育，然而与吮吸手指头相比，安抚奶嘴要安全得多，因为安抚奶嘴是由盲端奶头和扁片组成，盲端奶头可以防止宝宝吞咽较多的空气，而扁片可以通过反作用力的方式缓解宝宝吸吮造成对牙齿和牙龈的影响。在使用的过程中要注意以下的一些问题：

①安抚奶嘴在帮助宝宝顺利入睡后要轻轻取走，不要让宝宝一整晚都含着它。

②注意安抚奶嘴的卫生，每天清洁并消毒，当它掉在地上或碰到脏物时，立即清洗干净，以免将细菌带入宝宝嘴里。

③安抚奶嘴要每 3 个月更换一次，但是不要经常更换不同形状的安抚奶嘴。

④宝宝 1 岁以后尽量不要再使用安抚奶嘴，家长可以为宝宝选择其他的安慰物。

2. 适宜 3~4 个月婴儿玩具及方法介绍

玩具选择：

（1）塑料玩具，如带铃的环，有声响的小动物等。

（2）吊挂玩具 4~5 个，用松紧带吊挂在横杆或绳上。（每次放两个，隔几天可轮流更换。）

玩教方法：

（1）将玩具悬挂于离婴儿眼睛 70cm 左右处，让婴儿仰卧观看，或竖抱时转头观看，让婴儿每日俯卧 2~3 次，同时用玩具引诱他抬头观看，逗引婴儿发出笑声。

（2）将吊挂的玩具放入婴儿手中，让他去抓握，或用手去打击和够取。

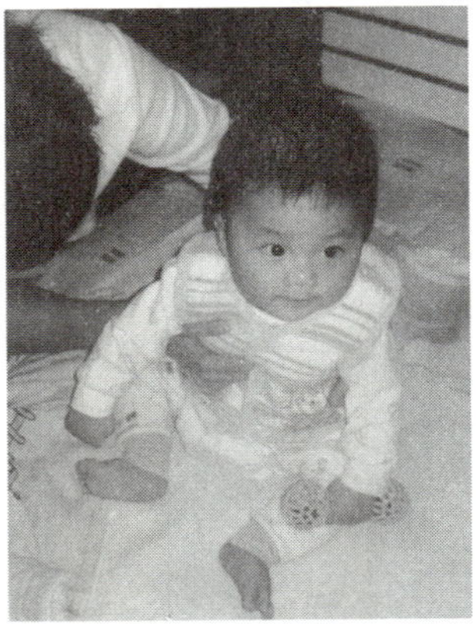

图 3-4　我把小铃握住了

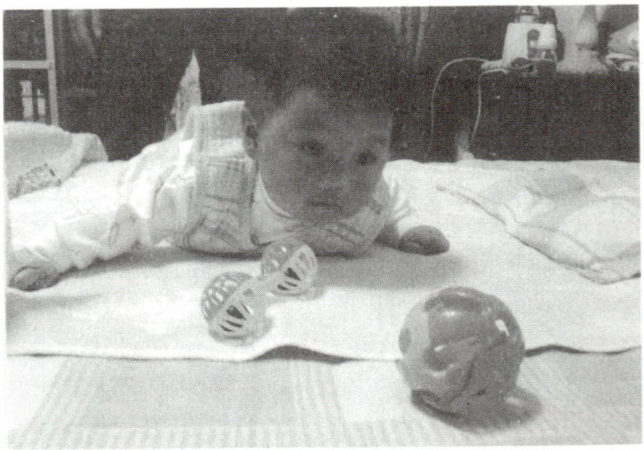

图 3-5　玩具颜色真漂亮

思考与练习

1. 了解 3~4 个月婴儿的关键事件。
2. 请给上班族妈妈母乳喂养提供有效建议。
3. 婴儿坠床的预防与护理。
4. 3~4 个月婴儿动作培养要点是什么？此阶段宝宝被动操应注意什么？请创编一套婴儿被动操。
5. 演练训练婴儿翻身的步骤与方法。

第四节　5~6 个月婴儿保育与教育

一、5~6 个月婴儿的发育与发展

案例开启

开始主动寻找妈妈了！

5~6 个月的宝宝，身体能从俯卧到侧卧，从侧卧到仰卧自如地翻身啦！如果将宝宝仰卧，他会抬起头，高举双脚，并用手去抓双脚；如果将宝宝俯卧，他会以腹部为支点，灵活运用双手；如果递给宝宝玩具，宝宝会用双手或单手分别抓取，如果是可敲打的玩具，他们会敲打出声音；如果发现好玩的东西，会主动伸手去抓，甚至还有可能放入口中“品尝”或者“咀嚼”。

此阶段的宝宝无论笑和哭，都会伴随着发出多种元音来，当人们呼叫他的乳名，他会转头回应，如果看不见妈妈，他们会环顾四周做出寻找的动作来，还有可能伴随着哭声；如果找到了妈妈，不仅以笑回应，还探出身体来要妈妈拥抱。开始喜欢玩躲猫猫、捉迷藏类的游戏，能主动用双手扯下躲猫猫地盖头布，反复的游戏会使宝宝手脚忙个不停，但他们却不厌其烦地盖上与扯下，并且每一次玩都会让他们开心地大笑。

（一）5~6 个月婴儿主要发展特点

（1）动作发展：

①大动作。俯卧时手掌能支撑抬头和胸腹部，熟练地从仰卧位翻身到侧卧位或俯卧位，以腹部为中心旋转移动身体。扶站时，下肢能支撑自己的体重做蹬跳动作，靠着能坐一会儿。

②精细动作。能主动地伸手抓取物体，能两手各握一玩具，能全掌抓取小物件，并将物体放入口中。到 6 个月时能根据物体的大小来张开抓握的手。

（2）语言能力：能听懂成人的话，叫名字转头，会模仿大人发音，开始呀呀学语。

哭的时候会发出“mum-mum”的声音。

（3）认知能力：对周围的刺激表现出比前 4 个月更加敏感的反应。拿住玩具时，注视并玩弄，会寻找失落的东西，会玩躲猫猫游戏了。

（4）生活能力：颈部能自如地转动，双手能叉腰玩耍。能将物体从身边的一侧挥舞到另一侧，能听使唤把尿，开始睡枕头（4 个月后的宝宝颈部脊柱开始向前弯曲，出现第一个脊柱生理弯曲），生活规律基本形成，吃奶时能有意识地扶奶瓶，开始听从成人把尿等训练。

（5）情绪与社会性：喜欢照镜子，听到自己的名字会注意和笑，玩具被拿走时会不高兴，能认人，出现了怕生的端倪。知道要人抱，伸手拍打镜中人。

（二）该月龄的关键事件

（1）辅食添加：开始添加辅食。

（2）出牙：很多婴儿在此月龄开始萌出第一对乳牙，即下面两颗门牙。然而出牙的快慢有个体差异，早到 3 个月，晚到 1 周岁，出牙的快慢是由婴儿的体质决定的，也具有很大的遗传性，与维生素 D 的缺乏无关，因此出牙晚的家长无须担心。

（3）开始使用枕头：出现第一个脊柱生理弯曲，开始睡枕头。

（4）疫苗接种：接种第一针 A 群流脑疫苗。

（三）生长发育的指标

（1）体重：处于该月龄段的婴儿平均体重男孩为 8.02 千克，女孩为 7.53 千克。

（2）身长：处于该月龄段的婴儿平均身长男孩为 67.0 厘米，女孩为 65.77 厘米。

（3）头围：处于该月龄段的婴儿平均头围男孩为 43.0 厘米，女孩为 42.1 厘米。

（4）胸围：处于该月龄段的婴儿平均胸围男孩为 43.0 厘米，女孩为 42.1 厘米。

二、5~6 个月婴儿的保育

（一）营养与喂养

1. 重点

开启全新的食物之旅，仍以乳类为主。

2. 具体要求

（1）辅食添加。

①辅食添加的标志：吃完奶后意犹未尽，对餐桌上的饭菜感兴趣，能抱坐稳，开始

流涎，推舌反射（这种反射的作用是防止外来异物进入喉部，导致婴儿窒息。所以，若反射不消失，喂入婴儿口中的食物会被推出来即“推舌反射”）消失。通常这些情况都发生在 6 月龄左右。

②辅食添加的意义：

A. 补充母乳的营养不足：调查表明，营养良好的母亲平均泌乳量 700~800 毫升/日，此量可为 4~6 个月以内的婴儿提供全面的营养，然而随着婴儿逐渐长大，单纯的母乳已经不再能满足婴儿的需要。以 6 月龄的婴儿为例，在正常情况下每天需要能量 700~900 千卡路里，以母乳量 800 毫升计算，约提供 560 千卡路里的能量，仅能满足此时期婴儿需求量的 80%。此外母乳虽然是婴幼儿最好的食物，但也不是十全十美的，母乳中的维生素 D 和铁的含量较低。以 6 月龄的婴儿为例，胎儿期储存的铁在此时已经耗尽，每天的铁需求量约 10 毫克，然而 800 毫升的母乳所提供的铁不到 1 毫克，因此以食物补铁势在必行。并且此时母乳中的所携带的免疫物质已经基本消失，为了增强婴儿的免疫力，也只能依靠从食物中获取。

B. 学习吃食物，为成长做准备：吸吮和吞咽是婴儿与生俱来的生理功能，但是搅拌和咀嚼功能的发育则需要后天的不断刺激、训练和培养。添加泥糊状的食物就是为婴儿咀嚼能力的发展提供适当刺激，为口齿的灵活性打下基础，进而为学语言做准备。成长的过程中必定经历断乳这个环节，断乳也是个漫长的过程，辅食的添加扩大了婴儿味觉感受的范围，并且质地从流质到半流质最后过渡到固体的食物，引导婴幼儿最终告别母乳，逐步适应成人的食物。

C. 培养良好的饮食习惯：婴儿期的味觉会为终身的饮食习惯打下基础，按时科学地添加辅食有助于婴儿尝试和感受各种成人的食物，避免日后儿童期甚至成年期的挑食、偏食等不良的饮食习惯。

③辅食添加的原则：

A. 由稀到稠。从流质到半流质再到固体食物，逐渐训练婴儿的咀嚼能力。

表 3-2　不同时期的辅食性状表

辅食添加的不同时期	吞咽期	蠕咀期	细嚼期	咀嚼期
口腔处理食物的几种方式	基本整嚼整咽	舌嚼碎+牙龈咀嚼	主要以牙龈咀嚼	主要以牙齿咀嚼
大致月龄	6 月龄	7~8 月龄	9~10 月龄	11~18 月龄
辅食制作类型性状	柔软泥糊	稍稠泥糊	质地软的碎块	质地软的小块

摘自《虾米妈妈育儿正典》

B. 由少到多。比如开始添加蛋黄时，只吃 1/4 个，3~4 天无不良反应后，可逐渐增至半个，最后再渐增至 1 个。

C. 由一种到多种，逐渐适应。每添加 1 种辅食，应给予 3 天的适应期，再添加另一种食物，以此逐渐扩大辅食添加的品种。每种食物可能要尝试多次才能最终被婴儿接受。最初的两周是辅食添加的关键期。

D. 关注“第一口辅食”：其实对于大多数婴儿而言，第一口辅食所获得的营养并不是最重要的，重要的是这种辅食可以强化铁且不容易引起过敏，因此通常儿科医生都会推荐强化铁的米粉作为婴儿的第一口辅食。因为米粉蛋白质含量低，且所含的大米蛋白质很少能引起过敏。其次米粉是铁吸收的良好载体，有利于避免婴儿铁元素的缺乏。

（2）科学饮水。

①水的需求量：婴儿生长发育旺盛，对水的需求与成人相比要高得多，每天消耗其体重的 10%~15%。婴儿每天的正常饮水量是：0~1 岁为 120~160 毫升/千克体重；1~2 岁为 120~150 毫升/千克体重；2~3 岁为 110~140 毫升/千克体重。水的来源包括水、汤、各种流质食物，各种饮料及摄入的固体食物中的水分等。天气热和活动量大时，可适当增加白开水的饮用量，但不能用果汁代替白开水。

②培养喝水习惯：

A. 新生儿不要过早尝试有甜味的水，用高浓度的糖水喂新生儿，可加快肠道蠕动的速度，因此给新生儿喂食葡萄糖水等都是不可取的。

B. 不能等到口渴的时候再喝水，而要定时喂。婴儿年龄越小，身体含水量就越高。如果失水量达体重的 10%以上就会危及生命。由于婴儿不会表达，因此照料者应定时给婴儿喂水。当婴儿口渴要求喝水时，身体已经处于轻度脱水的状态，因此应该养成定时给婴儿喂水的好习惯。当然对于未添加辅食纯母乳喂养的婴儿，不需要额外补充水，因为母乳中的含水量已经足够婴儿的需求。

C. 婴儿最佳喂水的时间是早晨和午睡起床后，以便提供起床后运动所需的水分，在活动过程中，婴儿会失去较多的水分，此时一定要注意及时补充。

D. 饭前不要给婴儿喂水，多喝水可使胃液稀释，不利于食物消化，也会影响食欲。可在饭前半小时喝少量水，增加口腔内唾液的分泌，有助于食物的消化。

E. 夏季天气非常炎热，也不能给婴儿喂冰水，容易引起胃黏膜血管收缩，影响消化或引起肠道痉挛。

F. 最好选择给婴儿喝白开水。对婴儿而言，最健康的水应该是白开水。饮料与水所含的成分不同，超量饮用饮料或用饮料代替白开水，不利于婴儿健康。如有的饮料中含有咖啡因，大量摄入对人体有损害。饮料中含糖量较高，过量饮用可导致肥胖，而且不利于消化和吸收。如果天天饮用，可造成婴儿腹泻，并且增加龋齿的危险。过量饮用饮料，还可影响其他营养成分的摄入，最终导致婴儿生长发育迟缓。

（3）营养素的补充。

铁是人体必需的微量营养素，参与血红蛋白和 DNA 合成以及能量代谢等重要生理过程。婴幼儿如果在胎儿期没有从母体获得并储备足够的铁元素，且辅食添加中也没有补充足量的铁元素，很容易发生铁缺乏和缺铁性贫血。因此要给婴儿及时添加辅食，特别是含铁丰富的食物。

（二）日常护理

1. 重点

小牙才露尖尖角，口腔护理很重要。

2. 具体要求

（1）初识乳牙。

①乳牙萌出的时间：婴儿完整萌出第一颗乳牙的时间通常为 6~9 个月，尽管有的宝宝在 3 个月就会露出小牙尖，但完整萌出一般在 6 月龄左右。

②乳牙萌出的顺序：乳牙萌出遵循一定的顺序，顺序为：上门牙（2 颗）—下门牙（2 颗）—上犬齿（2 颗）—下犬齿（2 颗），但不必过分拘泥于此。

③萌出的征兆和对策："萌牙的征兆"一般都会提前 1~2 个月出现，无论是哪种征兆，都要给予宝宝足够的耐心和包容，帮助其平稳度过这个时期。具体表现如下：

A. 唾液分泌旺盛。萌芽会刺激唾液的分泌，有些宝宝可能会由于过多的唾液分泌，而导致口周皮肤不断受到唾液的浸泡，从而出现皮疹甚至粗糙、皲裂。针对这个情况，及时保持口周皮肤的干燥是关键，可给宝宝佩戴口水巾，过着用软布吸干口周唾液，但不可用粗糙的纸巾或布擦拭。同时可涂少量婴儿润肤霜预防皮肤皲裂。

B. 啃咬放入口中的一切物品。从咬自己的手，到咬妈妈的乳头，甚至咬陌生人的手指。"咬"并非敌意，而是通过咬来释放牙龈内部的压力。针对这个情况，可为宝宝准备干净的牙咬胶，磨牙饼干，同时也可套上指套为宝宝按摩牙龈。

C. 牙龈红肿、疼痛。有些宝宝在萌芽期间，甚至会牙龈青紫、红肿，偶尔有点出血。牙龈肿痛会波及耳朵和脸颊周围部位，尤其在长磨牙的时候，宝宝可能会出现揪耳朵、揉脸颊等小动作。针对这个情况，可给宝宝一些有硬度且凉爽的东西按摩牙龈。如冰冻的胡萝卜条、黄瓜条。当牙齿萌出后就不要再给宝宝这类食物，以免宝宝咬下后被其噎着。

D. 情绪起伏，烦躁易怒。乳牙慢慢顶出牙龈时，疼痛可能会加剧。宝宝还小，难以用言语表达痛苦，往往变得烦躁易怒。针对这个情况，除了给宝宝按摩牙龈缓解不适之外，还要积极用言语和拥抱给予宝宝情绪上的安抚。

E. 影响睡眠。萌牙对睡眠的影响最容易发生在萌出第一个乳牙和磨牙时，疼痛会让宝宝夜间醒来，夜奶也不能安慰他。针对这个情况，首先要树立信心，知道这样的时间不会持续很久，其次保持耐心，采用上述方法，尽可能安抚宝宝。

F. 发热。萌牙期间宝宝可能发热甚至出现腹泻。但是，不要因为长牙期间出现的问题就轻易归结为长牙所致。针对这个情况可以让宝宝多喝水，密切观察宝宝情况，必要时及时就医，只有排除了其他问题，才能考虑与出牙有关。

（2）口腔护理。

保护牙齿要从萌出第一颗乳牙开始，但是不意味着萌出第一颗乳牙开始，婴儿就要学习刷牙，对于婴儿而言，比刷牙更重要的是口腔清洁。因为即使牙齿刷得很干净，若口腔内有食物残留，最后残留物仍然可以附着在牙齿上。所以，应该在婴儿每次吃奶或进食后，喝 2~3 口白开水用来清洁口腔。也可以说清洁口腔是保护牙齿的第一步，婴儿养成先进食后喝清水的习惯后，再逐渐通过游戏的方式接受牙刷，这才是正确的步骤。

（3）选择合适的枕头。

人体平卧时由于颈部前屈的生理原因，不枕枕头会出现呼吸道压迫，感到呼吸不畅，颈椎还会受到异常牵扯，造成颈部不适。但是婴儿会独立坐（出生后 6~9 个月）之前，颈椎还没有形成颈部前屈，是平直的，枕头反而会造成气道弯曲，引起呼吸不畅，因此婴儿在会坐前没有必要使用枕头。当婴儿开始独坐后，睡觉不枕枕头，且睡眠时没有出现呼吸不畅的现象，可不必强迫宝宝使用枕头。在选择枕头时可参考以下原则：

①枕头的软硬度：宝宝的枕头软硬度要合适。过硬易造成扁头、偏脸，还会把枕头处的一圈头发蹭掉而出现枕秃。

②枕芯的选择：枕芯应选择柔软、轻便、透气、吸湿性好的材料，关键在于枕芯的清洁晾晒。自制的一些小米、茶叶、荞麦皮填充的枕芯并不适合宝宝，因为婴儿睡觉时容易出汗、易流口水，偶尔还会吐奶易造成上述填充物发霉。长期受到霉菌刺激，必然出现呼吸道症状，还会引起过敏。因此枕芯不仅要经常清洗还要定时更换。

③枕头的高度：宝宝的枕头过高或过低，都会影响睡眠和呼吸道畅通以及颈部血液循环，导致睡眠质量不佳。

④枕套的选择：枕套最好用柔软的白色或浅色棉布制作，纯苎麻最好，它在凉爽止汗、透气散热、吸湿排湿等方面效果最佳。

（4）婴儿车的使用。

半岁之内的婴儿还不能坐稳，比较适合选择坐卧两用的婴儿车。在婴儿车的选择中需要注意以下几点问题：

①使用前进行安全检查，如车内的螺母、螺钉是否松动，躺椅部分是否灵活可用，

轮闸是否灵活有效等。

②婴儿坐车时一定要系好安全带，安全带的长短、大小应根据婴儿体格及舒适度进行调整，松紧度以放下宝宝后能放入大人四指为宜。调节部位的尾端最好能剩出 3 厘米长。

③车筐以外不要悬挂物品，以免不留神掉下来砸到婴儿。

④婴儿坐车时，照料者不得随意离开，如果非要离开一下或转身，必须固定轮闸，确定不会移动后才离开。

⑤切不可在婴儿坐车时，连人带车一起提起，正确的做法是一手抱住婴儿，一手拎起车子，或找他人帮忙。

⑥不要抬起前轮单独使用后轮推行，容易造成后车架弯曲、断裂。不要在楼梯、电梯或有高低差异的地方使用婴儿推车。

⑦推车散步时，如果宝宝睡着，要让宝宝躺下，以免使腰部负担加重。

⑧不要长时间让婴儿坐在推车内，任何一种姿势，时间长了都会造成婴儿发育中肌肉负荷过重的问题，正确的方法应该是让婴儿坐一会，照料者抱一会，交替进行。

（三）疾病与意外事故防护

1. 重点

便秘、生理性流涎、缺铁性贫血。

2. 具体事项

（1）便秘。便秘是婴儿比较常见的问题。便秘的主要原因，是食物中的纤维素不够，导致大便中固水物质不足，形成大便干结，导致排便困难，因排便困难，排便间隔进一步拉长，致使大便更加干结。

①便秘与喂养：母乳喂养发生便秘的几率很低，因为母乳中含有水溶性纤维素——低聚糖，低聚糖在大肠中败解，可增加粪便中的水分，预防便秘。

A. 配方奶粉喂养的便秘。由于很多配方奶粉中没有添加低聚糖，因此容易引起便秘。除此之外，配方奶粉的喂养不当也会增加便秘的机会。如奶粉勾兑相对过稠；配方奶粉中已经添加了婴儿生长发育所需的钙等微量元素和维生素 D。家长又额外补充了，造成不能被肠道吸收的钙等矿物质与脂肪酸结合形成钙皂引起便秘。

B. 添加辅食后的便秘。婴儿添加辅食后便秘的几率进一步增加，这主要是由辅食加工的方法和饮食结构造成的。首先辅食加工过于精细。过于精细的辅食，虽然营养的吸收更好，对生长发育有利，但是食物残渣少，容易导致便秘。当然对于婴儿而言，食物加工得过于粗糙也是不可取的，容易引起消化不良导致腹泻，因此食物加工要恰到好处。（参考表 3-2 不同时期的辅食性状）其次，有些家长为了保证营养，添加了过多肉类食物，而忽略了蔬菜与水果的摄取，从而减少膳食纤维的补充，造成便秘。因此适当增加含纤维素多的食物。

②便秘的治疗：

A. 饮食、习惯调整。考虑与饮食是否相关，与排便方式是否相关，在家中适当调整。首先调整饮食结构，增加纤维素摄入。其次养成良好排便规律，可以定时刺激，通过腹部按摩等方式。

B. 益生菌加益生元治疗：连续使用益生菌加益生元两周，然后逐渐延长使用的间隔时间，期间配合上述饮食、习惯调整。

C. 使用开塞露：使用开塞露可以刺激婴儿一次排尽大便，但只能解决眼前排便困难，不能长期使用，避免造成依赖形成顽固性便秘。在给婴儿使用开塞露的过程中需要注意以下问题：第一，选用儿童剂量开塞露；第二，在使用之前在药物颈部开口涂抹一些橄榄油；第三，在婴儿肛门附近涂些橄榄油；第四，将开塞露药物的颈部轻轻加压滑入肛门进入直肠。对于以上方法都不佳的或者顽固性便秘的婴儿，需要及时就医，做更为详细的检查从而确定病因，对因治疗。

（2）生理性流涎。婴儿由于唾液腺发育逐步成熟，唾液分泌增加。而婴儿口腔浅，容量小，且吞咽功能较差，因此来不及吞咽就向外溢出，我们将此现象称之为“生理性流涎”。特别是随着乳牙的萌出，进一步刺激唾液的分泌，流涎的现象就会更加明显。通常“生理性流涎”出现在3~4个月，在5~6个月达到高峰期。随着婴儿的生长发育，口腔深度的增加，吞咽功能的完善，此现象会自然消失。如果2岁以后的宝宝仍然不断流涎，就要考虑病理性问题，及时就医了。

（3）缺铁性贫血。6个月以后的婴儿由于胎儿期从母体得到的储备铁已消耗殆尽，从饮食中得到的铁剂量较少，不能满足生长需要，因而很容易发生营养性缺铁性贫血，尤其是慢性的腹泻病儿更容易发生。营养性缺铁性贫血患儿脸色苍白，尤其是唇、指甲、眼睑苍白显著。严重缺铁性贫血可影响智力发育、体格发育、对疾病抵抗能力、肠道对食物吸收能力等，对婴儿健康危害极大。因此对疑有贫血的婴儿须到医院诊治，验血以确定是否贫血、什么原因贫血、贫血的性质如何。治疗除按医生嘱咐外，关键在于饮食，即及时增加含铁丰富的饮食，如猪肝、鸡蛋、猪血等。母乳喂养的婴儿，母亲必须注意多吃含铁丰富的食物。对有腹泻的婴儿，及时控制腹泻也极为重要。

三、5~6个月婴儿的教育

（一）运动能力培养

1. 重点

进行连续翻身、学坐及身体平衡性练习，促进婴儿大动作的协调发展；进行五指整手抓握练习，发展婴儿抓握物体的准确性。

2. 具体要求

（1）翻身练习。对 5~6 个月的婴儿来说，翻身是他们必须学习和掌握的大动作。婴儿能进行自主的翻身运动，不仅反映着他们头颈、腰部、手臂及全身力量增强到一定的水平，还反映着婴儿肢体协调能力及脑发育的状况。翻身练习对训练婴儿的全身力量及反应能力都大有益处。为此，在前期学习侧身翻的基础上，本阶段应将从仰卧到俯卧的翻身和连续翻身作为练习的重点，分两个阶段对婴儿进行训练。充分利用婴儿感兴趣的玩具逗引，调动与激发他们翻身运动的情绪，全程观察翻身时的情绪反应，并适时给予帮助与鼓励，让婴儿体验翻身成功后的愉悦。通过不断地增加翻身难度，如：用枕头等来设置一些障碍的方式来逐步引导婴儿进行有序的练习。相应的活动有：180°翻身、翻过障碍物、宝宝翻身乐等。

（2）学坐练习。婴儿如果在 5 个月时进行坐的辅助练习，在 6 个月左右时一般能掌握独坐的动作。当婴儿坐着看周围世界的时候，他们的世界由平面变成了立体，视线上的改变会有效地促进婴儿对周围世界的认识。在让婴儿学会独坐之前，应进行坐的相应铺垫练习。如：利用枕头、被子等柔软的物品垫着他们背部使他（她）靠着坐起来，通过扶坐、靠坐等方式来逐渐地增强他们颈部、脊柱、腹部及身体平衡的力量，最终实现独坐动作的完成。相应的活动有：学坐、摇摆游戏、转身看物体等。

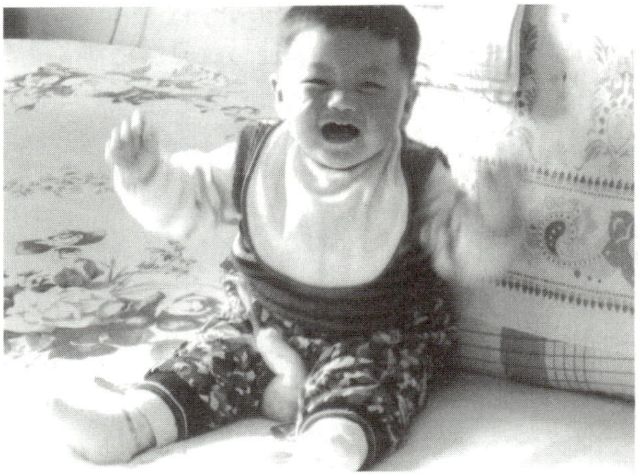

图 3-6　我会独坐啦！

（3）四肢力量运动。5~6 个月是婴儿四肢力量快速增长期，自主性的四肢运动为他们四肢协调性发展提供了可能性，为此，此阶段看养者应注重婴儿四肢力量的训练，通过适当地让宝宝蹬腿、弹跳运动来发展腿部力量，通过悬挂一些用橡皮筋捆绑的玩具、吊饰，逗引宝宝够取抓握和用力地拉拉等，来促进胳膊肌肉的发育。相应的活动有：抓握悬挂的玩具、用力拉拉、拉扯盖头布、踢踢跳跳、蹬腿练习、行走训练等。

（4）前庭平衡练习。前庭是人体平衡系统的主要末梢感受器官，负责人对重力的感受、判断身体与环境的关系、控制身体的平衡、方向感、距离感的正确掌握。人体通过视觉、前庭、触觉、运动、手等感觉器官从外界获得的各种信息，在前庭的辅助下，通过脑干传送到大脑。如果前庭出了问题，不仅会影响大脑对其他感觉的综合分析与处理，还会导致其他感觉的失常。5~6 个月的婴儿学会翻身动作能控制自己的身体以后，便可进行专门性的前庭平衡训练。看养者可利用毛巾被、浴巾等生活用品，让婴儿躺在上面，两个成人拉住四角，轻轻来回“荡秋千”或抱着婴儿到户外的摇车上“荡秋千”，还可抱着宝宝在怀里伴着音乐左右来回晃荡、旋转，通过由小变大的递增晃荡、旋转的幅度来训练婴儿的平衡能力。相应的活动有：荡秋千、学飞翔、小摇船、转圈圈等。

（5）抓握练习。5~6 个月婴儿抓握训练的主要目的是训练从无意识到有意识的整手抓握，发展婴儿手的灵活性。看养者开始可提供一些小块的食物，让他（她）捡起来，训练他们用手来准确地抓握物体；然后提供一些装有小物体的容器或盒子，逗引他们从容器或盒子里将物体一件一件往外掏，以训练整手抓握物体的灵活性；随后还可依次提供多个玩具，让婴儿学习左右手传递、双手同时抓握玩具，来练习双手的配合协作。当婴儿能够比较熟练地抓起放在桌面上固定不动的物体后，看养者可提供一些摇晃的物体来训练婴儿进行动态物体的抓握，如：用细绳系住吊环在宝宝（仰卧或坐在大人怀里）面前晃动，训练宝宝伸出小手去抓握。通过反复的练习，逐渐提高婴儿手眼协调能力和抓握物体的准确性。相应活动有：捡食物、摇铃铛、拉手绢、传积木、掏东西、抓吊环、拍会晃动的物体等。

3. 注意事项

（1）大动作运动练习每一次练习时间不宜太长，每次 1~2 分钟，每天 1~2 次。进行动作练习时场地应开阔、柔软、安全。

（2）前庭平衡的训练幅度应循序渐进地逐渐递增，不要让婴儿有被惊吓的感受，并注意婴儿在运动中的情绪反应。

（3）给婴儿提供抓握物体开始应大一些，动态物体抓握练习时，应在婴儿注视物体的前提下进行，并应双手同时训练。

（4）当婴儿动作训练达到目标后，应给予婴儿拥抱和抚摸鼓励，让他们产生愉悦的情绪。

（二）语言能力培养

1. 重点

多与婴儿进行语言“交流”，鼓励婴儿“呀呀学语”来模仿成人发重复的音节。

2. 具体要求

（1）听说活动。5~6 个月的婴儿，能用肢体动作来理解回应成人常说的一些词和简单句，如：听到说“出去玩”时，他们会挥舞四肢来表示高兴。为此，本阶段成人的听说活动应结合婴儿生活范围扩展来进行，通过创设情境，结合动作让婴儿进行问候语、告别语的听说练习。相应活动有：说问候语和说告别语（创设情景）、模仿妈妈发音、念儿歌等。

（2）对话活动。5~6 个月婴儿对话活动的重点是模仿大人发声，看养者通过与婴儿对视，用愉快的表情慢而清晰地发出“爸—爸”“妈—妈”“啊—啊”等重复音节，采用每发一个重复音节停顿一下，逗引婴儿注视发音的口型，来模仿练习发音的方式，鼓励他们模仿大人发音。相应的活动：对着镜子说话、说说熟悉的人、他们在做什么、宝宝哭声的含义等。

（3）阅读活动。5~6 个月婴儿阅读活动可结合视听训练来同步进行。看养者可收集一些婴儿熟悉的人物照片，过塑后挂在婴儿能够看得到的地方（如墙壁和书架的低处），每天抱着婴儿近距离地多次看这些照片，用语言和婴儿谈论照片上的人物，如“看，这是你的妈妈，她抱着谁？哪个是你？”等，引发婴儿有意识地看图画。还可选择简单清晰的彩图书，抱着婴儿一起看，通过一页一页地翻书，和他（她）轻声谈论画页的内容来引导他（她）观察图画。如“看，这幅画里的小朋友正在玩”“看，这是哥哥和姐姐，那是宝宝在吃奶。”引发婴儿有意识地关注画面。相应的活动有：看彩色大图卡、看家人照片册、简单常见的动物画册等。

（4）听儿歌。5~6 个月的婴儿处于母语语调感受的敏感期，喜欢听富有节奏感的语言。此阶段看养者可有意识地结合季节或生活场景给婴儿有节奏地念诵一些柔和、优美的经典儿歌，来激发婴儿对母语语调的感受力。念诵时可配上创编的音乐曲调，逗引婴儿附和诵念的节奏来做出被动的肢体动作，如拍手、拍背、摇晃身体等，通过采用多种策略来引发婴儿安静地倾听，多形式地感受儿歌抑扬顿挫的语调和节奏。相应的活动有：儿歌《新三字经》《甜嘴巴》《小汽车》等（具体参见本节资源链接 1.“适合 5~6 个月婴儿欣赏的儿歌四首”）。

3. 注意事项

（1）婴儿会以他们的方式来与成人说话，成人要认真倾听他们的发声，并且积极回应。若宝宝“说话”时，成人可以重复他们的发音，也可以根据自己的理解来作出回答。

（2）与婴儿说话要有视线接触，应让婴儿看成人说话时的口型。

（3）此阶段儿歌童谣的选择应重点注意儿歌语调的平仄押韵，不必苛求内容婴儿是否理解，每周一首，每天可反复诵念 3~4 次。

（4）婴儿阅读的书最好是布质的。

（三）认知能力培养

1. 重点

继续训练婴儿的感知觉，有序引导婴儿认识生活中常见的物品，引发他们对生活环境的积极关注。

2. 具体要求

（1）认知能力训练。5~6 个月的婴儿早上醒来后，头脑清醒很快，看养者可有意识、有计划地训练婴儿认识更多的事物。认物可分两步：一是训练婴儿听物品名称后知道注视，二是训练婴儿学会用手指。开始时，他们可能不听不理，此时看养者要想办法吸引他们的注意力，每天至少 5~6 次。一般学会认第一、二、三种东西要用的时间分别是 15~20 天、12~18 天、10~16 天。为此，在让婴儿开始认识第一件物品时，一定不要急于求成而过于强化训练，保护婴儿的认知兴趣是最重要的。当然也有个别婴儿 1~2 天就学会认识一件东西了，这主要取决于他们对事物感兴趣的程度。此时的婴儿对认自己的手和人的脸最感兴趣。可以从这方面来入手进行。相应活动有：认识东西、认手指、上上下下、找铃铛、捉迷藏、看“灯”等。

（2）视觉训练。半岁以前是婴儿视力迅速发展的时期。可选择一些大小不一的玩具或物体，从大到小，让小儿用手抓握注视，然后放在桌上吸引小儿注视。还可训练小儿注视远近距离不等的物体，以促进视力发展。5~6 个月的婴儿视觉训练仍然以追视物体移动为重点，在前期训练的基础上，可提供略小一点的追视物体，放置于简单背景物之中，将追视物体的视距离延长 10 厘米左右。如：看“马路上”的汽车开、抖动飞舞的蝴蝶等。此外，看养者还可在婴儿的手指上系上颜色鲜艳的蝴蝶结，让宝宝看到蝴蝶结，他的视线会随着蝴蝶结的移动发生变化，以训练婴儿追视物体的专注度，发展婴儿空间视觉能力。相应活动有：眼随手动、手系蝴蝶结、看球滚动等。

（3）听觉训练。5~6 个月婴儿的听力训练可结合听音乐进行，看养者可选择一些结构工整、节奏鲜明的音乐，抱着婴儿一起反复地听，并随着音乐节奏来拍打婴儿的身体，让婴儿来感知节奏，增强婴儿音乐的记忆力。此外还可有意识让婴儿听生活中常见物体发出的声音，如：电话、闹钟铃声等，引发他们对周围物体声音的敏感性，有意识地提高婴儿声音的辨识能力。相应活动有：找声音、听常见动物的叫声、听摇动的声音、听闹钟等。

（4）触觉训练。5~6 个月的婴儿清醒时一双小手闲不住，开始主动不停地抓握身边的小物体，此阶段触觉训练重点是结合认知活动训练让婴儿抓握不同质地物体，让他们通过手的触摸来感知物体软硬和大小，为他们能准确地抓握物体做好前期训练。相应活动有：拉开关、沐浴后按摩、掏东西、拿出来放进去、给手穿袜子等。

3. 注意事项

（1）认知活动应选择婴儿情绪状况最佳的时机进行，并适当地复习巩固，每天可至少 5~6 次，在认知能力训练中，要始终伴随着相应的语言提示，并注意吸引婴儿的有效注意力，每一次时间控制在 1 分钟左右。

（2）听力训练的声音不要过大，注意保护婴儿的听力，当出现新的声音刺激时，看养者尽可能地将婴儿抱着，以防止他们被惊吓。

（3）触觉训练提供材料尽可能认知结合，并应注意语言的提示，如：你拿了一个软软的布娃娃、你拿了一个硬硬的玩具等。

（4）多带婴儿到户外活动，拓展婴儿生活的范围。

（四）生活能力培养

1. 重点

培养婴儿生活的规律性，积极锻炼用勺吃米糊的能力。

2. 具体要求

（1）独自玩耍。从婴儿进入第 5 个月起，看养者便可有意识地训练他们独立玩耍的能力，可选择吃饱喝足后的清醒时间，将他们放在床上、安全的地垫上或婴儿车里，周边放一些玩具等，让他们独自安静地玩。只要他不哭闹，大人便不应和他进行任何交流，每天创造这样的机会能有效地锻炼婴儿的独立性和专注力。

（2）用小勺喂吃糊状米粉。米粉是婴儿添加的第一种辅食，随着婴儿推舌反射的逐渐消失，5~6 个月的婴儿可培养他们吃糊状食物的能力，这样既能保证婴儿生长必需的营养素，也能有效地锻炼他们吞咽、咀嚼等生活能力，为牙齿的健康生长提供条件，在辅食喂养时，还应注意创设良好的就餐环境，坚持不走动、不用玩具逗引等来训练婴儿专心吃食物的良好习惯。

（3）捡食物。可以给婴儿一些小块的食物，如：小片的蔬菜、水果等，让他拾起来。这样既能锻炼他们的手的灵活抓握能力，同时也为他们将来独立拿食物吃做好铺垫。

3. 注意事项

（1）婴儿独自玩耍时，看养者不要过多理会，并适当延长玩耍时间。

（2）选用婴儿专用的小勺来喂养，喂养时动作轻柔，注意保护婴儿牙床；同时提供专门的餐具来喂吃糊状辅食，以帮助他们建立条件反射，鼓励他们学习咀嚼和吞咽。

（3）此阶段，婴儿捡食物的数量 1~2 个为宜。一旦婴儿成功捡到食物，看养者应及时给予拥抱亲吻的鼓励。

（4）婴儿的生活能力培养应持之以恒，一旦开始，就不要随便地放弃。

（五）情感与社会性培养

1. 重点

引导婴儿用不同的情绪来辨别生人、熟人，多让婴儿照镜子、帮助他们建立自我意识。

2. 具体要求

（1）感情培养。5~6个月的婴儿能够清楚地分辨身边的生人和熟人，当身边的家人亲昵地呼叫宝宝乳名时，他会转头寻找，当亲人被找到后出现时，宝宝则会高兴地舞动四肢微笑相迎，甚至会扑着身体要其拥抱……这是他们对熟悉的人表达依恋的常见方式，也是一种依恋情感的自然流露。为此，处于该月龄段的婴儿看养者应多鼓励他们接触身边更多的人，引导他们用微笑等积极的情绪来回应身边人的拥抱、逗引，在保持婴儿愉悦的心情的同时让他们有伤心、难过等情绪体验，促进婴儿与家人形成积极地、稳定的亲子依恋情感。相应的活动有：看表情图片、找人、抱抱放放、认识家人、家人在哪里、玩具不见了等。

（2）认识自己。在前期照镜子的基础上，看养者可充分利用照镜子的活动来促进5~6个月婴儿进行自我感知。可抱着婴儿共同出现在镜子中，指着镜子中的宝宝告诉其名字、五官和四肢，鼓励他们和“镜中人”进行拍手、碰头、踢腿等互动，并伴随一定的语言提示，让婴儿逐渐地感知“镜中人”所有的活动都是由自己引发的，从而认识自己的特征、感知自己的力量。相应的活动有：照镜子做表情、和“镜中人”讲话、照镜子认五官等。

（3）拓展生活环境。当婴儿的生活越来越有规律后，看养者应有意识地拓展生活环境，给婴儿制造与伙伴、不同人接触的机会，来让他们进行学习与人见面打招呼、分辨生人和熟人、认识新环境等社会性启蒙。相应的活动有：在户外找妈妈、捉迷藏（藏在物体处）、小伙伴们好、这里有汽车等。

3. 注意事项

（1）一日生活中应注意调动婴儿良好的情绪，当婴儿情绪有变化时应及时给予安抚，不要漠视婴儿的哭。

（2）在与周边陌生人接触中，当婴儿出现认生现象时，不强求婴儿离开亲近的人。

（3）环境拓展时应注意考虑与家里生活环境的一致性，不要选择过于喧嚣、刺激的环境，以免引起婴儿情绪的不良变化。

资源链接

最初两周的辅食添加顺序表

<table>
<tr><td>时间（天）
种类</td><td>1</td><td>2</td><td>3</td><td>4</td><td>5</td><td>6</td><td>7</td><td>8</td><td>9</td><td>10</td><td>11</td><td>12</td><td>13</td><td>14</td></tr>
<tr><td>碳水化合物类食物</td><td colspan="2">一勺
十倍
米粥</td><td colspan="2">两勺
十倍
米粥</td><td colspan="3">三勺
十倍
米粥</td><td colspan="7">根据需要增加量
从十倍米粥逐渐过渡到七倍米粥</td></tr>
<tr><td>维生素矿物质丰富的食物</td><td colspan="5">暂不添加</td><td colspan="3">一勺菜泥
或者果泥</td><td colspan="3">一勺新的种类
的菜泥或果泥</td><td colspan="3">根据需要增加量
约隔 3 天可
新增一种</td></tr>
<tr><td>蛋白质丰富的食物</td><td colspan="13">暂不添加</td><td>一勺
鱼肉
泥</td></tr>
</table>

十倍米粥：一杯米（约 150g）加十杯水煮粥；七倍米粥以此类推。

注：一勺是普通的陶瓷餐具的小汤勺，约等于婴儿专用勺的 2~3 倍。

摘自《虾米妈妈育儿正典》

2. 适合 5~6 个月婴儿欣赏的儿歌四首

《小汽车》

小汽车，嘀嘀嘀，跑过来，跑过去。

《小宝宝》

小宝宝，怀里抱。一逗他一笑，再逗他还笑，老逗他老笑。

《小娃娃》

小娃娃，甜嘴巴，喊爸爸，喊妈妈，喊得奶奶笑掉牙。

《起床歌》

小宝宝，起得早，睁开眼，咪咪笑，咿呀呀，学说话，伸伸手，要人抱。

3. 如何为 0~6 个月婴儿选择适宜的玩具？

对于 0~6 个月婴儿感官训练主要在视觉方面，因为 6 个月是婴儿视敏度发育的关键期。一些富有视觉冲击力的玩具对提高婴儿的注视力、刺激婴儿视觉发育有好处。新生儿容易注视对比鲜明的图案，如黑白条纹的图案。进而他们喜欢看带有环形和条纹的图形、喜欢看人脸、喜欢规则的脸谱。2 个月时对不同颜色的波长已经有了认识，并开始喜欢看颜色对比鲜明的图片，其中红色最易引起婴儿的兴奋。随着婴儿视觉能力的发展，约 2 周婴儿就可从知觉二维平面发展到知觉三维立体的物体，所以立体的玩具，如球体、四方体、三角体玩具可以刺激婴儿的色觉和立体觉。

思考与练习

1. 了解 5~6 个月婴儿的关键事件。
2. 如何判断婴儿辅食添加的合适时机？辅食添加的原则有哪些？
3. 如何正确看待婴儿的吮吸行为？如何正确进行婴儿口腔护理？
4. 5~6 个月婴儿动作培养要点是什么？该月龄段前庭平衡训练方法有哪些？
5. 结合 5~6 个月婴儿视觉特点设计一个视觉训练的活动并演练。

第四章　7~12 个月婴儿保育与教育

本章导读：7~12 个月阶段的婴儿仍处于身体、脑发育的高峰期，是情感调控、语言启蒙、认知培养及肢体动作协调的关键期。此阶段从母体中所带来的免疫力已经几乎消失殆尽，加之自身免疫力尚属薄弱，疾病成为此阶段的“头号杀手”。保教重点是：继续乳类喂养，合理添加辅食，关注婴幼儿常见疾病，合理护理，帮助其建立属于自身的免疫力。营造温馨适宜的保教环境，从基本的生活习惯养成入手，培养婴儿对环境的适应能力；通过大量的听说活动来引发婴儿语言模仿、爬行、站立，以及大把抓等动作训练，逐步让婴儿感受到音乐的节奏、韵律及游戏的快乐，使婴儿在多方面得到锻炼。

第一节　7~8 个月婴儿保育与教育

一、7~8 个月婴儿的发育与发展

案例开启

宝贝要看精彩的“大世界”！

婴儿满半岁后，随着动作的不断协调与发展，开始不愿意让大人成天抱着自己，即使要抱也得面向外抱着，这样他会视野开阔，看到更多的东西。他们有独坐的小要求和移动身体的欲望了，独坐后能 360°地看到丰富多彩的“世界”，这样会令宝宝兴奋、愉悦！从此，玩耍和活动的范围再也不愿意仅仅限于家里，会闹着要到室外去寻找更丰富的刺激了。

已经能辨别各种不同的声调，并作出不同的反应啦！当他们听到训斥的声调会表现出害怕和哭闹，当他们听到温和的声调会表现出高兴和笑，开始学习简单的模仿了，能模仿成人简单的动作，如再见、点头等。遇见亲人、熟人叫他的名字，他会以带着流口水的灿烂微笑来迎接，若见到陌生人，则会长时间的凝视……

（一）7~8个月婴儿的主要发展特点

（1）动作发展：能自己顺利爬行（手膝）；会自己坐起、躺下；扶着栏杆站立；能用拇指和其他手捏住小丸；会把两块积木握在手中对击；喜欢撕纸。

（2）语言发展：能听懂成人许多简短的指示性语言，能清晰发 da-da，ma-ma 音节。

（3）认知发展：有人叫自己的乳名时会关注，对身体的各个部位有了兴趣，会指认五官或熟悉的物品，有初步的模仿能力，开始用肢体语言交流，如：用手势表示再见、谢谢，用摇头表示不要。

（4）生活能力发展：会试着用一些办法吸引看养者的注意，会主动伸出手让大人洗，给他穿衣服时会配合着伸出双手。能自己拿着小食品吃，开始能自我取乐。

（5）情绪与社会性发展：对看养者依恋，喜爱让熟悉的人与其逗乐，对生人表现出警惕、退却、回避、拒绝。对大人的委屈和兴奋等不同的表情有感觉，当手中玩具被拿开时会发脾气。

（二）该月龄段关键事件

（1）疾病：此时，婴儿从母体所获取的免疫力已经消失殆尽，母乳中的免疫因子也降至低点，而婴儿的抵抗力尚未完全建立，因此，得病的几率大大增加。正确看待疾病，合理护理是这一时期的关键。

（2）爬行的开始：能扶着坐稳和翻身，可以进行腹爬，可将物体从一只手递到另一只手。

（3）认生期：认生是婴儿情感发展的重要里程碑，主要表现为在生人面前焦虑不安，表情严肃，甚至哭闹。7个月婴儿“认生”现象达到高峰期。

（4）预防接种：接种麻疹疫苗和乙脑疫苗。

（三）生长发育指标

（1）体重：处于该月龄段的婴儿平均体重，男孩为8.80千克，女孩为8.30千克。

（2）身长：处于该月龄段的婴儿平均身长，男孩为71厘米，女孩为69.5厘米。

（3）头围：处于该月龄段的婴儿平均头围，男孩为45.1厘米，女孩为44.1厘米。

（4）胸围：处于该月龄段的婴儿平均头围，男孩为 44. 8 厘米，女孩为 43. 9 厘米。

二、7~8 个月婴儿的保育

（一）营养与喂养

1. 重点

合理制作，留住营养。

2. 具体要求

（1）辅食制作。

①辅食制作的原则。6~12 个月的婴儿消化系统功能仍未完全发育成熟，对成人膳食中的营养物质的消化吸收尚不能完全适应，还需要逐步适应，因此婴儿的辅食需要单独制作。在制作过程中需要遵循以下原则：

A. 为婴儿选择新鲜、卫生的食物：给婴儿选择食物时要优质、新鲜、无污染，尽量选择符合国家卫生标准和婴幼儿食品卫生管理相关规定的信誉度较好的食品生产企业的产品。注意食品的保质期，储存条件等信息。

B. 注意制作、炊具、餐具卫生：膳食制作和进餐环境要卫生，辅食制作过程中应保持双手清洁卫生，炊具餐具要彻底清洗消毒，防止婴儿因食入不洁净的食物引起肠道感染性疾病。

②合理烹调。为了保证婴儿的营养，合理烹调很重要，只有最大限度保留食物的营养，才能为宝宝提供充足的成长动力，因此掌握正确的烹调方法很重要。

A. 米、面主食的合理烹饪：选购当年出产的新米、新面。长期存放的米、面维生素流失较多，如保存不妥还会引起黄曲霉素的污染。尽量减少淘米的次数，一般不超过 3 次，淘米时不要用力搓洗，淘米应用凉水，且不要长时间浸泡。随着淘米次数、浸泡时间的增加，米、面中的水溶性维生素和无机盐容易受到损失。熬粥和蒸馒头的过程中，不要加碱。碱可使维生素 B_1 和维生素 C 受到破坏。总之，制作米、面主食时，以蒸、烙较好，不宜用水煮、油炸等烹饪方式，以减少营养素的丢失。

B. 蔬菜的合理烹调：烹调蔬菜时最重要的是避免维生素以及无机盐的流失，尤其是要减少水溶性的 B 族维生素和维生素 C 的流失。选购新鲜的蔬菜，现购现吃。蔬菜要先洗后切，切好后要尽快烹调，不要长时间放置或浸泡于水中。蔬菜要急火快炒，油温不要太高，煸炒时应用旺火。焯水时要火大水多，使菜热得快。一般煮开 1 分钟即可捞出。也可在焯水时放入一些植物油将水面和空气隔开。在炒菜或焯水时不要加碱。蔬菜要现炒现吃，放置过久不仅会加快维生素的流失，还会形成亚硝酸盐，影响健康。值得注意的是，胡萝卜中含有大量的 β-胡萝卜素，这是一种脂溶性维生素，因此生吃和烧汤都不能加以吸收，正确的做法是用少许油煸炒后，再制作成辅食给孩子食用。

C. 肉类的合理烹调：肉类营养丰富，能提供热量、优质蛋白质并且含有丰富的维生素和矿物质，尤其是铁的含量高，可预防贫血，但肉类的纤维长，必须烹调得当才易为婴幼儿接受。对于 1 岁以前的婴儿应将肉剁成肉末，在水中煮得酥烂后取出做成肉末粥或肉末面。

D. 水果：从营养的角度出发，果泥是最好进食水果的方式，可将苹果、香蕉等刮成泥直接喂给婴儿，这样既可保证水果中的营养，比如维生素、纤维素等，又能锻炼婴儿进食的能力。一岁以内最好选择味道不太甜、不太酸的水果，以免干扰奶的摄入。

③辅食的温度。婴儿出生后喝妈妈的乳汁，温度与母体相同，在 36~37℃左右。因此，最佳喂养温度应该与正常人体温度相同。如果辅食温度相对偏高，与母乳温度存在差异，将不利于婴儿维持正常胃肠功能。随着宝宝生长，会逐步建立适宜自己的食物温度感。

（2）慎选调味品。有的父母认为添加些调味品，婴儿对辅食的接受程度越高，所获取的营养也越多，其实这是错误的。为 1 岁以前的婴儿制作辅食时应尽可能少放糖、不放盐、不加调味品，可添加少量的食用油。6~12 个月的婴儿的味觉正处于发育的过程中，对甜味及各种浓烈的味道都比较敏感，过甜或加调味品容易造成婴儿挑食或厌食，给婴儿食物中少放糖也是为了预防龋齿。婴儿期每日的盐需求量不到 1 克，仅从奶类和复试中所摄取的钠元素已经能够满足婴儿的需要，如果额外再添加盐，会增加婴儿肾脏的负担。

（3）辅食添加过程中的“厌奶”现象。

婴儿厌奶，多属于心理问题。婴儿先天就喜欢甜味或咸味，排斥苦味和辣味。当孩子接受一种自认为很好的味道，如果汁、大人饭菜等，就会对味道平淡的配方奶甚至母乳失去兴趣。想要纠正宝宝厌奶的问题，首先要确定宝宝喜欢何种味道，再用这种味道作为引子，使宝宝逐渐恢复对奶的喜好。比如，喂配方奶粉前可在奶中兑上少许宝宝喜欢的果汁，或在母乳喂养前在乳头上涂些果汁，以提高宝宝对进食的接受度，随后逐渐减少，直至恢复。同时建议家长在给宝宝添加辅食的时候，切忌添加过多调味品，将辅食味道弄得“太好”，以免出现厌奶现象。

（二）日常护理

1. 重点

小清洗大学问，科学护理不可少。

2. 具体要求

（1）餐具的选购与清洁。

在选购婴儿餐具的过程中首先要注意品牌，确保材料和色料纯净，安全无毒。市场上宝宝餐具品牌很多，最好选择大品牌，因为大品牌多是经受了国家和消费者检验的，比较可靠。同时大多数合格的餐具还耐高温，能进行高温消毒，保证安全卫生。在材料上，应选择不易脆化、老化、经得起磕碰和摔打的，在摩擦过程中不易起毛边的餐具。在外观上，应挑选内侧没有彩绘图案的器皿，不要选择涂漆的餐具。主要还是以安全使用为标准。

在清洗婴儿餐具的过程中，切勿使用强碱或强氧化化学药剂，如苏打、漂白粉、次氯酸钠等进行洗涤，最好使用面粉清洁。清洁的基本方式为：宝宝餐具在清洗前，先抓一小把普通面粉，放入餐具中，用手干搓几次，然后倒掉面粉，放入水中正常清洗即可。面粉具有较强的吸附功能，比使用洗洁精等化学物质更为安全环保，不会存在化学残留的隐患。

（2）耳朵护理。

很多婴儿都有揪耳朵、抠耳朵、拍头等习惯，多数被认为是耳道进水、中耳炎或耳垢所致。实际上这样的动作多是因为两侧内耳发育不均衡所致。宝宝如果真是中耳炎，会有哭闹、发热等现象。“内耳”负责掌握人体的平衡，两侧内耳发育不够一致，会使人感到耳朵不适，如飞机刚降落时我们会感到耳内有东西存在一样。成人可以帮助宝宝轻轻揉揉耳朵，缓解不适即可。这种情况会随着生长发育自行缓解，多数婴儿出生后 6 个月至 1 岁左右消失。当内耳平衡轻度异常还可能表现为晕车，因此为了缓解这种现象，可带宝宝玩转椅或者秋千，会有助于内耳平衡功能的快速成熟。但是值得注意的是，婴儿末梢神经发育不够健全，对疼痛的敏感度比成人低，因此，经常在“抓”耳朵过程中，造成耳廓或外耳道“轻度创伤”。所以，出现一些局部抓痕，并不意味着情况的严重性。如果出现抓痕或少量出血，家长可用清水或生理盐水擦拭局部。

（3）眼睛护理。

婴儿在 1 岁内通常会有一只眼睛分泌物较多，个别婴儿是双眼分泌物较多。这种现象不是鼻泪管阻塞，而是因发育出现鼻泪管畅通不良。鼻泪管连通眼睛和鼻部，它能将眼泪引流入鼻部吸收。由于眼泪产生正常，而通过鼻泪管的会吸收不足，所以导致一些眼泪积存于眼内。眼泪属于溶液，当水分蒸发后就剩余溶质——类似于分泌物的东西。在婴儿感冒鼻子堵塞时会出现眼泪增多的现象，这同样是因为眼泪通过鼻泪管的吸收量减少，待鼻泪管疏通后自然会缓解。鼻泪管畅通不良是非常常见的现象，大部分婴儿于出生后半岁至 1 岁内自行疏通。绝大多数随着生长就能自行解决，只有个别婴儿需要眼科处理，极个别严重的才需要接受疏通手术。

婴儿眼内的粘稠分泌物若不能及时清除，容易造成细菌感染。对于眼内分泌物多的情况，特别是每日清晨，应该用温热毛巾轻敷于分泌物多的眼上，几分钟后取下毛巾时会带走一些黏稠的分泌物。如果还有分泌物，可用生理盐水冲洗，并按摩眼内角下鼻梁部位。清除眼内分泌物后，再按摩同侧眼内角下鼻梁处，有助于促进鼻泪管畅通。如果没有确定的感染，不需要给婴儿使用抗生素眼药水或眼膏。判断感染的症状主要为眼分泌物呈黄绿色，而且结膜（白眼球）发红。如果没有感染却使用了抗生素，容易造成眼内出现抗生素的细菌感染，形成难以治愈的慢性结膜炎，结果就更糟了。

点眼药水的技巧：

①可以在宝宝睡着时轻轻扒开宝宝眼皮，让眼药水滴落在眼球表面，每次只要有一滴药水落入眼睛即可，注意药水瓶口与眼表要保持距离，以免弄脏瓶口。

②涂眼药膏的方法与药水类似，药膏挤出来后让其自然坠落在眼表，不要用手指涂抹以免污染。溢出的药水或药膏可用棉签轻轻擦掉。

（三）疾病与意外事故防护

1. 重点

感冒、误食、外伤出血。

2. 具体事项

（1）感冒。感冒也就是呼吸道感染，这是 0~3 岁婴幼儿最常见的疾病。特别是半岁之后，由于婴儿从母体中获得的免疫力大大降低，同时母乳中的免疫物质也大量减少，此时婴儿出现呼吸道疾病的几率就大大增加了。

①症状：主要表现为鼻、咽部感染，常出现并发症，累及喉、气管肺、鼻窦、中耳和眼等，从而出现发热、咳嗽、打喷嚏、流鼻涕、流眼泪等症状。呼吸道疾病主要是以病毒为主要病原体的，占到呼吸道感染的 90%以上，细菌引起的是少数。因此，不可以一出现呼吸道疾病症状就盲目使用抗生素，只有细菌引起的呼吸道疾病才需要酌情使用抗生素。滥用抗生素会对婴幼儿的免疫力造成巨大的打击。病毒引起的疾病多数都是治愈性疾病，临床上并没有针对性的治疗方法，只是普通的抗病毒治疗，如口服抗病毒口服液、双黄连等。因此在感冒的治疗中最重要的是对发热的护理。而这一护理主要是由婴幼儿的抚养者进行操作，因此正确进行发热的护理是治疗感冒的关键。

②发热护理：

A. 温度测量：当婴儿发热时，检测体温是很重要的一个环节。有的家长用自己的额头或嘴唇去贴宝宝的额头来判断是否发热，实际上是非常不可靠的测量方法，准确体温还需要靠体温计来测量。通常如果婴儿口腔温度超 37.5℃，肛温超过 38℃或者腋下温度超过 37.2℃，我们就认定为发热了。在发热中我们也根据不同的温度段进一步划分如下：低热：37.5℃~38.5℃；中度热：38.5℃~40℃；高热：大于 40℃。当宝宝出现高热就可能因高热而出现抽搐，就是我们所说的“高热惊厥”。因此避免高热惊厥是发热护理中的重中之重。

B. 降温方法：采用何种降温方法的主要依据是温度，在医学上通常将腋温 38.5℃ 作为临界值，当腋温体温小于 38.5℃ 时采用物理降温，腋温大于 38.5℃ 则采用药物降温，药物降温的作用就在于避免婴幼儿出现“高热惊厥”。当然在药物降温的同时也可以物理降温。

a. 物理降温：常用的物理降温方法主要有温水擦身或洗温水澡，其中控制水温很重要，以 37℃ 为宜。天气寒冷的时候，可用温水擦身：简单地说就是使用 37℃ 的温水浸湿毛巾擦澡，擦拭宝宝的额头、颈部、腋下、腹股沟等主动脉流经处，目的是让皮肤血管扩张，散发热量。天气暖和时，可直接温水洗浴。在物理降温过程中需要注意一些问题：小婴儿禁止使用酒精擦浴，否则容易被皮肤或呼吸道吸入，导致酒精中毒。婴儿不适用于采取捂被发汗降温的方式，因为婴儿体内所需水量高于成人，捂被降温在温度降低的同时很容易出现脱水的危险。

b. 药物降温：世界卫生组织和儿科医生推荐使用的婴幼儿退烧药物主要有两种成分：对乙酰氨基酚和布洛芬。阿司匹林不能给 16 岁以下的儿童使用，因为阿司匹林会明显增加发生瑞氏综合征的风险。3 个月以上的婴儿发热，普通发热通常选用对乙酰氨基酚；6 个月以上的婴儿发热，且是高热，可以使用布洛芬。无论是哪种成分的退烧药都要按安全剂量来使用才是正确的，目前，对乙酰氨基酚和布洛芬的剂量都是根据婴儿的体重来计算的，参考年龄知识估算。如果与同龄段宝宝相对，某婴儿在体重上有明显偏轻或偏重，更要按照体重来计算，以免发生剂量不足或过量的问题。

值得注意的是无论使用哪种降温方法，都必须多喝水，只有多喝水才能有水分蒸发从而带走体内多余的热，达到降温的效果。否则降温效果都不会理想。

C. 发热护理：

a. 补充水分：补充水分是发热护理的头等大事，给烦躁或者睡眠中的宝宝口服补水确实是件不容易的事情。给小宝宝补水最简单易行的办法是用滴剂的胶头滴管挤水喝，一滴管一滴管喂，不容易呛到。大宝宝则可以通过游戏鼓励多喝。

b. 补充食物：发热时，宝宝的消化系统功能减弱，饮食上要给予易消化的营养食物，少食多餐，避免进食过量，以免增加胃肠道负担，同时可以注意以下几点原则：优先考虑流质和半流质食物；优先考虑能预防脱水的食物；优先考虑宝宝喜欢的营养食物；疾病期间不要尝试继续添加新的辅食；少食多餐。

③感冒其他症状护理：

A. 咳嗽：很多疾病都可以引起咳嗽，最常见的是呼吸系统疾病，比如感冒、气管炎、支气管炎、肺炎等。出现咳嗽症状，寻找病因是首要之处。在咳嗽护理的过程中，首先，要保持室内空气新鲜和流通。即使是寒冷的冬天，也要坚持每天开窗换气 20 分钟以上。夏季室内使用空调，也要定时关闭空调，开窗通风。其次，多喝水，饮食要清淡。再次，雾化是治疗咳嗽的不错选择。最后，当咳嗽的宝宝痰液较多时，要帮助宝宝排痰。2 岁以下的宝宝还不能自行咳痰，所以需要看养者帮助，排痰的方法如下：

抱起婴儿，使婴儿的头部位于妈妈肩膀上，然后轻轻地拍打婴儿后背。

将婴儿放在膝盖上面，然后用双手分别支撑头部和后背，同时轻轻地拍打后背。

把婴儿放在妈妈的大腿上，然后轻轻拍打婴儿的后背。

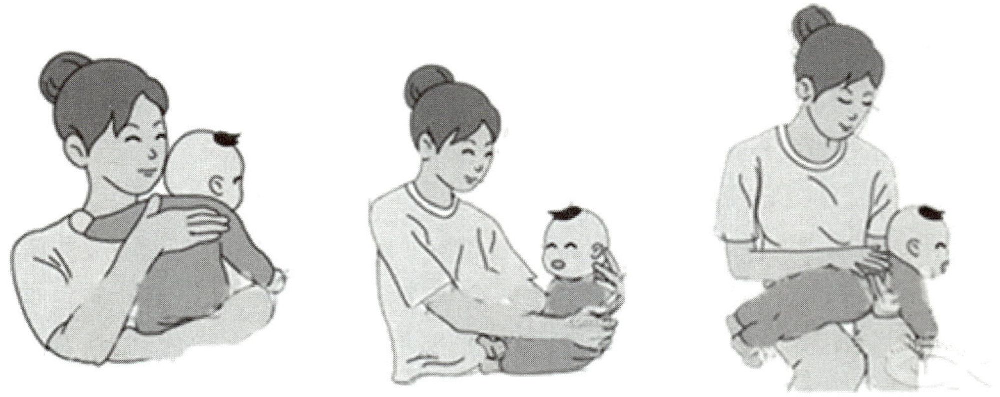

注意事项：拍背时手握空心掌，方向至下而上。

B. 鼻塞：感冒导致鼻塞多是鼻黏膜水肿，吸入一定水分可利于鼻腔内分泌物排出，有效缓解不适症状。可吸入水蒸汽，比如打一盆热水让宝宝吸它散出的蒸汽，注意别烫伤宝宝。或用浴室内制造的蒸汽等。除加热方式外，还可通过医用雾化吸入器将生理盐水制造成雾化气体。若用家用加湿器，使用时千万注意不要出现霉菌等污染。此外，还可先用温湿毛巾敷鼻，同样易于排出鼻腔内分泌物。若用以上办法后鼻塞解除效果仍不满意，可用不含麻黄素的喷鼻药水缓解水肿，利于呼吸畅通。同时还可以在宝宝枕头部位的床垫下塞两条毛巾，以便使床垫的一头略微抬高，这样会有助于减轻鼻涕从鼻腔后部流出并在咽喉部堆积的感受，但注意不要垫得太高。

④感冒预防：

A. 开窗通风：预防感冒就需要减少婴儿生活空间中的细菌与病毒，开窗通风就是一个很好的办法。北方家庭通常在秋冬季节门窗紧闭，目的之一是为了保暖，目的之二就是为了减少灰尘进入室内。人们往往认为灰尘中含有很多致病的病毒和细菌，减少灰尘可以减少疾病，特别是呼吸道感染的发生。其实并非如此，关闭门窗确实可以起到隔尘的作用，但是并不能减少呼吸道疾病的发生。户外灰尘较大、病菌种类多，但每种病菌的密度较低，不易引起人体发病。如果将门窗紧闭，加上室内干热，存留于室内的病菌自然种类少，但可迅速繁殖，致使密度增加，从而增加患病的机会。如果定时开窗就可降低这种风险。

B. 减少接触：成人抵抗力相对较强，很多时候即使接触到了病菌也不会发病。但存在于成人口鼻咽内的病菌却会对婴儿造成一定的威胁。很多家长回到家洗手、换衣后，就去亲吻宝宝。殊不知，在与婴儿近距离接触时，通过呼吸就可以将成人口鼻咽内的病菌直接传给婴儿。所以家庭成员在洗手换衣后，还要用淡盐水漱口和清理咽部以及鼻腔，再与宝宝亲密接触，并且要让以上程序形成习惯，这样会大大减少婴儿接触病菌的机会。同时，还要避开高危环境，如减少去医院的次数，少去人多密集的公共场所，户外活动尽量选择通风宽敞的公园、绿地等处。

C. 增强体质：首先，注意辅食添加，注意所含蛋白质丰富食物的摄取。其次，增强锻炼，特别是需要进行耐寒锻炼，天气寒冷时，也要有户外活动时间，不可为了防寒一味待在室内，有机会要多进行日光浴。

D. 注意温差：避免忽冷忽热，婴儿体温调节中枢和血液循环调节中枢尚未发育完善，对体温调节功能较差，不能随外界环境的变化而迅速发生相应变化，所以成人要根据温度及时进行衣物增减。

⑤“惊厥”处理：惊厥俗称抽风，高热是引起惊厥最常见的原因，其次脑部疾病如“癫痫”和由缺钙引起的“婴儿手足抽搐症”也会出现此现象。当出现“惊厥”时，让病儿侧卧，松开衣扣和裤腰带。保护病儿不从床上摔下来，但不要紧搂或按着病儿。用毛巾或手帕拧成麻花状放在病儿上下牙齿之间，以防咬破舌头。随时擦去病儿的痰涕，可用针灸或重压人中穴。如果是“高热惊厥”，先物理降温，待病儿清醒后，口服退烧药，然后送医院治疗。

（2）误食。婴儿从四五个月开始就会把手放到嘴巴里，以后手里抓到的东西也会往嘴里塞，容易引起误食。婴儿的口腔比人们想象的要大得多，直径 40mm 的物体都可以塞进口腔中。如硬币、干电池、药丸、玻璃珠、戒指、瓶盖、纽扣等都是较常见的容易被婴儿误食的物品。其他如化妆品、洗涤剂、杀虫剂、消毒剂也容易被婴儿误食。这些物品除了产生机械性损伤外，还有物品本身的毒性作用，对宝宝健康的影响很大。

如果是误食了药物、肥皂、蜡笔等药物、毒物，快速催吐都是最快、最有效地排出误服异物或胃内毒物的方法。具体做法是，“快速用手指抠婴幼儿的咽喉部，迫使呕吐”，让宝宝尽可能吐出误服异物。但是如果发生以下情况，则不能让宝宝呕吐：吞下尖状物体、纽扣、电池等物品时，不能强行使婴幼儿呕吐，这样会损伤食道和胃，发生危险。喝了碘液，应及时服用米汤面糊减毒。喝了挥发性物质如石油等，或强酸、强碱（如洁厕灵）也不能强行呕吐，以免将呕吐物呛入气管中引起严重吸入性肺炎，应及时服用生蛋清、牛奶保护胃黏膜，并立即送医院治疗。对于较安全的异物如烟蒂（2cm 以下），危险不大，可在家观察。如果是 2cm 以上的烟，成分一旦被水溶解后，就容易被胃吸收，造成严重的疾病，因此需要及时送医治疗。总而言之，家中容易被宝宝误食的物品都应该放置到远离孩子可触及的范围，家庭安全不容忽视。

（3）外伤出血。虽然家长对婴幼儿照顾得很精心，也难免有跌倒、磕碰等情况，别是当宝宝到了 7~8 个月以后，随着大动作发展，会爬着移动身体，以后能够进一步站立、行走，活动范围扩大，经常出现摔倒，甚至刺破手脚的事情，出血是在所难免的。对于宝宝的局部皮肤擦伤，应先加压止血，然后用流动清水洗伤口，冲掉伤口上的灰、土等污物，若有些异物附着于伤口上，可用无菌的棉签或纱布去除异物，避免今后的继发性感染。如果局部出血很容易止住，且伤口不深，不建议包扎覆盖，以免伤口感染。过严地覆盖伤口，不利于恢复，保持伤口局部清洁、干燥是预防伤口局部感染的最好方法。遇到宝宝跌伤，看养者先要静观 10 秒再抱宝宝，观察有无肢体功能障碍和确定受伤部位。如果有伤口出血，立即加压止血，然后用生理盐水或流动清水冲洗伤口。如果头部受伤，观察意识和行为是否异常。对于肿胀部位，可采用冷水或冰敷伤口。

三、7~8 个月婴儿的教育

（一）运动能力的培养

1. 重点

借助日常生活环境有序地进行独坐、扶站、匍匐爬等大动作的训练；利用玩具、食品等逗引婴儿进行五指抓握及双手协调的训练。

2. 具体要求

（1）独坐练习。婴儿进入第 7 个月，便可利用床或地铺，通过玩“钓鱼”等游戏进行独坐练习，来有效地促进婴儿脊柱力量和身体平衡性发展。当他们能稳定地独坐后，可利用高低适中的小凳子（婴儿坐上去时，双脚刚好可触及地面，而且脚掌与小腿、小腿与大腿、大腿与躯干的角度均成直角），成人用手扶住孩子大腿，不扶他的背，让他自己寻找平衡点。再通过“寻找玩具”等游戏逗引婴儿坐着做转头转身的动作，练习用脚来支撑身体，学习转侧中寻找平衡点的方法，着重训练婴儿保持身体的平衡能力。

（2）爬行预备练习。对宝宝来说，爬是一种极好的全身运动形式，婴儿在爬行的过程中，头颈抬起，胸腹离地，用肢体支撑身体的重量，这就同时锻炼了胸、腰、腹、背与四肢的肌肉，并可促进骨骼的生长，为日后的直立行走打下了良好的基础（具体参见本节资源链接 2. “爬，宝宝运动生涯中的又一重要里程碑!”)。爬行动作是依靠颈背部及四肢肌肉的力量和协调动作完成的。在婴儿 7 个月时，已具备翻身、坐等一系列能力，说明其颈背部及四肢肌肉已较有力量并具备一定的协调性，这时就可以训练爬行的预备练习。成人用一手抱着婴儿的膝部，另一手环抱在他胸前，让婴儿双手放在桌上或地上来支撑身体。然后成人可慢慢放松放在婴儿胸前的手，鼓励他们直立支撑自己，每日练习 1~2 次，视耐受情况，决定练习时间，一般每次 3~5 分钟。

（3）站立训练。7 个月后的婴儿应通过适当的站立训练来发展他的腿部力量，训练婴儿站立时，可从扶着婴儿腋下让他们在成人腿上、身上练习站立开始，刚开始时可将婴儿双腿略微分开，以降低重心，使之站得更稳些。当他们腿部力量达到一定时，再让他们扶着小车、床、栏杆及椅背等练习站立，每日可多次练习，但每次扶站时间不宜过久。

（4）宝宝健身操。婴儿进入第 7 个月后，看养者可通过有意识地引导婴儿做带有主动动作的健身操来发展婴儿肢体力量和动作的协调性。在刚开始启动时，可根据婴儿动作发展的情况酌情选择一二节来做，循序渐进地增加运动的节数，每次不一定都要将全套操做完整。在带婴儿做操的过程中应给予安全性的保护，应将是否获得愉悦的情绪体验作为判断操节适宜的主要标准，关注婴儿做操中的情绪反应。操节具体做法参见本节资源链接 3. “宝宝健身操（适宜于 7~12 月）”)。

（5）手部动作训练。此阶段婴儿精细动作发展处于“微观”阶段，对细小的物体开始关注，五指抓握物体时拇指开始独立配合。具体训练方法如下：

①学习拇、食指准确捏取食物：促进婴儿手指动作的灵活性和视觉、触觉活动的协调发展。可选择一些小的、可食用物品，如：让婴儿捏取米花、小饼干等，配合成人给予的示范，如用拇、食指捏取饼干放入口中，让他们模仿练习。

②训练双手拿玩具：发展双手协调动作。在婴儿准确抓握的基础上可给他多个玩具，训练他抓住一个玩具后再抓另一个玩具，或向婴儿同一只手上送玩具两次，教婴儿学会将玩具从一手换到另一只手上后再取第二个玩具。

③双手对击运动，训练手眼协调：当婴儿两手均有玩具时，教他们两手对击玩具。也可让婴儿两手持细柄玩具如摇铃或汤匙，模仿敲鼓动作，双手轮回敲打面前的小桶或空奶粉罐。还可通过撕纸练习来训练婴儿双手协调配合。

④训练婴儿遵循指令有意识地拿起、放下玩具：投掷游戏可增强婴儿上肢的运动能力与手的控制技巧、提高视觉定位能力，激发他们积极愉快的情绪。可准备一个容器（如纸盒或小桶）和一些彩色塑料小球，采取让婴儿坐着，成人先做示范玩的方式，将小球一个个扔进容器里，然后逗引婴儿模仿。开始时，可将容器和球放在接近婴儿身体的地方，随着他们能力的提高，可逐渐将纸盒前移增加距离。

3. 注意事项

（1）独坐、站、爬和抓握动作每天都应练习，应遵循由易到难、循序渐进的原则，注意让婴儿获得成功感。

（2）婴儿运动注意选择合适的时机，并注意及时的补充水分。

（3）精细动作练习应注意提供材料的安全性和适宜性。

（二）语言能力的培养

1. 重点

训练婴儿清晰模仿发重复元音节词，引导他们理解常见词的词义。

2. 具体要求

（1）听说活动。进入 7 个月后，婴儿基本上习惯了身边熟悉的人的说话表述方式，本阶段听说活动的重点是对婴儿进行常见实物名词介绍，如，这是奶瓶，那是皮球等，让他们逐渐将实物和名称结合起来进行整体性的识记。相应的活动有：这是宝宝的玩具、这是什么、常见生活用品介绍等。

（2）发音练习。随着发音器官的不断完善，7 个月后婴儿进入准确找到发音位置来模仿发元音节词的阶段，本月龄段应将训练婴儿清晰发重复性的元音作为重点，运用多种形式鼓励婴儿大胆模仿发音。相应的活动有：爸爸、妈妈，他们在干什么、宝宝发音真好听、表演儿歌等。

（3）看图“说话”。随着婴儿对词语理解数量的增加，7 个月后看养者可开始对婴儿进行简单的看图说话或阅读活动。在他们高兴的时候或睡前，选择一些构图简单、画面色彩明快的图画引导宝宝观察，用易懂的简单句反复地从头到尾完整讲述，逐渐引发婴儿对看图说话或阅读的兴趣。由于婴儿开始对撕纸活动敏感，此阶段为婴儿提供的图画书以布质的为宜，可同时进行翻书训练，让婴儿储备更多的语言。相应的活动有：爸爸和妈妈、常见动物图片介绍等。

（4）儿歌欣赏。在一日生活中可结合婴儿的认知活动，多给婴儿念一些带有重复开口音节的三字童谣。如：小鸭子、好娃娃等，让婴儿进一步体会发重复元音、感受语调的押韵。

3. 注意事项

（1）在进行听说活动时，成人要与宝宝有眼神交流，尽量让婴儿看到自己的口型，语速要慢，说话活动时间不宜太长，每次 2~3 遍即可。

（2）在“对话”活动中，成人要用饱满的情绪感染、调动宝宝咿呀回应的兴趣。

（3）语言训练时应伴随着夸张的动作，变换多种形式进行训练，如坐、站、跳。

（4）为宝宝选择儿歌时，注意每句的最后一个字既押韵又容易发音。

（5）不要对婴儿说“儿语”。

（三）认知能力的培养

1. 重点

拓展养育环境、丰富认知内容，引发婴儿对周围环境的关注度。

2. 具体要求

（1）视觉训练。通过提供鲜艳的玩具、图片等不断更新视觉刺激、扩大婴儿的视野，引发婴儿认识、观看周围生活用品、自然景观的好奇心，发展婴儿的观察力。相应的活动有：好看的图片、气球飞呀飞、放盒子、拍打吊球等。

（2）听觉训练。7个月后听觉训练的重点是辨别声响。可将同一物体放入不同制品的盒中，让婴儿听听声响有何不同，还可让小儿敲打一些不易敲碎的物体，引导小儿注意分辨不同物体敲打发出的不同声响以提高小儿对声音的识别，发展对物体的认识能力。还可播放柔和、节奏鲜明的轻音乐，通过握着婴儿的两手教他们和着音乐学习拍手、舞动手臂等，通过肢体动作来感知音乐节奏的快慢，音的强弱，提高对音乐的感知能力。相应的活动有：小星星、听听什么在唱歌、不一样的声音、敲敲打打、有趣的声音、谁叫宝宝、摇出声音、声音在哪里等。

（3）认知活动。在婴儿清醒的时候，看养者可提供毛巾、丝绸、羽毛等不同质地材料与宝宝进行皮肤的直接触碰，让他们用手摸一摸、用身体碰一碰，来感受柔滑和清凉、松软和温暖的不同，通过刺激婴儿触觉来发展婴儿的认知能力。此外还可借助躲猫猫的游戏，来加强婴儿对实物的认识和名称的识记。相应的活动有：不同的感觉、摸摸与抱抱、小路弯弯、尝尝味道、玩具滚滚滚等。

3. 注意事项

（1）在让宝宝认图、认物时命名要明确，每天1~2次，每次时间不宜太长。

（2）多让宝宝听自然界的声音，调动他们关注周围世界的兴趣。

（3）躲猫猫等游戏在该年龄段实施，应当着宝宝面藏起来，或背着宝宝藏，但露出一点线索。

（4）认知活动应结合多种感官训练来同时进行。

（四）生活习惯与生活能力培养

1. 重点

初步养成基本的生活规律，同步促进良好生活习惯养成。

2. 具体要求

（1）睡眠 7~8 个月的婴儿不仅具有一定活动能力，而且容易接受任何环境，是培养婴儿独自入睡习惯的良好时期。此阶段婴儿应形成昼夜很分明的睡眠模式，晚上睡眠时间 8~9 小时，白天睡眠次数，一般仍为 2~3 次，每次 2~2.5 小时。若婴儿半夜惊醒时，看养者可去看看、安抚，但不要将婴儿抱回自己床来，更不要陪伴，否则一旦养成习惯，会给今后的养育带来不必要的麻烦。

（2）饮食。7 个月后是婴儿接受食物味道多样性的良好时机，看养者应有计划地让婴儿感受不同食物，为婴儿将来的不挑食做好铺垫。此阶段，每日给小儿喂养的次数可减为每日 5 次，间隔 4 小时左右，夜间停喂一次。可开始训练小儿用杯喝水、用手拿东西吃，这既可发展小儿手眼动作的协调，还可为其今后的独立吃东西做准备。

（3）坐便盆排便。排尿和排便属于非条件反射，是婴儿与生俱来的能力。但是要让婴儿养成良好的排便习惯却需要反复的训练。7 个月后，婴儿已能较稳当地独坐，而且由于辅食增加，大便次数也相应减少，每日 1~2 次，大便性状也逐渐接近成人，可根据婴儿排便规律安排小儿坐便盆的时间。一般在饭后 10~15 分钟或睡醒后立即坐盆，但最好安排在晨间起床时。便盆要放在固定的地方，每次用完洗净。婴儿坐盆要有专人照顾，每次坐盆时间不要超过 5 分钟，一日次数也不宜过多。坐盆时不能给小儿吃食物或让小儿玩耍。若婴儿不愿意，不要强迫其坐盆，以免对坐盆产生抵触情绪。

（4）让婴儿独自玩耍。7 个月后的婴儿，伴随着能翻身、独坐和逐渐学会爬行等活动能力的提高，他开始有独自玩耍的要求，看养者不必始终陪伴在他的身边了。在提供安全玩耍环境的前提下，可有计划地为婴儿提供独自玩耍的机会。如，在睡觉醒后，看养者不要急着去照料而预留几分钟的时间让他自己玩；洗完澡后，播放轻松的音乐，让他们自由地在床上活动、玩耍等。在玩中面对婴儿偶尔的哭闹大人可不必太在意，这可能是他发出要陪伴的信号，太在意会让婴儿养成用哭闹要求陪伴的习惯。有意识地延长每一次独自玩耍的时间，来促进他逐渐养成能安静、独自玩耍的习惯。

3. 注意事项

（1）培养婴儿生活能力应创设必要物质条件，便于训练，并持之以恒。

（2）可依据婴儿个体差异及环境条件适当地调整。

（3）此阶段婴儿坐盆排便，看养者应注意全程看护，及时给予帮助。

（五）情绪与社会性的培养

1. 重点

提供交往机会、克服认生现象，培养最初的自控意识。

2. 具体要求

（1）亲情培养。认生是婴儿社会性发展的一种正常现象，但过于认生则会不利于婴儿活泼开朗性格的养成，加强与家庭成员和所有熟悉人的接触，增强交往机会是规避婴儿认生现象加重的最有效办法。7 个月后看养者应鼓励婴儿与熟悉的人进行友好的交往，感受交往带来的乐趣。同时，作为看养者尤其是父母应提高与婴儿互动的质量，除了拥抱和安抚，还可与婴儿进行举高、旋转、摇晃等有助于婴儿身体平衡感发展的亲子活动，以增加亲子间的依恋感。相应的活动有蝴蝶飞、高高举起宝宝、小荡船、开飞机等。

（2）与伙伴交往。扩大婴儿交往范围，让他们有最初伙伴交往是该月龄段社会性发展的重点。看养者可充分利用交朋友的活动来让宝宝学习与人打招呼等礼貌用语，并尝试着让宝宝做相应的肢体动作，如挥手再见、点头招手等。

（3）听懂大人说“不”。满半岁后的婴儿能听懂成人一些简单的指令了，为此，当婴儿进入 7 个月看护者首先应让婴儿听懂成人说“不”的含义，通过结合具体的情境来引导婴儿听懂“不能抓妈妈的头发、不能丢玩具、不能撕书”等系列指令。设法帮助婴儿实现最初的自我行为控制，为他们将来规则意识的建立打好基础。

3. 培养注意事项

（1）在亲子互动游戏中，应注意引导示范；让婴儿在互动中有愉悦感的体验。

（2）礼貌行为的学习应注重营造集体氛围，并尽可能地让婴儿保持良好的情绪。当婴儿做出相应的肢体动作后，应及时给予鼓励强化。

（3）当婴儿出现最初的不良行为时，看养者应立刻用严肃的表情并伴随摇头等肢体动作给予制止，强化他们对“不”的理解。

资源链接

1. 如何清除耳垢

耳垢本身对婴幼儿不会造成伤害，适当时机取出即可，有时候耳垢也会随着宝宝活动自行脱落。但是如果人为硬性除去耳垢，特别是婴儿容易出现的硬耳垢，小则宝宝觉得疼痛难忍，大则给宝宝造成损伤。因此家长要注意除耳垢的方法。对于硬耳垢，建议先使用软化耳垢的滴耳液，比如碳酸氢钠滴耳液，使用时让宝宝侧卧，每天一次，每次 1~2 滴，滴药后保持侧卧至少 5 分钟，连续使用 5 天，硬结的耳垢就会被软化，经常这样，耳垢就很容易清除了。值得注意的是，如果发现有液体由外耳道深处流出，且带有异味，需尽早带宝宝取医院检查，排除中耳炎。

2. 爬，宝宝运动生涯中的又一重要里程碑！

爬行对宝宝来说非常重要，爬行是宝宝运动生涯中的一个重要的里程碑。宝宝的爬行训练对未来平衡感的发展以及手眼协调能力、精细动作发展都有益处。爬行对宝宝其他身心发展的影响主要集中在以下几个方面：爬能促进宝宝大脑各个神经纤维间的畅通联系，促进脑部的发育；爬行还能锻炼胸腹、腰背、四肢等全身大肌肉活动的力量，为宝宝的站立和行走打下基础；爬行能增进母子交流，促进宝宝语言的发展；爬行加大了宝宝认知世界的范围，促进认知能力的发展，有利于思维和记忆的锻炼；充分的爬行是全方位的感觉综合训练，对于宝宝各部位的发育及大小脑、神经系统之间的联系、回路网的建立都有好处。

宝宝的爬行一般要经历匍匐爬行、手膝爬行及手脚爬行三个阶段，随着时间的推移，宝宝爬行的本领越来越大。

针对宝宝的爬行训练也有其阶段性：5~6 个月宝宝可开始训练俯卧、抬头，为爬行做准备；7~8 个月宝宝可以开始训练爬行；9~10 个月可以让宝宝自由自在地爬行；10~12 个月可让宝宝有目的地爬来爬去。相应的活动有爬行训练系列，如爬行取物、穿隧道、绕障碍爬等。

3. 宝宝健身操（适宜于 7~12 月）

注意事项：

1. 要在宝宝进食后 1 小时左右进行，每日 1~2 次，可配合空气浴、阳光浴；

2. 固定播放一首新乐曲，要求节奏舒缓、明快；

3. 在大人帮助下宝宝有部分主动动作，要循序渐进，每次选做 1~2 节，以后逐渐增加节数；

4. 每节重复 2 个四拍；要大声说出口令“一、二、三、四、停”等。为宝宝今后了解数字的顺序做好准备。

第 1 节：腰部运动

准备：宝宝仰卧，大人右手轻轻托住宝宝腰部，左手按住宝宝双足裸关节。

步骤：

①慢慢托起腰部，使宝宝腹部向上挺起呈桥形；

②慢慢恢复原状。

提示：托起腰部时，宝宝头部不要离开床面，但要注意安全。

第 2 节：直立运动

准备：宝宝俯卧，大人在宝宝背后两手轻轻握住宝宝的手腕。

步骤：

①扶宝宝慢慢跪直、稍停；

②扶宝宝缓缓站立；

③再扶宝宝跪直；

④恢复原状。

提示：宝宝跪直后努力让他自己用力站立。

第3节：双臂起坐运动

准备：宝宝仰卧，大人两手轻握宝宝的手部，宝宝握牢大人拇指，手放在宝宝体侧。

步骤：

①拉直两臂与床面垂直；

②缓缓拉宝宝坐起；

③慢慢放宝宝躺下；

④恢复原状。

提示：要有固定的前奏，拉坐前大人应大声喊口令“预备——起”，以便宝宝做好腕部和身体的准备，以防拉伤宝宝，开始拉宝宝起坐时应让宝宝自己用力，大人不可用力太大。

第4节：跳跃运动

准备：宝宝与大人对面站立，大人双手扶在宝宝腋下。

步骤：

①扶着宝宝离开床面；

②恢复原状。

提示：扶宝宝跳跃时大声说“跳、跳”，动作要和谐自然，争取让宝宝的脚前掌接触床面。

第5节：扶单臂起坐运动

准备：宝宝俯卧在床，大人右手握住宝宝左手腕，宝宝握住大人拇指，再用左手按住宝宝双膝。

步骤：

①拉宝宝坐起；

②恢复原状；

③左右手轮流做。

提示：拉宝宝坐起时一、二口令是预备，三、四节奏时，改用“做起来”语言提示。

第 6 节：提腿运动

准备：宝宝仰卧，用两肘支撑身体，大人双手握牢宝宝的两个小腿。

步骤：

①提宝宝双腿约 30°；

②恢复原状。

提示：提起宝宝双腿时动作要轻缓，要让宝宝学会用手用力支起头部。

第 7 节：起立运动

准备：宝宝仰卧，大人在后，两手握牢宝宝两臂肘部。

步骤：

①扶宝宝缓缓站起；

②缓缓恢复原状。

提示：扶宝宝站起要逐步让他自己用力。

第 8 节：弯腰运动

准备：宝宝与大人同一方向直立，大人左手扶住宝宝双膝，右手扶住宝宝腹部，并在宝宝前方放一可爱玩具。

步骤：

①让宝宝尽力弯腰前倾，捡起玩具；

②直立恢复原状。

提示：让宝宝学习自己用力前倾、直立，如果宝宝前倾后不能直立，大人可将左手移至宝宝胸部，帮他直立起来。

思考与练习

1. 了解 7~8 个月龄的关键事件。
2. 如何做到合理烹调食物？
3. 外伤出血急救的操作要点有哪些？
4. 简述爬的作用，并设计一个训练该月龄段宝宝的爬的活动。
5. 结合 7~8 个月婴儿视觉特点，设计一个视觉训练的活动并演练。

第二节 9~10 个月婴儿保育与教育

一、9~10 个月婴儿的发育与发展

案例开启

宝贝能自如地爬行啦！

9~10 个月的宝宝，身体运动能力飞速地发展着，不但能很稳地独坐、自如地翻身，还能通过手膝爬行来灵活地实现身体挪动！若是在宽敞的床上，宝宝会逐渐地爬越过枕头四周搜寻玩具，不知不觉地爬到床沿，让大人开始担心他会跌落等安全问题，若是放在地垫上，宝宝会爬得更来劲，将玩具“搬家”、趁你不注意爬到门后去够门锁，还不停地用发声来告诉你他的发现。大人若及时地给予回应，宝宝会爬得更加有兴趣，爬着爬着他会尝试扶着墙或家具来完成身体的站立，当然也难免会摔跤，但宝宝却会不放弃地坚持着……

随着活动能力的增强，宝宝的认知能力也发生了大变化，开始出现用食指抠发现的小洞洞，也开始知道按开关灯就不亮了等简单的因果关系。在理解大人简单指令上变得越来越强，会区别成人的不同语调，当他们想要拿某种东西时，若成人严厉地说：“不能动”，他会立刻缩回手来，停止行动。模仿的能力也提高很快，挥手“再见”、拱手“恭喜”等动作成人反复示范几次，他们便会模仿做起来。视线的扩大让他们对周围世界充满了好奇，除了睡觉，宝宝的手脚便不停地忙碌着！

（一）9~10 个月婴儿的发展特点

（1）动作发展

①大动作：能很稳地独坐并左右自如转动身体；能从卧位转换到坐位，自己坐起来；能手膝灵活地爬行并尝试着扶物站立片刻。

②精细动作：能做出双手抛掷、倒出、放入等动作，双手熟练地配合玩；能伸出食指试探、抠东西，试着把东西放入水杯或容器里；会熟练地用拇指和食指的指端捏住

小丸。

（2）语言发展：能听懂部分成人的语言，开始用声音表示要求；能有意识地喊“爸爸”“妈妈”。

（3）认知发展：懂得常见人及物的名称，会用眼睛注视所说的人或物；开始知道简单的因果关系，会寻找隐藏起来的东西；能指认五官、分辨地点，喜欢熟悉的环境，会玩按动类的玩具。

（4）生活能力发展：能独抱奶瓶自喂，自己拿固体小食物吃；能配合成人进行穿衣、洗手等。

（5）情绪与社会性发展：会简单的动作模仿，能用动作与人交往；对成人表示肯定或否定的面部表情有不同的反应，受到批评时会哭，当手中的玩具被拿走时会表现强烈的反抗。

（二）该年龄段关键事件

（1）预防肥胖：现代营养学家认为预防肥胖始于婴幼儿，在喂养过程中不要一味给孩子增加营养，胖并不是婴儿健康的标准，相反，胖会为婴儿甚至是成年后带来很多的疾病，关注婴儿健康，预防婴儿肥胖。

（2）学习咀嚼：咀嚼虽然是人的本性之一，但也不是先天固有的，学习咀嚼的关键期为 7~9 个月，如果错过关键期，那么咀嚼能力的发育就容易受到抑制，会对食物的消化以及发音造成影响。

（3）独站：此时婴儿能够独立站立一小段时间，注意不宜让宝宝站立过久或过早，特别是体重较重的宝宝，更加要注意，以免引起骨骼的变形出现 O 型腿或平足。

（三）生长发育指标

（1）体重：处于该月龄段的婴儿平均体重，男孩为 9.65 千克，女孩为 9.03 千克。

（2）身长：处于该月龄段的婴儿平均身长，男孩为 74.6 厘米，女孩为 73.3 厘米。

（3）头围：处于该月龄段的婴儿平均头围，男孩为 45.8 厘米，女孩为 44.3 厘米。

（4）胸围：处于该月龄段的婴儿平均胸围，男孩为 45.5 厘米，女孩为 44.5 厘米。

二、9~10 个月婴儿的保育

（一）营养与喂养

1. 重点

继续增加辅食种类，学习咀嚼，预防婴儿肥胖。

2. 具体要求

（1）食物进一步多样化。这时期可以适当为婴儿增加辅食的种类和数量，辅食的性质还以柔软、半固体为主。有的婴儿不喜欢吃粥，而是对大人的米饭感兴趣，也可以让他们尝试着吃一些软烂的米饭。这时候大部分婴儿已经长出乳牙，咀嚼能力也大大增强，可以把苹果、梨、水蜜桃等水果切成薄片，让他们拿着吃。像香蕉、葡萄等质地比较软的水果就可以整个拿着吃。进食的次数可以固定在一天 4~5 餐。制作方法可以更加复杂化。如果食物色、香、味俱全，能大大地激起婴儿的食欲，并增强婴儿的吸收功能。但是过甜、过咸、过油腻、刺激性较强的食物不宜给婴儿吃。

（2）预防肥胖。营养学家认为预防肥胖应从婴儿开始，婴儿肥胖的高峰就在 12 个月之内，因此养育者要正确巧妙地调整辅食添加，以防宝宝肥胖。

①不要习惯于用鸡汤、骨头汤、肉汤等为宝宝熬粥炖菜。原汁原味的粥、面、菜、肉是最适宜宝宝的辅食，肉汤偶尔为之（一周 1~2 次）即可，而且还应该撇去浮在表面的白油。

②午餐“瘦”一些，晚餐“素”一些。肉类最好集中于午餐添加，宜选择鸡胸、猪里脊、鱼虾等高蛋白低脂肪的肉类；而晚餐的菜单中则最好以木耳、嫩香菇、绿叶菜、瓜菜等为主。

③避免淀粉类辅食在胖宝宝饮食中比例太大。土豆、红薯、山药、芋头、藕等食物，尽管营养价值高，但由于易“咀嚼”且含有大量淀粉，因此容易被吃多，故而“助长”宝宝体重。因此，要适当减少这类食物出现的频率。

④控制水果，只吃不喝。如果宝宝吃饭很好，就没有必要在正餐之外还吃很多水果，每天半个苹果的量就可以了，如果是葡萄、荔枝等高甜度的水果，则更不要太多，因为水果中的糖分是体重的帮凶。果汁，特别是市面上销售的瓶装果汁的热量远高于新鲜水果，一定不能给宝宝喝。

⑤管住“油”和“糖”，减少点心。这两个都是瘦身克星，不要过多出现在胖宝宝的辅食中。此外，磨牙棒和小饼干固然是锻炼宝宝咀嚼能力的好工具，但也常常是含油或糖较高的食物，不宜多给胖宝宝吃，可用烤馒头片、面包片代替。

⑦适量吃粗粮。各类杂豆、燕麦、薏米等杂粮远比精米精面更能增加宝宝的饱腹感，加速代谢废物排泄，可以做成烂粥烂饭给宝宝吃。值得注意的是，杂粮中含有麸质，容易引起宝宝肠道不适，影响营养物质的吸收。所以最好待 1 岁以后再将其作为辅食进行添加。

（3）学习咀嚼。在最初添加辅食时（6 个月左右），婴儿基本上是以整吞整咽的方式处理辅食的，随着月龄的增加，婴儿在吃辅食的过程中需要逐步学习如何咀嚼。咀嚼功能的发育完善不仅有利于食物的消化和吸收，还对语言能力和认知能力的发展有促进作用。咀嚼虽然是人的本性之一，但也不是先天固有的，需要有一定的前提条件——乳牙的存在和有效咀嚼动作。学习咀嚼的关键期为7~9个月，如果错过关键期，那么咀嚼能力的发育就容易受到抑制。对于乳牙还没有萌出的婴儿，应该有意识地先训练宝宝的咀嚼动作。当婴儿进食米粉等泥糊状食物时，看养者也应作出夸张的咀嚼动作，类似咀嚼口香糖之类的食物。通过这样的表演式的行为诱导，婴儿就会逐渐意识到进食非液体食物时应该先进行咀嚼，才能吞咽。多次进行咀嚼式表演的诱导，婴儿就会学会吞咽前的咀嚼动作。即使婴儿学会了咀嚼，在乳牙萌出之前，还是不能给婴儿提供块状的食物。因为无效或效果极微的咀嚼动作不能达到食物有效研磨，这样的食物直接吞进胃肠，会造成食物消化和吸收不够完全，既增加了食物残渣量，也就是粪便量，同时也减少营养素的吸收。咀嚼是一个循序渐进的过程，既要等待乳牙的萌出，又要及早训练咀嚼能力。如果两者不能很好地匹配，就会出现囫囵吞枣的进食现象。或者不能接受进食块状食物现象，其结果都可造成营养素吸收不足，长时间可影响婴幼儿的生长发育。同时咀嚼对促进宝宝乳牙的健康成长和对口咽器官的正常发育十分关键，有助于发音器官的发育，还有助于正确发音，直接影响日后语言能力的发展。

（二）日常护理

1. 重点

婴儿防晒很重要，喂药也要有方法。

2. 具体要求

（1）防晒。婴幼儿应该多进行户外活动，沐浴阳光，不仅可以促进皮肤合成维生素D，而且对于呼吸道和皮肤都有益。但是在夏季阳光猛烈的户外活动的过程中，防晒就显得格外重要了。首推的防晒方法是给孩子穿长袖衣裤、戴大檐帽、用遮阳篷或遮阳伞等物理方法防晒，还可以选择在树荫下或有遮挡的地方玩耍。必要时可以使用防晒霜。现在市面上可以购买专为婴幼儿设计的防晒霜，但是防晒霜毕竟是一种化学物品，它在防晒的同时对婴幼儿的皮肤可能存在一定的刺激。因此选择物理防晒对于婴幼儿而言会更加安全一些。但是如果是去海边等可能接触强光暴晒的环境，就须使用防晒霜。同时，千万不要给婴幼儿佩戴儿童专用的墨镜，由于婴幼儿的眼睛处于发育中，本身就存在屈光不正的问题，因此，戴墨镜可能会对婴幼儿的眼睛发育造成一定的影响。

（2）头部护理。①洗头的正确方法：这个时期的婴儿皮脂分泌旺盛，易导致皮脂堆积于头发中，形成垢壳，堵塞毛孔，阻碍头发生长。简单的清水洗涤已经不再适用于这时期的婴儿，因此，合理护发对婴儿来说非常重要。首先，为婴儿选择婴儿专用洗发水，不用成人用品。因为成人用品过强的碱性会破坏宝宝头皮皮脂，造成头皮干燥发痒，缩短头发寿命，使头发枯黄。其次，勿用手指抠挠宝宝头皮。正确的方法是用整个手掌，轻轻按摩头皮。最后，洗发的次数依据季节变化，夏季1~2天1次为宜，冬春季3~4天1次为宜。

②夏季理发常识：夏天，婴儿头发不宜留得过长，因为除了通过呼吸排出人体部分热量外，通过皮肤排汗是人类最主要的散热途径。但是在夏天为了凉爽给婴儿理发过短甚至是剃光头也是不可取的。首先，汗液中的盐分会直接刺激头皮，造成头皮瘙痒，一旦瘙痒婴儿就会不自觉地挠抓，从而引起细菌感染。其次，头发是天然遮阳伞，可以使头部皮肤免受强烈阳光刺激。如果宝宝头发过短或根本没有头发，就会使头皮暴露于阳光之下，增加晒伤甚至是患日光性皮炎的可能性。

（3）喂药。婴幼儿免疫力较低，生病再所难免，生病就需要治疗，而口服药物是婴幼儿最常见的一种治疗手段。但是婴儿服药不同于成人，他们的吞咽能力差，且味觉灵敏，对药物往往拒绝或者服后即吐，很难与成人配合。这个时候，千万不可强行给宝宝灌药，而应该找到正确方法，熟悉宝宝的脾气，以便顺利完成喂药的艰巨任务。

①喂药方法：将宝宝的头与肩部适当抬高，防止呛咳。先用拇指轻压宝宝的下唇，使其张口（有时抚摸宝宝的面颊，宝宝也会张口）。然后将药液吸入滴管或橡皮奶头内，利用宝宝吸吮本能吮吸药液。有些宝宝常因为药苦或气味强烈而不愿服用，这时可采用一些不会影响药物效果、又可让宝宝安心服药的方法：

A. 有些药物可加入果汁或糖浆一起服用；

B. 一岁半以内的婴幼儿可利用其吞咽反射，将药物送入口内后迅速对着脸部吹气，宝宝会产生吞咽反应从而吞下药物。服完药后再喂些水，尽量将口中的余液全部咽下。服药后将宝宝抱起，轻拍背部，以排出胃内的空气。

②注意事项：

A. 喂药粉或研碎的药片时，不要涂在婴幼儿舌表面，舌对苦味特别敏感。务必在服用前掺和或溶于水，水的用量不宜过多。服用时再加以搅拌，因为搁置时间长后，药会分解、沉淀。

B. 喂药水或糖浆时，千万不要拿瓶子直接喂婴幼儿，一是容易搞错用量；二是会使药物污染。

C. 不要将药混在牛奶中食用，会影响或降低药物的效果。

D. 不要捏着婴幼儿的鼻子喂药，药液容易呛入气管或支气管，轻则引起咳嗽，重则刺激其咽喉神经，容易引起神经痉挛而发生窒息。

E. 不要趁婴幼儿熟睡时喂药，婴幼儿神经系统尚未发育完善，且咽喉较狭窄，突然刺激其咽部神经，会由于神经痉挛而发生窒息。

F. 不要用哄骗、威吓的手段给婴幼儿喂药，婴幼儿感知能力差，哄骗可造成婴幼儿在以后的日常生活中误服药物。威吓会抑制婴幼儿消化系统的功能，影响其胃肠道的蠕动和消化液的分泌，进而影响药物的吸收，降低药效。

G. 根据药物的性能，在喂药时要注意以下几点常识。

a. 对牙齿有腐蚀作用和使牙齿染色的药物，如酸类、铁剂应避免与牙齿接触，服后漱口，服用铁剂应忌茶，以免影响铁的吸收。

b. 磺胺类药和退烧药（发汗药物）服用后应多饮水。

c. 刺激食欲的健胃药应在进食前服用，助消化的药对胃有刺激性的药应在进食后服用。

（三）疾病与意外事故防护

1. 重点

儿童肥胖症、高胡萝卜素血症、触电。

2. 具体事项

（1）儿童肥胖症。肥胖症是指皮下脂肪堆积过多，体重超过同龄正常孩子甚多，一般认为体重超过相应身高婴幼儿体重的 20%以上即为肥胖。

①病因：

A. 多食少动：往往家长误认为宝宝越胖越好，越健康，从而养成小儿过食的习惯。当所摄入的热量长期超过消耗量时，剩余的热量就会转换成脂肪堆积于体内。同时缺乏适量的活动也是肥胖的原因。大多数肥胖的小儿都不喜欢运动，从而更加超重。这种由于多食少动而造成的肥胖称为“单纯性肥胖”。

B. 遗传因素：当父母超重，子女往往肥胖。

C. 内分泌失调：内分泌功能异常所致的肥胖，常伴有生殖器发育迟缓、体脂分布特殊等表现，可与单纯性肥胖区别。

D. 精神因素：小儿因受精神创伤或因心理异常，可致食欲亢进，而发生肥胖症。

②治疗：

A. 饮食管理：在饮食管理过程中不宜使体重骤然减轻。最初，只要求制止体重速增，以后可使体重逐渐下降，至仅超过该年龄正常体重的 10%左右时，即不必严格限制食物，但仍需控制食量。

B. 在饮食管理期间，仍需照顾小儿的基本营养需求，蛋白质每天的供给量不宜少于 1~2g/公斤。维生素和矿物质的供给量应充分。为减少总热能摄入量，应限制脂肪。设法满足小儿食欲，不致因饥饿而感到痛苦。可补充低热量的食物，如萝卜、芹菜等。根据以上要求，食物应以蔬菜、水果、粮食为主，加适量的瘦肉、鱼、蛋和豆类。饮食管理需长期坚持才能取得满意效果。

C. 增加运动量：提高小儿对运动的兴趣，使之成为习惯，坚持锻炼。应避免因剧烈运动致使食欲大增。逐渐增加每天运动量，至每日1小时左右。

D. 因内分泌功能失调所致肥胖，可针对病因进行治疗。

E. 因精神、心理因素所致肥胖，需要进行心理治疗。

（2）高胡萝卜素血症。在门诊中，常常会有家长急匆匆带着八九个月的婴儿来看“黄疸”。查看宝宝的身体，会发现他们的手掌、脚掌和面部的皮肤明显发黄，但孔膜（白眼球）不黄，饮食、睡眠、大小便及生长发育均正常，肝功能检查结果也正常。询问宝宝近期吃些什么，原来连续几周的辅食都有胡萝卜和南瓜。虽然，胡萝卜、南瓜、柑橘等都是非常有营养的食物，但是进食的频率需要控制，因为这类食物中含有丰富的类胡萝卜素。类胡萝卜素在体内的代谢速率较低，长期大量摄入可能出现上述症状，医学上称之为“高胡萝卜素血症”。好在从食物中大量摄入类胡萝卜素一般不会引起毒性作用，停止食用后皮肤黄染的症状就会慢慢消失。如果已经出现了“高胡萝卜素血症”，无须惊慌和用药，建议辅食多样化，暂停食用类胡萝卜素含量丰富的食物。

（3）触电。

①触电表现：发生电击性休克，面色苍白或青紫，没有呼吸，没有心跳或者很微弱；触电处有电击性灼伤，皮肤发红或发黑，通常真正的伤害比眼睛看到的表面伤害要严重得多。

②触电急救措施：

A. 阻断电源，拔下保险盒或电源插头。

B. 无法将电源切断，可用不导电物品如木扫把、椅子、毯子等将孩子与电线分离，千万不可直接去拉孩子。

C. 立即观察孩子生命迹象，如果没有呼吸心跳或心跳很微弱，应该立即进行口对口人工呼吸和胸外按压，直至急救医师来到或孩子呼吸恢复、会哭泣时为止。

D. 如果孩子有电击伤，先将外衣脱去，冲冷水直至疼痛消失。脸面部可以用冷湿毛巾湿敷降温。不要把受伤的皮肤或水泡弄破。

E. 不要在伤口上放冰块、擦牙膏、酱油或各种药剂，以免引起伤口感染。也不要覆盖毛绒的布或有黏性的纱布。如果手指、脚趾灼伤，应该在每个脚趾间放置纱布或布条，以免皮肤发生粘连。

F. 紧急处理后立即送医院进行进一步治疗。

③触电预防：此月龄的婴儿爬行能力增强，而且手指的敏感期表现为喜欢用手指抠洞，所以电源插座就成为了婴儿这一时期的探索目标。因此触电成为此月龄需要重点防范的问题。首先，要检查家里的插线板，闲置的插口都需要用专用的插扣封住。同时还要经常检查家中是否存在电源线老化，电线裸露和室内乱牵电线的现象。如果有一定要

及时处理，以免造成危险。

三、9~10 个月婴儿的教育

（一）运动能力培养

1. 重点

加强婴儿独坐、爬行训练，促进身体平衡性和四肢力量的发展；创设能进行食指抠、双手配合取物等机会，训练婴儿食指独立和五指间配合。

2. 具体要求

（1）独坐训练。当婴儿能独立盘坐 10 分钟以后，9~10 个月阶段看养者应重点训练婴儿能保持身体平衡、自如地转动身体方向来调整或改变坐姿。一般经过三个阶段，第一阶段，将婴儿放在床或地垫上，通过有意识地让婴儿拿取来自不同方位玩具，训练在一个水平面上盘坐时能左右方向地调整身体坐姿。第二阶段，让婴儿坐成人的椅凳，训练他们将双腿悬空自然放下时能保持身体平衡的坐姿。第三阶段，在婴儿双脚悬空长久保持身体平衡后，提供能移动的“火车”玩具，逗引训练婴儿左右自如转动身体调整坐姿方向。相应的活动有：取拿地垫上的玩具、坐在椅上吃和玩、坐在椅上看小狗等。

（2）手膝着地爬。9~10 个月是婴儿爬行训练的关键期，只有掌握手膝着地爬才算真正的会爬了。为此，在前期爬行预备练习的基础上，此阶段看养者应将婴儿能灵活自如地进行手膝着地爬作为训练重点，通过食物、玩具逗引，有步骤地鼓励宝宝向前爬、越过障碍爬、改变方向爬，有序训练婴儿爬的灵活性，增强四肢力量和动作的协调性。相应的活动有：爬行取物、看谁爬得快、“穿隧道”、翻越“枕头山”、爬着找家人照片等。

（3）扶站练习。站是走的前奏，婴儿学会站立能为下一步的直立行走奠定基础，对身心发展具有重要的意义。9~10 个月看养者应充分利用生活中的物品，选择合适的场地来有意识地训练宝宝扶站，以增强他们腿部力量。相应的活动有：坐站变变变、宝宝站起来、扶墙站、站在床边玩等。

（4）食指抠练习。婴儿的五指分化始于食指，当婴儿能五指准确地抓握物体后，9~10 个月阶段看养者应将食指抠练习作为婴儿精细动作训练的重点，通过提供一些带有“小洞洞”的纸盒、图片、实物或玩具，有意识地引导宝宝用食指对“洞洞”进行抠或戳，促进其食指独立，为五指分化做好准备。相应的活动有：抠洞洞、抠一抠、洞洞变大了、手指穿洞洞、食指按开关等。

（5）双手配合玩。在婴儿能灵活完成物品的两手传递后，9~10 个月看养者应将双手合作取物作为婴儿精细动作训练的重点内容，通过训练宝宝双手同时拍、碰或捧物等动作，来发展其手的灵活性及手眼协调能力。相应的活动有：拍手、食指对对碰、拉抽屉取玩具、敲小鼓、对敲积木、碗里转球、拉绳子取玩具等。

（6）手指捏物。在训练婴儿“大把抓”物体的同时，可有意识提供一些小物品训练婴儿用拇指和食指的指端捏取的方法来抓握。如，通过提供爆米花类的小食物，让宝宝自己取物自喂等进行有效的手指捏物训练。相应的活动有：捡豆豆、拿爆米花吃、给妈妈们吃“小馒头”等。

3. 注意事项

（1）悬空独坐训练时，应注意给予适当的安全保护，防止婴儿摔落和产生坐高恐惧情绪。

（2）爬行训练应调动兴趣每天进行，注意合理设置爬行距离并进行安全性保护，让婴儿每一次爬行后都能获得成功体验。

（3）婴儿刚学扶站时，每次站立时间不宜过长、频率不要过快，应注意循序渐进并实施安全性保护。

（4）食指抠练习提供的材料质地硬度应适宜和多样，左右手训练应同时进行并注意保护婴儿的指甲。

（5）训练婴儿精细动作的材料应安全、卫生、无毒，最好是可直接吃的食物。

（二）语言能力培养

1. 重点

激发婴儿说话兴趣，鼓励模仿发更多重复的元音词，帮助婴儿理解常说的词义和指令。

2. 具体要求

（1）听说活动。9~10个月阶段，看养者应将给婴儿介绍生活中更多的物体名称作为听说活动的主要内容。充分利用生活情境、结合实物出示、宝宝感知和实物命名同步的方式，通过每天有规律、重复性的听说刺激，来有意识地引导婴儿认知更多的常见物体、理解更多的名词词义。如，结合桌上的香蕉，让宝宝摸一摸、闻一闻、看一看，让宝宝看着香蕉的同时听“这是香蕉，我们来吃，剥皮吃香蕉”等语句，并反复加重说“香蕉”的语气，让婴儿记住这个香蕉名词。相应的活动有：新物品介绍、宝宝生活介绍、新环境介绍、他们在干什么、说词语做动作等。

（2）对话活动。在婴儿前期发音训练的基础上，9~10个月，看养者应将让婴儿模仿发更多的重复元音节词作为对话活动的重点，结合生活情境来激发婴儿清晰、自主地发音，以实现向有意义“谈话”的顺利过渡。可充分结合生活情境，如：当妈妈出现时，乘机引导宝宝发 ma-ma 的音节词；在宝宝模仿发出声音后，妈妈立刻重复宝宝的发音给予应答，与宝宝进行反复的发音“对话”，强化婴儿发音的清晰度，每一次“对话”目标达成后，妈妈给予婴儿拥抱或食物奖励的办法来有意识地训练婴儿模仿成人发重复的元音节词。一旦婴儿能自主、清晰地发出第一个音节词，很快就会接二连三地发出更多。为此，在开始训练婴儿模仿发音时，一定要结合情景激发兴趣，促进婴儿“对话”习惯的养成。相应的活动有：叫妈妈抱一抱、爸爸妈妈都爱我、与家人对话、咿呀发声乐趣多等。

（3）阅读活动。随着婴儿对周围物体的认知熟练度的不断增强、9~10个月时，看养者可将指认物体图片作为阅读活动的重点内容，有意识地训练婴儿看图的兴趣和能力。通常选择婴儿常见的动物、车、玩具等无字书或图片作为指认内容。指认前应备好阅读材料，创设安静的阅读环境，让宝宝在情绪安定愉快中进行，可当着宝宝面来出示书或画，引导婴儿观察画面按提示进行听词指图。在指认过程中还可扶着宝宝的双手一页一页翻书，直至将所有的页码翻完、看完，让宝宝形成阅读的意识。相应的活动有：家人照片册、宝宝的玩具、会叫的小动物在哪等。

（4）儿歌欣赏。9~10个月的儿歌欣赏可结合音乐的节奏训练来同步进行。看养者可选择每一句最后一个字是发开口元音的三字、五字童谣，通过有意识地念诵，激发宝宝随念诵的节奏拍手、点头或者是跟着发每一句最后一个开口音等形式，多途径地引导婴儿感知和欣赏儿歌的韵律和节奏，激发发音兴趣。相应的活动有：好妈妈、好娃娃、小花猫等。

3. 注意事项

（1）听说活动中当新的词语出现时，应结合具体实物尽可能让婴儿近距离感知，并注意放慢语速、加重语气重复刺激。

（2）发音练习中成人的发音示范应力求标准，一旦婴儿能模仿发声后，成人应给予表情生动、口型夸张的语气回应。

（3）物体指认的阅读活动应选择与实物相似度高的图片，最好选用清晰度高的实物照片。

（4）儿歌欣赏时应注意不断改变婴儿互动的方式，每一次都应让婴儿有愉悦的情绪体验。

（三）认知能力培养

1. 重点

引发婴儿对周围环境的感知兴趣，继续发展感知觉，通过指认更多的实物来促进婴儿观察、记忆及理解能力的发展。

2. 具体要求

（1）听声指认物和人。9~10 个月婴儿记忆在加速发展，看养者应将听声指认物和人作为婴儿认知活动的重点内容，在不断拓展认知内容的基础上，充分结合日常生活来让婴儿听声指认更多物和人。通过先出示“声音”引导宝宝进行声音的识别，让婴儿完成声音与实物的匹配，实现对物体的整体感知，促进婴儿感知力、记忆力的发展。相应的活动有：家人在哪、是谁回来了、谁在叫、什么东西响了、哪个动物在唱歌等。

（2）感知简单的因果关系。9~10 个月的婴儿开始产生初始的判断力，此阶段看养者可将让婴儿了解生活中简单的因果关系作为智力训练的重点内容，通过日常生活的具体场景，结合具体动作的演示来让婴儿感知生活中事物的初步因果关系。如，在给婴儿洗手时，让婴儿拧开、关上水龙头，引导婴儿了解拧开水就来，关上水就没有的因果关系，还可给婴儿提供一个不倒翁的玩具，通过与宝宝一起用手推，让宝宝体会到：手的推力大一些，不倒翁摇的幅度大一些，摇摆的时间也长一些；手的推力小一些，不倒翁摇的幅度小一些，摇摆的时间也短一些的因果关系。在提高婴儿感知力的同时，促进其对因果判断力的发展。相应的活动有：推不倒翁、打开抽屉取东西、按开关、敲敲打打、拧开合上等。

（3）指认色彩。婴儿对色彩的感知具有从笼统到逐渐清晰的、从认识饱和度高的色彩开始的特点。随着视神经的发展，9~10 个月婴儿已能清晰地分辨红色。此阶段应注意给婴儿提供色彩鲜艳最好含有红色的玩具及用品。从认识红色开始，结合具体物品，通过指认、命名、辨认等方式让婴儿逐个感知单色彩，促进婴儿视觉的发展。相应活动有：这是红色、红色在哪、拉拉红色的气球等。

（4）指认五官。在前期训练的基础上，随着体知觉的发展，9~10 个月的婴儿已能准确地感知自己某些器官的位置。此阶段，看养者应将指认五官作为训练婴儿体知觉发展的主要内容，从认识嘴巴、眼睛开始，通过让婴儿指认妈妈的五官到逐渐指认自己的五官，可结合音乐活动来实施，逐渐提高婴儿感知五感位置的准确性。相应的活动有：照镜子认识自己的五官、指认五官、跟着音乐找五官、动动嘴巴闭闭眼、和妈妈一起找五官、听指令找五官等。

（5）听辨自然界的声音。9~10 个月婴儿正处于对自然界发出声音的敏感期，能辨别声音的音色和节奏。此阶段看养者应将听辨自然界的声音作为婴儿听觉训练的主要内容，充分结合自然环境让婴儿来感知不同声音。如，雨声、雷声、流水声、汽车声、鸟叫声等，还可结合音乐活动，通过播放模拟的自然界声音，让婴儿辨别音色、感知音乐节奏。相应的活动有：听声音找图片、打雷下雨、听声音做动作、寻找滴答钟、小小演奏家等。

（6）感知物体的不同质地。在前期触觉训练的基础上，9~10 个月阶段应结合认知活动让婴儿感知更多物体的不同质地。如，让婴儿在不同质地的地垫上爬，抚摸不同质地的袜子、毛巾，抓握玩不同质地的玩具、感知软与硬、冷与热、光滑与粗糙，促进婴儿触觉灵敏性的发展。相应的活动有：摸摸爸爸的脸、触摸球与弹弹球、爬不同的方垫等。

3. 注意事项

（1）听声指认物和人时，“声音”的出示应在前，语言的提示应在后，并应结合婴儿的认知水平不断地提高“声音”线索出示的难度。

（2）因果关系的感知，一定要结合具体动作让婴儿亲身体验，并将因果关系的体验用简洁语言同时进行表述。

（3）此阶段提供指认色彩的实物，应选用饱和度高的三原色，最好是一物单色。

（4）指认五官等时应注意让婴儿用食指进行指认，结合语言指令让婴儿感知摸、点、捏、闭等动作。

（5）在感知和辨别自然界的声音时，应注意声音刺激的强度控制，防止婴儿被声音所惊吓。

（6）触觉训练时，应同时提供两种质地对比度高的物体让婴儿同时感知，并及时用语言表述出来。如，这是软软的，这是硬硬的；这是粗糙的，这是光滑的；让婴儿将感觉与词语对应记忆。

（四）生活能力培养

1. 重点

训练最初吃、喝、玩的生活技能，体验“自食其力”的乐趣，促进婴儿生活自理意识的萌发。

2. 具体要求

（1）自己玩玩具。随着婴儿身体能自如地活动，其要求独立的欲望越来越明显。9~10 个月阶段看养者应每天给婴儿留有专门的独立玩耍时间，通过提供一些能按、拨的玩具让婴儿通过自主的操作来实现自主的探究，发展宝宝的独立性。相应的活动有：宝宝玩玩具、爬爬玩玩、自己打开合拢等。

（2）捧杯喝水。从婴儿进入 9 个月起，在一日生活中应有意识地锻炼宝宝独自捧杯喝水的能力，通过提供大小适宜的杯具，训练婴儿正确地双手配合完成独自捧杯喝水。为了避免捧洒，刚开始时提供的水量应少一点，最好用美味的果汁来调动婴儿捧杯喝水的兴趣。一旦婴儿能独自喝水后，看养者应持之以恒放手锻炼婴儿的捧杯喝水的能力。

（3）自己拿着食物吃。9~10 个月阶段婴儿已具备能独自取食自喂的能力。为此，可有意识地提供一些软硬度和弹性适中的固体颗粒状小食物，让宝宝自己拿着吃，循序渐进地锻炼咀嚼能力。同时也让婴儿通过自喂来体验食物的美味，感受自食其力的乐趣。相应的活动有：自己吃香蕉、饼干真好吃等。

（4）配合穿衣。随着婴儿体知觉发展，此阶段婴儿能较好地实现穿衣配合。为此在给宝宝穿衣时，应给予如伸手、低头、抬腿等相应的语言提示，引导宝宝完成相应的指令动作，并及时通过赞许的表情给予肯定鼓励，促进其合作意识的萌发。

3. 注意事项

（1）婴儿独自玩耍时，看养者应在保证安全的前提下彻底放手，只要婴儿玩得专心就不应干预，以促进其做事的专注性。

（2）婴儿喝水杯子应专设，大小、重量适宜并具有防摔性。

（3）此阶段可结合精细动作的训练，有意识将食物放入带有洞口的容器中，让婴儿独自完成取食、自喂一体化过程。

（4）当婴儿独立实现生活配合后，应给予及时的鼓励肯定，强化宝宝的行为。

（五）情感与社会性培养

1. 重点

为婴儿创设交往、模仿和多重情感体验的机会，增进亲子依恋，促进其自我意识的萌发。

2. 具体要求

（1）亲情培养。9~10 个月的亲情培养的重点是通过玩亲子游戏互动，让宝宝体验游戏快乐、增进亲子依恋。“躲猫猫”是最经典的游戏，9~10 个月的婴儿玩躲猫猫，应增加寻找的难度，可充分结合爬行训练来同步进行。在家中或适宜爬的活动室里，看养者可通过躲藏后叫宝宝乳名的方式，让婴儿循声爬行寻找，在反复的玩的过程中增进亲子情感的交流，发展宝宝的多种能力。相应的活动有：妈妈在哪、找到妈妈真开心、与家人躲猫猫等。

（2）我的玩具。9~10 个月是婴儿自我意识开始萌发的时期，看养者应将让宝宝分清“自己的物品”作为此阶段婴儿自我意识培养的主要内容。结合生活、游戏让宝宝记住自己的常用物品，通过反复的强化，让宝宝区分“自己的”与“别人的”。当出现宝宝手中的玩具被拿走时会表现强烈的反抗现象，就表明婴儿初步建立“我”的概念，形成了自我意识的萌芽。相应的活动有：宝宝的玩具、宝宝的玩具给伙伴，宝宝的推车开走了、宝宝的玩具不见了等。

（3）了解并遵守简单指令。9~10 个月的婴儿已懂一些事，能“察言观色”，看懂成人的表情、听懂成人的语气。此阶段看养者应让宝宝从区别“点头”和“摇头”开始来学习遵守简单的指令。通过用肯定态度和奖赏动作来正强化，否定的态度和“惩罚”的动作来负强化的方式，让宝宝学会区别和遵守简单的指令。相应的活动有：听指令做动作、按提示取玩具、“点头”与“摇头”等。

（4）认识小伙伴。9~10 个月婴儿开始萌发主动与人交往的意识，为此，看养者应有意识地创设宝宝与同伴交流的机会。引导宝宝与伙伴间有抚摸、握手、碰头等互动动作，还可提供小食物，鼓励宝宝主动地与伙伴分享。借此情景学习“谢谢”“再见”等礼貌发音与动作。相应的活动有：认识新朋友、找朋友等。

3. 注意事项

（1）玩躲猫猫时，应创设相适宜的游戏环境，当婴儿成功找到家人时，应及时给予亲亲抱抱式的回应，并反复多次玩，充分让婴儿感受游戏的快乐。

（2）当婴儿手中的玩具被拿走会表现强烈的反抗现象时，应立即安抚宝宝的情绪，通过合理的引导帮助婴儿学习讨回玩具的方法。

（3）在训练婴儿了解并遵守简单指令、认识伙伴的过程中，应以正强化的鼓励方式为主、适当运用负强化。尽可能让婴儿体验成功，建立自信。

资源链接

1. 宝宝肥胖的危害

肥胖对宝宝有哪些危害？肥胖会使宝宝学会走路较同龄者要晚，活动能力相对较差，并容易出现膝外翻或内翻、筋内翻等症状；关节部位长期负重，容易磨损而出现腿或关节疼痛。宝宝正处在生长发育最旺盛时期，骨骼中含有机物的比例大，受力容易弯曲变形。肥胖宝宝体重超标太多，就会加重下肢，尤其是下肢支撑关节的负担。下肢长期超负荷，容易造成弓形腿、平足。如果宝宝的脑组织中脂肪量过多，容易形成“肥胖脑”。“肥胖脑”思维迟钝，记忆力差，会严重影响宝宝智力。由于宝宝身体肥胖，体表面积增大，导致血液带氧不足，脑子经常处于缺氧状态，也容易有头昏、恶心等身体不舒服的现象。

肥胖多伴有高血脂症、肺通气不良、心功能减弱、脂肪肝、关节炎等，就是由于宝宝胸部和腹部的脂肪蓄积量较多，在一定程度上影响了心脏的舒张和肺的呼吸，既妨碍心肺功能的改善和提高，又影响其他机能，例如，肺活量减小等。由于肥胖。宝宝还会出现呼吸困难，换气不足，加上免疫系统功能受到抑制，容易发生肺炎、支气管炎等，严重者还会出现嗜睡、精神萎靡，形成呼吸窘迫综合征。肥胖宝宝常存在性发育异常。男孩可有性发育提前，女孩的垂体有脂肪沉积，可能导致其体内性激素分泌紊乱，而使胖姑娘月经不调，甚至诱发乳腺癌、子宫癌等疾病。肥胖可使周身性的脂肪分布过多，从而导致全身各种代谢障碍。肥胖发生的年龄越小，肥胖病史越长，这种代谢障碍就越严重，成年后患糖尿病、高血压、冠心病、胆石症、痛风等疾病的几率就越高。

肥胖宝宝和肥胖的成年人一样，同样有怕热、嗜睡、嘴馋、爱吃零食、不好活动等习惯。他们的动作笨拙，反应迟钝，因而在集体活动中常是小伙伴们取笑、逗乐甚至是讥讽的对象。这样看来肥胖对宝宝身心的健康发展都不利。

2. 如何为 7~12 个月婴儿选择适宜的玩具?

7~12 个月的婴儿，处于前语言时期，听觉的发育成熟为语言的学习作了充分的准备，因此购置带有音乐的玩具有利于促进婴儿听力的发展。但在购置玩具时，要注意音乐的适宜性。如果音量过大，播放时间过长，就会损害 0~3 岁婴儿的听力。有研究表明，0~3 岁婴儿对声音的感应要比教师和家长灵敏。如果玩具发出很大的声响，就可能会给他们带来灾难性的后果。如冲锋枪、大炮、坦克车等玩具，距离 10 厘米之内，音量会达到 80 分贝以上，如果噪音经常达到 80 分贝以上，0~3 岁婴儿会发生头痛、头昏、耳鸣、情绪紧张、记忆力减退等一些症状。

思考与练习

1. 了解婴幼儿 9~10 个月龄的关键事件。

2. 如何看待婴儿学习咀嚼的意义?

3. 当婴幼儿不配合吃药时，如何采取有效措施给宝宝喂药?

4. 9~10 个月婴儿运动能力培养的要点是什么? 请设计并演练一个训练婴儿双手配合的游戏活动。

5. 请列举 9~10 月婴儿认知能力培养要点与主要内容，设计一系列幼儿认识五官的游戏活动。

6. 让婴儿了解并遵守简单指令常用的方法有哪些? 如何运用?

第三节 11~12 个月婴儿保育与教育

一、11~12 个月婴儿的发育发展

案例开启

宝贝善于"察言观色"啦！

处于 11~12 个月阶段的宝宝开始有了自觉思维。只要自己想去的地方，他都会手脚并用地爬过去，如果旁边有可以扶助的矮柜、栏杆，宝宝就可以稳稳地站起来，用小手扶着这些物体向目标一步一步"走"过去。善于借力的思维变化着实令大人高兴！

不过令人高兴之余，烦恼也随之而来！瞧：宝宝挪动身体的节奏加快了，不经意间他们已到了柜子跟前，拉开抽屉，探个究竟，把里面的东西一股脑儿甩出来；有时还会将大人放好的小物品进行随意的"搬家"，让你不能得心应手地寻找到；还有时会做一些小破坏，拿起妈妈的口红、眉笔在雪白的床单上一阵涂鸦，他们专注地做着，如果你用和蔼的表情看他时，他会一脸得意并向你炫耀他的"作品"，如果你用严肃的语言大声训斥，他会很委屈地大哭起来，宝贝"察言观色"的本领越来越像个社会人了！

（一）11~12 个月婴儿的发展特点

（1）动作发展：

①大动作：会腹部不贴地面地四肢爬行；能自己扶栏杆站立、坐下及蹲下取物；能独自站稳片刻，扶物会走，能独走几步。

②精细动作：会从大罐子中取物、放物；喜欢扔东西，会将大圆圈套在木棍上；能用食指独立地抠物体，能五指抓捡积木入盒，钳式推抓。

（2）语言发展：能听懂与自己有关的日常生活指示语言。能说出几个词，会主动模仿叫"爸爸""妈妈"等；会用动作表示意愿，会自创一些词语来指称事物。

（3）认知发展：会分辨甜、苦、咸等味道和香、臭等气味；喜欢看图画，能指认经常接触的物品；关注比较细小的物品，喜欢摆弄、观察玩具及实物，能学习用工具帮助够物。

（4）生活能力发展：会用食指指方向，能用声音、动作表示大小便需求；会将瓶盖翻正后盖在瓶上；会手捧杯子喝水和用手取食物吃；能配合洗脸、洗脚等。

（5）情绪与社会性发展：喜欢家庭成员和熟悉的人，会伸开手臂要求抱，对陌生人表现出忧虑、退缩、拒绝等行为；喜欢各种交际游戏，喜欢重复地玩，会注视并会伸手去触摸同伴；会用动作等方式向成人索取感兴趣的东西，初步具有保护自己物品的意识；爱尝试，喜欢自己探索和情感交流活动，言行得到认可会高兴地重复表现；会理解成人的肯定或否定态度，还能采取不同的方式表达愤怒、害怕、焦急等不同情绪。

（二）该月龄段关键事件

（1）正确看待乳类：随着婴儿年龄的增大，辅食量的增加，很多家长误认为此时乳类就显得没那么重要了，其实对于0~3岁的婴幼儿而言，乳类仍然是主食，有着不可替代的作用，为婴幼儿的生长发育保驾护航，不可让辅食喧宾夺主。

（2）学步：大多数宝宝此时表现出学步的欲望，渴望迈出人生的第一步。

（三）生长发育指标

（1）体重：处于该月龄段的婴儿平均体重，男孩为10.42千克，女孩为9.64千克。

（2）身长：处于该月龄段的婴儿平均身长，男孩为78.02厘米，女孩为76.36厘米。

（3）头围：处于该月龄段的婴儿平均头围，男孩为46.93厘米，女孩为45.64厘米。

（4）胸围：处于该月龄段的婴儿平均胸围，男孩为46.80厘米，女孩为45.43厘米。

二、11~12个月婴儿的保育

（一）营养与喂养

1. 重点

乳类依然是主食，主辅食比例要合理。

2. 具体要求

（1）婴儿的主食与辅食。婴儿的主食是奶，包括母乳和配方奶粉。辅食是除了母乳、婴儿配方奶粉以外的食物，包括任何液体和固体食物。虽然辅食的称呼有很多种，如固体食物、泥糊状食物，但是之所以更多地选用“辅食”这个称呼，是为了与“主食”相区别。在婴幼儿 1 岁半以前奶制品都应该是孩子的“主食”，1 岁半以后才废除“辅食”的概念。

与辅食相比，婴幼儿的主食——奶，其脂肪含量高，蛋白质和碳水化合物含量相对于成人食物较低。也就是说，奶是高密度、高热量食物。对于 1 岁半以前的婴幼儿只有以奶为主食，才能保证高密度能量的提供。如果米粥、面条等低密度食物所占比例增加，这会影响婴幼儿奶的摄入量，从而减少全天的热量供给，不利于婴幼儿的正常生长。6~12 个月的婴儿，每天奶量在 600~800 毫升，1~1 岁半的幼儿不少于 400~600 毫升。即使宝宝非常喜欢辅食，也不能让辅食喧宾夺主，要保证主食的摄入量。这才是保证营养的基础。为了达到更好的喂养效果，需要调整辅食的结构及喂养量，来更好地搭配主食，以便孩子更好地生长发育。

表 4-1　6~18 个月主食辅食比例一览表

辅食添加的不同时期	吞咽期	蠕嚼期	细嚼期	咀嚼期
口腔处理食物的主要方式	整吞整咽	舌捣碎+牙龈咀嚼	主要是牙龈咀嚼	主要是牙齿咀嚼
大致月龄	6 个月	7~8 个月	9~10 个月	11~18 个月
每天主食次数	保持原先次数	减少 1 次	再减少 1 次	保证 2~3 次以上
每天辅食次数	1~2 次	2~3 次	3 次	3 次以上
辅食质地	柔滑泥糊	粗糙泥糊	碎末	软烂

摘自：《虾米妈妈育儿正典》

（2）如何判断辅食添加的效果。添加辅食的目的之一就是为了让婴儿更好地成长，饮食结构逐渐向成人过渡。因此在判断辅食添加效果之时首要的指标就是婴儿的生长发育，可以用“生长曲线”来判断。利用生长曲线连续观察身高、体重等生长指标，了解生长变化过程。特别注意，我们不能简单地将婴儿的饭量即“吃饱”作为评价标准，而是要关注是否“吃好”，因为很多时候辅食添加得不合理，会造成辅食添加后生长发育增长缓慢的现象。如在孩子未长出磨牙前过早添加块状食物，会因消化效果有限从而造成大便量增加而生长发育迟缓。此外，辅食添加效果的评价还应该包括神经系统发育（进食行为训练）、过敏疾病预防（湿疹、荨麻疹、腹泻和便秘）、心脑血管疾病预防（1 岁之内不主动在辅食内添加食盐）、代谢类疾病预防（肥胖、生长发育迟缓）、味道和食物偏好引导、龋齿预防（饭后漱口）等方面的内容。

（3）预防食物过敏。过敏是免疫系统对天然无害物质的过度反应，所以任何食物、接触物、空气内附着物都可能引起过敏。对于婴幼儿来说，食物过敏是最常见的。给婴儿添加辅食后，首先要观察宝宝对事物的态度，以便尽早发现过敏。对于某些食物一见就躲或起初进食正常，很快出现抗拒的食物，排除对味道和性状的不接受以外，首先要考虑的就是食物过敏或不耐受。

除此之外，以下症状也是判断食物过敏的重要表征。

①呼吸道症状：流鼻涕、打喷嚏、持续咳嗽、气喘、鼻塞、流泪、结膜充血等。

②皮肤症状：荨麻疹、湿疹、眼皮肿、嘴唇嘴周肿、手脚肿。

③消化道症状：腹泻、便秘、胀气、呕吐、腹痛、肠内出血等。

预防食物过敏要从辅食添加开始注意，因此在添加辅食过程中一定要一种一种地添加，每次添加新的食物至少坚持3天，并观察宝宝对食物的接受情况。如果出现过敏，马上停止添加，并进行记录。待一段时间后，再少量添加并开始观察。通过这种方法很容易发现过敏原，有效避免食物过敏。同时，遵守6个月以上再添加辅食也是避免食物过敏的重要途径。

（二）日常护理

1. 重点

善待“习惯手”，巧选学步鞋。

2. 具体要求

（1）尊重孩子的“习惯手”。随着婴儿对手运用的增加，如自己吃饭等，宝宝的“习惯手”日渐凸显。大部分的婴儿习惯手是右手，而少部分婴儿也会选择左手，如果遇到婴儿的习惯手是左手，不要强行纠正。虽然，在日常生活中左撇子确实会遇到一些困难，但是强行纠正左撇子会给婴儿的生长发育造成影响。比如会造成左脑负担过重、左右脑功能失调、右脑功能混乱，阻碍宝宝创造力的发展。同时强行纠正左撇子还可能造成婴儿言语发育障碍，如口吃、语音不清、唱歌走调、阅读困难等。因此对于习惯用左手的宝宝，父母不可强迫改为右手，最好的态度就是顺其自然。此外不管习惯手是左手还是右手，看养者都要有意识地刺激婴儿不经常使用的那只手，平衡左右脑的发育。

（2）选择合适学步鞋。此阶段婴儿能踉踉跄跄无辅助地走几步。因此，需要开始准备几双鞋子，不仅活动方便，还会起到保暖和护脚的作用。选择的鞋子要大小合适，比婴儿的脚稍大一些就可以。婴儿的骨骼骨化未完全，穿太紧或不合脚的鞋子，虽然宝宝不会觉得痛，但事实上已经对宝宝稚嫩的小脚造成了伤害。在购买鞋子时最好带上宝宝，试鞋时，让宝宝穿上鞋后，看养者扶着宝宝站在地面上，全脚着地。让宝宝的脚趾顶到鞋的前面，后面能伸进大人的一个手指就可以了。使宝宝的脚在鞋里面比较宽松，便于活动。如果鞋过大，活动起来不方便，容易掉鞋，不利于行动也会产生危险。这个月龄的婴儿脚长得比较快，一般来说 2 个月就需要更换一双鞋，因此，看养者应该经常检查鞋子，及时更换。

(三) 疾病与意外事故防护

1. 重点

计划免疫、意外伤害预防、烧烫伤。

2. 具体事项

(1) 计划免疫。①预防接种的意义：人体免疫力分为先天免疫系统和获得性免疫系统。先天免疫系统指的是皮肤、胃液等生理屏障和功能，是生来就具有的。获得性免疫系统属后天免疫，是在不断接触细菌、病毒等的过程中逐渐发育成熟的，获得性免疫的水平意味着抵抗感染性疾病的能力。婴儿在出生后不断接触少量病菌的过程就是获得性免疫系统不断成熟的过程，人为控制这个过程的形式就是接种疫苗。人体在接触了某种细菌或病毒后会产生对这种细菌或病毒的抗体，可是不能为了获得免疫力从而将所有疾病都感染，然而预防接种可以解决这一问题，预防接种的过程就是模拟严重感染性疾病的部分过程，这个过程会对免疫系统产生直接且有效的刺激。疫苗是细菌、病毒的碎片或其中的重要片段。疫苗在生产过程中，把原有的病毒和细菌进行了改造，使其在具有免疫性的同时失去了致病性。也就是说，接种疫苗以后，婴幼儿体内会产生相应的抗体，能够预防以后真的得病，但同时又不会对婴幼儿造成真正的伤害。因此，预防接种是提高抵抗力最主要的方法之一。

②疫苗基础知识：目前，常规预防接种能预防的疾病包括：结核病、乙型肝炎、白喉、百日咳、破伤风、脊髓灰质炎（小儿麻痹症）、b 型流感嗜血杆菌引起的脑炎等重症感染、麻疹、腮腺炎、风疹、肺炎、脑膜炎、水痘、甲型肝炎、乙型脑炎、流行性脑脊髓膜炎、季节性流感等。对于特殊地区或特殊还可以进行狂犬病、伤寒等疾病的预防接种。根据婴幼儿生长发育状况，我国制定了预防接种程序。预防接种基本在 3 岁之前进行，3 岁以后虽然有一些预防加强注射，但接种种类明显减少。

A. 一类疫苗和二类疫苗：目前我国防疫部门将疫苗分为两类：一类疫苗和二类疫苗。一类疫苗是免费疫苗，由国家出钱。二类疫苗是自费疫苗，由家长出钱。这种分类方法只代表费用不同，管理上不同，不代表重要性的差别。多数发达国家已经实现所有疫苗免费接种，我国是发展中国家，由于国情还不能做到全部免费接种。从预防的角度而言，接种自费疫苗可获得更为广泛的保护。当然，无论接种自费疫苗还是免费疫苗，都可以预防相应的疾病，这些疫苗都是经过研究针对特定可引起严重疾病的细菌和病毒的。因此如果不存在经济问题，都应该按照正规研究推荐时间给孩子接种。

表 4-2　0~3 岁婴幼儿一类疫苗接种一览表

疫　苗	接种对象 月（年）龄	接种剂次	接种途径	备　注
乙肝疫苗	0、1、6 个月龄	3	肌内注射	出生后 24 小时内接种第 1 剂次，第 1、2 剂次间隔≥28 天
卡介苗	出生时	1	皮内注射	
脊灰疫苗	2、3、4 个月龄 4 周岁	4	口服	第 1、2 剂次，第 2、3 剂次间隔均≥28 天
百白破疫苗	3、4、5 个月龄 18~24 个月龄	4	肌内注射	第 1、2 剂次，第 2、3 剂次间隔均≥28 天
麻风疫苗（麻疹疫苗）	8 个月龄	1	皮下注射	
麻腮风疫苗（麻腮疫苗、麻疹疫苗）	18~24 个月龄	1	皮下注射	
乙脑减毒活疫苗	8 个月龄，2 周岁	2	皮下注射	
A 群流脑疫苗	6~18 个月龄	2	皮下注射	第 1、2 剂次间隔 3 个月

B. 基础免疫和加强免疫：

基础免疫：初次接种称为基础免疫。由于疫苗种类不同，完成基础免疫所接种的次数也有所区别。一般，活疫苗（减毒活疫苗）如因免疫效果好，只需要接种一次就可以达到基础免疫的效果。而灭活疫苗，因免疫效果较差，必须接种几次才能达到基础免疫的效果。加强免疫：经过基础免疫后，体内获得相当的免疫力，但经过一段时间，免疫力会下降到一定程度，若重复接种就可使免疫力再度提高，以巩固免疫效果，这种复种就成为加强免疫。

③接种后的反应和常见问题

疫苗虽经灭活或减毒处理，但毕竟是一种蛋白或具抗原性的其他物质，对人体仍有一定的刺激作用，其实这也是人体的一种自我保护，就像感冒发热一样是机体在抵御细菌或病毒。接种后会对人体造成微小“疾病”，因此接种疫苗后以下不适反应都是正常现象：乏力、哭闹、吃奶稍差、睡眠稍差、发热、注射局部轻微红肿。无论局部还是全身的正常反应一般不需要特殊处理，多喂水并注意让宝宝多休息即可。注射预防针后 24 小时内最好不要洗澡，以免发生注射部位的感染。如果宝宝高热，可服用退烧药，可以做物理降温，吃些富有营养又好消化的食物，多喂水并注意观察孩子的病情变化。如果出现了严重反应，如呕吐、抽搐、严重腹泻等症状，必须及时就医。

也正因为疫苗对人体具有这些微小影响，所以接种前的婴幼儿身体应该处于健康状态。生病期间不能接种疫苗，可在病愈一周后再接种，否则疫苗接种后反应较大，接种后长远效果也不够强。比如腹泻期间就不要接种疫苗，特别不要接种口服疫苗，如脊髓灰质炎糖丸或轮状病毒疫苗等。

（2）意外伤害预防。意外伤害是一种突发事件，有外部原因也有内部原因，并有其客观的规律。它属于一类疾病，国际疾病分类已将其单独列为一类。随着婴儿活动能力的增强以及活动范围的扩大，做好预防非常重要。

①房间安全：药物放在婴幼儿无法打开的瓶子里，最好锁在柜子里；保持好药品和化学品容器上原有的标签，不要把有毒物质装在曾经装无害药物和食品的瓶子里，如果汁瓶。不要到处乱放喷雾剂瓶，因为瓶口可能会被婴幼儿好奇按下；在有火的地方安装防护栏；保证婴幼儿接触不到有电线设备，所有的电源都要有安全插座。保证电线的完好性，不要扭结电线；用毛巾盖好暖气片或暖气管，或者用家具挡好。告诫孩子，暖气片是热的不能触摸；挡好所有的上层柜橱，附近不要留有可借助爬上去的东西；不要让婴幼儿接触到针、打火机、锋利的刀剪等，把这些东西都锁好；不要把电熨斗打开后离开。

②浴室安全：确保浴室和厕所可以从外面打开；把药物、剪刀和刀片放在婴幼儿够不到的地方；不要随处乱放香水和化妆品；盖好马桶的盖子；给婴幼儿洗澡时先放冷水，再放热水，以免烫伤。特别是把婴儿放进水里前一定要试好水温。尽可能早些教婴儿学会游泳；所有窗户都要有栏杆和安全抓手；浴室橱柜上要安上打不开的锁；把清洁剂、漂白剂和消毒剂都锁在柜子里；不要把橱柜安在马桶上方，避免婴儿爬到马桶上打开橱柜；不要让婴儿独自待在浴池里。

③厨房安全：地板最好是防滑的，地板上不能太乱；所有的工作台面要有良好的照明，及时收纳清理上面的锐器；窗户和玻璃门上，要安强化安全玻璃；关好所有的抽屉，尽可能上锁；尽快清除所有溅出的液体；不要把热锅等东西放在炉子上没人照管，不要把热水或含酒饮料放在婴幼儿能够够到的地方；不要使用台布，会爬的婴儿容易抓住台布，可能把上面的东西拉下来；做饭时，不要让婴儿在身边玩耍；把衣服放在远离炉火的地方；不要让婴儿拿到塑料袋；把婴儿和玩具放在远离做饭的地方，最好放在游戏护栏里、婴儿垫或椅子里，距离 50cm 以外。

④起居室安全：在沿墙的边缘布置电线；拔去不用电器的电源；使用网状的护栏；如果是落地窗，要保证婴儿摔碰到玻璃时不会破碎；家里不要养有毒植物；不要在窗前摆放家具特别是沙发；家具角最好是圆弧形，如不是，需要安装防撞桌角；把婴儿玩具放在较低的位置；不要把婴儿放在床边玩耍；不要乱设电线，避免把衣物或被子引燃。

⑤门厅、楼梯和走廊的安全：楼梯两头安装安全门；不要在楼梯上和楼梯附近放置物品；保证门厅、楼梯和走廊照明良好；栏杆要结实、间隙小；楼梯上的地毯要固定

好，防止滑动。

（3）烧烫伤。烧烫伤是婴幼儿最常见的意外伤害，轻则给孩子带来痛苦，重则危及生命。婴幼儿发生烧烫伤后的紧急处置十分重要，处理正确可以减轻伤害，处理不当则会加重烫伤病情，增加婴幼儿的痛苦。

①烧烫伤表现：轻则皮肤发红，重则起水泡，严重的火烧伤会使皮肤烧焦，有明显疼痛感。严重时会出现休克、神志不清等严重症状。

②急救措施：

A. 伤后首先要用水冷却。手脚烫伤可以用自来水冲洗冷却 15~20 分钟，如果烫伤面积较大时，可以用淋浴头冷水冲洗。如果穿着衣服烫伤，不可强行脱下孩子的衣服，可以往衣服上浇冷水，或连衣一起泡入冷水中。头面部可以用冷湿毛巾敷上冷却。

B. 冷却时间不要过长，只要皮肤上温度降低了即可，不能使宝宝体温降低。进行冷却后，不要自行往皮肤上涂抹植物油、芦荟汁、酱油、牙膏等，避免引起感染。

C. 烫伤出现水泡时，不要弄破水泡。

D. 如果烫伤面积小（1~2 个一元硬币大小）、没有水泡、疼痛不明显，可以在家里观察护理，在发红的皮肤上涂抹一些消炎软膏或烫伤膏。

E. 烫伤面积大或起了水泡，应该在冷却后立即转送医院治疗。

③烧烫伤预防：

A. 不使用学步车。出生 6 个月以后的婴儿，活动范围扩大，特别是如果将其放入学步车内，就将进一步加大婴儿的活动范围，加上此时好奇心重，到处触摸，增加烧烫伤的几率。

B. 洗澡时先放冷水再放热水。如果先放热水，此时宝宝爬进洗盆就会引起烫伤。

C. 餐桌不铺桌布。桌上的桌布很危险，婴儿容易拉扯桌布，致使桌面上的茶水、热汤等泼洒在婴儿身上。因此不要铺桌布，以防发生意外。

D. 使用火盆、取暖炉时需要加围栏。特别是农村用火取暖，或炭盆取暖，容易造成婴幼儿跌落火中，造成烧烫伤。

E. 使用热水袋前应该先进行检查有无破损，盖子是否盖紧。小婴儿使用热水袋水温不能太高，热水袋要用布包隔开再使用。

三、11~12 个月婴儿的教育

（一）运动能力培养

1. 重点

鼓励婴儿自主蹲站、扶走运动，加强腿部力量、平衡力和空间感训练；借助实物进行抓握练习，促进双手灵活熟练地配合完成做一件事。

2. 具体要求

（1）四肢屈膝爬。在前期爬行训练的基础上，11~12 个月间重点训练婴儿四肢屈膝灵活地改变方向和越过一些小障碍来爬。促进婴儿运动知觉和空间方位感的建立。相应的活动有：爬过爸爸山、跟着摇铃一起爬、爬着追小狗、爬到沙发上等。

（2）蹲站练习。蹲站练习主要训练婴儿腿部力量和身体控制平衡的能力，11~12 个月重点训练婴儿独立完成蹲站动作，实现蹲、站姿势的自如转换。可通过让婴儿捡起地面上的物品放在桌子上的活动，来有意识地锻炼婴儿。相应的活动有：蹲站变变变、帮妈妈捡果果、抱球举高、捡球扔球等。

（3）扶走练习。婴儿的扶走一般要经过：双手扶物横走、双手推物前行和单手扶物前行三阶段，扶走练习是婴儿独走必经的过程。11~12 个月婴儿处于扶物行走的敏感期，他们表现出对走的极大兴趣。看养者应将扶物行走训练作为此阶段婴儿动作练习的重要内容，每天都应进行专门的训练。除了在室内借助家居、墙壁等让婴儿练习扶物行走外，还可在室外利用浴巾、推车、大触摸球等训练行走。相应的活动有：和爸爸一起学走、爸妈牵着一起走、推着小车走、浴巾牵着走、推着大球滚滚乐等。

（4）平衡练习。11~12 个月阶段除了爬、蹲、站、走等大运动来发展婴儿的平衡能力之外，还可进行专门的平衡练习来促进婴儿身体的平衡性的发展，为婴儿的独立行走奠定基础。相应的活动有：站着跳舞、踩害虫、扶着踢小球、跟着妈妈来做操、爬楼梯等。

（5）取物放物。婴儿精细动作的发展先正后反的规律告知我们，婴儿是先会抓取物体，后会有意识地松手放开物体，11~12 个月阶段应重点训练婴儿双手配合、灵活定位取物放物。可充分利用生活的罐子、盒子等，逗引婴儿抓取小食品、小物品装进罐子、盒子中，通过改变罐口、盒口的大小，提高难度来训练婴儿双手五指配合及手眼协调。相应的活动有：糖果装进盒子里、玩具回家了、好玩的罐子、给瓶宝宝喂豆豆、从容器里掏积木等。

（6）搭积木。11~12 个月阶段婴儿的精细动作发展很快，具备了定点放物能力。从此阶段起，就可以给婴儿提供玩具积木，引导婴儿将积木垒高，进一步发展手眼协调性。相应的活动有：垒积木、搭房子、积木长高了等。

3. 注意事项

（1）周岁前爬和大把抓每天都应让婴儿练习，采取由易到难、循序渐进的原则训练。注意让宝宝获得成功感。

（2）爬、站、蹲、扶走等大动作练习，应注意调动婴儿运动的兴趣，合理把控运动量交替进行。

（3）刚学走步时最好让婴儿赤脚练习，若季节或条件不允许，则应给婴儿穿帮柔软底部摩擦力比较大的袜或鞋。

（4）婴儿开始玩积木的时间因人而异。在开始玩的时候，最好选择大一点的彩色积木。

（二）语言能力培养

1. 重点

丰富词汇刺激，帮助婴儿听懂更多的词和句，鼓励婴儿开口说话，随机进行语发音训练。

2. 具体要求

（1）对话活动。11~12 个月婴儿仍处于主动模仿发声阶段，在模仿发音的基础上开始出现自创一些语言，时常表现出嘴巴不停地说出很多“鸟语”来，这充分说明婴儿开口说话的欲望越来越强烈了。为此，看养者应将鼓励婴儿发出更多的音节词作对话活动的重点，结合不同的语境，通过不断的纠正、强化，让婴儿掌握正确发音方法，养成用发声来对话应答习惯。相应的活动有：听声音模仿发音、模仿动物唱歌、学儿歌模仿发音、说一说衣服的词汇、这是什么、听宝宝说话等。

（2）听说活动。11~12 个月婴儿听说活动的内容，应较之前有所拓展，除了名词之外，可充分结合运动和认知活动，适当地增加一些动词和短句来帮助婴儿理解与记忆。相应的活动有：他们在干什么、这是宝宝的东西、开饭了、桌上有什么、还要吗等。

（3）阅读活动。11~12 个月婴儿能自主地翻硬皮书，能专注地看 1~2 分钟的图片，这也标志着真正意义的阅读活动开始了。为此，看养者可提供一些内容婴儿能理解、画面简洁的硬皮书，有意识地引导婴儿进行阅读。其主要目的是让婴儿掌握有序翻书的技能，训练观察力和专注力。相应的活动有：看照片书、动物书、玩具书等。

（4）儿歌欣赏。11~12 个月婴儿虽然不能完全听懂成人的说话，但能清晰地辨别语调。此阶段可结合发音练习来选择一些平仄押韵的三字头儿歌让婴儿欣赏，通过有节奏地念诵或配上音乐韵律的重复播放，让婴儿感受语调的四声，有意识引导宝宝模仿儿歌发出带有声调的字音来。还可结合认知活动来欣赏一些带有声音的儿歌。相应的活动有：起床歌、穿衣歌、搭积木、小汽车、光脚丫等。（具体见本节资源链接“适合 1 岁宝宝欣赏的 18 首儿歌”）

3. 注意事项

（1）对话活动中，当婴儿模仿发音不准时，成人应用正确清晰的发音进行回应，并注意引导婴儿看成人发音的口型，必要时还可将婴儿的双手放在成人发音时的嘴边，让婴儿感受嘴巴的运动。

（2）听说活动中，要伴随婴儿的活动进行来帮助理解相应动词、短句。如：带婴儿走时，说：“走，我们出去玩！”

（3）此阶段婴儿阅读的书应控制在5页以内，并注意大小适宜。

（4）应结合认知和语言发音来选择儿歌，每周一首进行欣赏。

（三）认知能力培养

1. 重点

拓展认知内容，引发探究、数数兴趣，促进婴儿观察力、判断、体知觉及空间知觉发展。

2. 具体要求

（1）指认身体部位。婴儿的体知觉是伴随运动能力的提高而发展的，11～12个月婴儿能基本地感知自己的身体部位。为此，看养者可将认识身体主要部位作为婴儿体知觉训练的主要内容。可结合音乐韵律及动作训练让婴儿感知身体的不同部位，促进婴儿体知觉的发展。相应的活动有：小手在哪里、小脚在哪里、指认五官、点头跺脚、拍拍肚皮摸摸脸等。

（2）感知明显不同的天气。在婴儿户外活动的时间逐步增加的前提下，可充分结合不同的天气来让他们感知天气的变化，以引发婴儿对周围环境的关注。如，下小雨时，打伞带着婴儿在户外散步，让他们用小手接小雨点；雪天时带着婴儿抓雪花、捏雪团、用小棍在雪地里画画等让婴儿体验雨天是“湿湿的”，雪天是“冷冷的”。相应的活动有：打雷下雨、感受雨和雪、太阳出来了等。

（3）认识更多的物品。11～12个月阶段，婴儿认知的内容随着生活范围的拓展而变得丰富起来。为此，看养者可充分结合生活中的环境变化来有意识地拓展婴儿认知内容。如，逛超市时将婴儿放在推车里，在超市里转转，让他看很多的物品。有选择地将一些常见物品进行介绍，不时让他看一看、闻一闻、摸一摸，并用简单易懂的词和短句将物品的形状、颜色、用途等表述出来。相应的活动有：逛超市、看医生、去动物园等。

（4）实物与图片匹配。11～12月的婴儿出现了直觉判断思维的萌芽。此阶段看养者可将实物与图片的匹配作直觉判断思维训练的主要内容之一，有步骤地进行实施。通过先取出婴儿认识的实物、再取出画有此物的图片，将实物与图片对比，引导婴儿互相对照，加深理解，很快他们就能理解图片代表的实物。当婴儿认识4～5张图片后，可让婴儿采用寻找图片的方式来进行与实物的匹配，逐渐提高匹配的难度。相应的活动有：放在一起、爬着找图片，实物的照片在哪、看图认物等。

（5）尝试使用“工具”。11~12 个月的婴儿出现了借用“工具”来活动的直觉思维萌芽，此阶段，看养者可有意识地利用生活情景来引导婴儿模仿成人使用“工具”的能力。如，在吃饭时让婴儿观察成人用筷子夹菜的动作后给他小勺，允许他用勺子来舀碗里的食物；在和宝宝滚球时，在有人示范的前提下，让婴儿尝试着用棍子够取滚得较远的小球。通过示范和尝试让婴儿初步地感知“工具”、学用“工具”。相应的活动有：用勺舀食物、用小棍取玩具、用小棍推盒子走、赶着小球走等。

（6）找玩具。随着婴儿认知能力的发展，11~12 个月婴儿出现了短暂的表象识记。此阶段，看养者可通过将实物隐藏，让婴儿寻找的活动来促进婴儿短时识记能力的发展。可将熟悉的玩具当着婴儿的面藏在离婴儿有一定距离的盒子里，引导婴儿爬或扶走来寻找玩具。在反复的练习中，可不断地增加寻找的难度，如，用盖布将藏有玩具的盒子盖上，调整寻找的距离等让婴儿每一次的寻找都有挑战性。相应的活动有：玩具躲猫猫、盒子里有什么、玩具在哪、找玩具等。

（7）竖食指表示“1”。11~12 个月阶段，应有意识地让初步婴儿感知 3 以内的数序，以促进婴儿建立数序概念。可充分结合一日生活活动来进行。如带宝宝上楼时，边爬边数 1，2，3，带宝宝玩游戏时喊 1，2，3 开始，走路时边走边数 1，2 等，除此以外，还应充分结合取拿玩具、实物时让婴儿进行数序的唱数，在婴儿快满周岁时，结合实物让婴儿感知“1”，训练婴儿竖起食指表示“1”感知数量。相应的活动有：跟着妈妈数数、数数玩具、走走数数、多少宝宝、拿一个、我一岁了等。

3. 注意事项

（1）指认身体部位从指认婴儿的手开始，逐步由上到下、由前到后地扩展。

（2）感知不同天气时，应结合天气让婴儿穿戴好与天气匹配的着装，佩戴好相应的工具，让婴儿结合活动来进行亲身感知体验。

（3）此阶段的认知活动中还是以认识更多实物为主，可用动宾短句进行介绍表述。如，买牛奶、推车子、拿苹果等，有意识地让婴儿掌握一些动词。

（4）婴儿在初次使用“工具”时，看养者一定对婴儿的行为给予非常明显的赞赏，并尽可能地让婴儿体验获得使用“工具”的成功感。

（5）在寻找玩具训练婴儿短时识记时，应当着婴儿的面藏玩具并注意调动婴儿寻找的兴趣。

（6）此阶段的数数不是真正意义上的数数活动，只是让婴儿感知数序，当婴儿能不时跟发 1，2，3 便达到目标，应及时地给予肯定与鼓励。

（四）生活能力培养

1. 重点

巩固最初吃、喝、玩的生活技能，培养卫生习惯；提高婴儿生活的独立性，促进良好生活习惯的养成。

2. 具体要求

（1）减少白天睡眠次数。11~12 个月阶段，看养者可逐渐将婴儿白天睡眠的次数减至每日 2 次，每次睡眠时间 2 小时。每天应定时让婴儿上床睡觉，睡眠前不要引导婴儿过分地兴奋，此时婴儿能理解成人部分语言，可预先告诉他你的安排，如母亲与孩子游戏，说："我们把玩具收起来，要睡觉了。"然后收拾玩具，抱小儿上床睡觉。

（2）用碗喝水。11~12 个月阶段，看养者应有意识地调整婴儿喝水的方式，用碗代替水杯，从喝大人碗里的水到自己捧碗喝水，逐步提高喝水的难度，训练婴儿用碗喝水的技能，提高婴儿适应生活环境的能力，为将来的喝汤做好准备。相应的活动有：喝妈妈碗里的水、自己捧碗喝汤等。

（3）自己玩玩具。在前期训练的基础上，11~12 个月阶段看养者将应适当延长玩的时间，提高玩的自主性作为训练婴儿独立玩的重点目标，通过创设安静的环境，提供适宜本阶段按拨、取放、捏压、拼搭的玩具，让婴儿独立地进行操作探究，有意识同步训练婴儿玩玩具的习惯、双手灵活配合能力，促进婴儿专注力、独立性的发展。相应的活动有：宝宝垒积木、按拨跳跳熊、面团点点压、撕纸活动等。

（4）盖瓶盖。11~12 个月的婴儿能独立完成盖瓶盖的事，看养者应充分结合生活活动，给婴儿提供盖瓶盖的机会。如，让婴儿喝水时自己盖上杯盖、洗脸后涂护肤霜时盖上护肤霜瓶盖等，还可将一些小食物放在盖好的塑料瓶中，引导婴儿自主取食来专门练习盖瓶盖，每一次鼓励婴儿独立完成。在训练婴儿双手配合的同时，提高其生活的独立性。相应的活动有：给瓶宝宝盖好盖、瓶盖配对等。

（5）配合洗手洗脚。随着婴儿体知觉的发展，11~12 个月阶段已能较好地控制自己身体部位，配合进行完成洗手、洗脚等身体洗漱活动。为此，看养者应注意调动婴儿配合的积极性，通过适当的语言指令帮助婴儿实现自主的身体动作配合，以促进婴儿养成喜欢洗漱，每天洗漱的卫生习惯。

3. 注意事项

（1）此阶段让婴儿独立玩玩具，最好提供适宜的桌椅，让婴儿坐在桌旁安静地玩，每一次提供一种玩具，玩后应示范引导婴儿将玩具归回原处。

（2）此阶段训练婴儿盖瓶盖的盖子以圆形为主，大小应适中，最好是较轻的塑料材质以便于婴儿抓握。

（3）在训练婴儿配合洗漱的过程中，应动作轻柔、提示语言简单清晰，在婴儿每一次配合完成相应的动作之后应及时给予充分的肯定和赞许。

（4）生活能力的培养应注意婴儿的个体差异性，一旦实施就应持之以恒。

(五) 情感与社会性培养

1. 重点

提供玩伴鼓励婴儿模仿、交往，感受交往乐趣，促进其多种情感体验获得和自我意识建立。

2. 具体要求

（1）照顾娃娃。快满周岁的婴儿能模仿大人的一些行为举动，为此在 11~12 个月阶段，看养者可为婴儿提供一个仿真娃娃（或动物），作为他生活中的一个玩伴，鼓励婴儿模仿大人的行为来照顾娃娃的生活。如喂娃娃吃东西、给娃娃洗漱，抱抱娃娃等，体验照顾别人的情感。相应的活动有：娃娃睡觉了、抱娃娃、喂娃娃、和娃娃一起玩等。

（2）遵守更多“禁止”指令。11~12 个月阶段的婴儿“察言观色”的能力越来越像社会人了。为此看养者应将让婴儿听懂并遵守更多的“禁止”指令作为此阶段婴儿社会性发展的重要内容，结合生活活动来促进婴儿行为的良好自控。相应的活动有：不能这样做、做不哭的宝宝、妈妈摇头我不做等。

（3）等亲人回家。11~12 个月的婴儿基本建立起对父母的依恋感，为此，看养者可充分利用等家人回来的机会，让婴儿体验焦虑、伤心等多种情感。从而感受与父母家人在一起的快乐。相应的活动有：爸爸回来了、等家人、我的玩伴不见了等。

（4）玩具给伙伴。11~12 个月的婴儿，交往的能力与前阶段比变得主动了一些，开始出现伸手去触摸同伴，伸手向成人索取感兴趣的东西的举动了。为此，看养者应将引导婴儿学会分享作为此阶段促进婴儿交往意识建立的主要内容，创设与人交往的情景，通过提供一些玩具、小食物等，积极鼓励婴儿主动地与伙伴分享互动，从而体验大家一起吃和玩的乐趣。相应的活动有：给伙伴食物、玩具给伙伴、交朋友、给我一个吧等。

3. 注意事项

（1）此阶段婴儿自我意识刚刚萌芽，初学照顾娃娃时，会出现“不专心”的现象，看养者应注意适当地给予语言提示和动作示范。

（2）当婴儿不能立即遵守“禁止”指令时，看养者一定要设法给予适当的引导，帮助婴儿实现最终的遵守指令。

（3）等亲人回家时，应注意引导婴儿体验等待全过程，感受焦虑、伤心、高兴等不同的情感，并注意让婴儿最终获得积极的情感。

（4）与伙伴交往分享时，应做好相应的准备，注意良好交往情景的创设。

资源链接

1. 容易引起宝宝过敏的食物

尽管任何食物都可能引起过敏，但比较容易引起过敏的食物主要集中在以下几类：

（1）富含蛋白质的食物：牛奶、鸡蛋

（2）海产类：鱼、虾、蟹、海贝

（3）有特殊气味的食物：洋葱、蒜、葱、韭菜、香菜、羊肉

（4）有刺激性的食物：辣椒、胡椒、酒、芥末、姜

（5）某些生吃的食物：番茄、桃、葡萄、柿子、芒果

（6）某些含细菌多的食物：死的鱼、虾、蟹，不新鲜的肉类

（7）某些含有真菌的食物：蘑菇、酒糟、米醋

（8）种子类食物：豆类、花生、芝麻

2. 适合 1 岁宝宝欣赏的 18 首儿歌。

起床歌

小宝宝，起得早，睁开眼，眯眯笑，咿呀呀，学说话，伸伸手，要人抱。

穿衣歌

小胳膊，穿袖子，穿上衣，扣扣子，小脚丫，穿裤子，穿上袜子，穿鞋子。

小镜子

小镜子，圆又圆，看宝宝，露笑脸。闭上眼，做个梦，变月亮，挂上天。

小铃铛

叮铃铃，叮铃铃，一会远，一会近。小宝宝，耳朵灵，听铃声，找到铃。

看画报

小娃娃，看画报，睁大眼，仔细瞧。布娃娃，哈哈笑，伸出手，要你抱。

胡萝卜

胡萝卜，大白菜，嫩豆腐，鲜牛奶，红苹果，绿黄瓜，吃得多，长得快。

逛公园

逛公园，宝宝笑，东看看，西瞧瞧，花儿香，鸟儿叫，小草绿，小树摇。

学画画

小宝宝，学画画，大蜡笔，手中拿，画小鸭，叫嘎嘎，画小马，骑回家。

大鞋子

大鞋子，像只船，爸爸穿，我也穿，一二一，向前走，走呀走，翻了船。

小汽车

小汽车，嘀嘀嘀，开过来，开过去，小宝宝，当司机，送妈妈，上班去。

光脚丫

小娃娃，光脚丫，扶着走，跪着爬，蹲一蹲，站一站，蹦蹦跳，快长大。

小鹅毛

小鹅毛，飘呀飘，飘上天，不见了，小鹅毛，飘呀飘，飘下地，睡着了。

搭积木

大积木，红黄兰，小宝宝，最爱玩，搭火车，钻山洞，盖高楼，连着天。

拍拍手

拍拍手，点点头，敬个礼，握握手，拍拍手，点点头，笑嘻嘻，好朋友。

上楼梯

一二三，三二一，小宝宝，上楼梯，不用扶，不要抱，跨大步，走上去。

洗澡歌

小鸭子，嘎嘎叫，走呀走，摇呀摇，见了水，要洗澡，扑通通，往下跳。

讲故事

月光下，摇篮旁，宝宝听，妈妈讲，小猴子，捞月亮，月亮和它捉迷藏。

小星星

小星星，亮晶晶，白天睡，晚上醒，宝宝眼，像星星，眨一眨，亮晶晶。

表 4-3 0~1 岁婴幼儿能力发展表现

月龄	正常表现 （多数宝宝都能做到）	突出表现 （半数宝宝做得到）	超常表现 （少数宝宝才能做到）
1	会抬头 对声音有反应 能凝视你的面孔	眼睛可跟随物体 会呜啊地发声 能看出黑白图案	微笑 大笑 可将头抬起 45°角
2	能发出简单音节 眼睛可跟随物体 把头抬起一小会儿	微笑和大笑 可将头抬起 45°角 动作变得协调	可用双腿支撑体重 可抬起头和肩（做迷你伏地挺身）
3	大笑 可稳稳地抬头 能识别妈妈的面孔和气味	会发出尖叫声 可辨认妈妈的声音 可抬起头和肩	可转向发声方向 可将两手交叉 可做翻滚动作

续表

月龄	正常表现 （多数宝宝都能做到）	突出表现 （半数宝宝做得到）	超常表现 （少数宝宝才能做到）
4	可用双腿支撑体重 对他讲话时能做答	能抓得住玩具 能伸手去拿物品 可做翻滚动作	能模仿语言 也许长了第一颗牙齿 也许能吃固体食物
5	可辨认醒目的颜色 可做翻滚动作 可以玩自己的小手	可转向发声方向 能知道自己的名字	能短暂独立地坐立 往嘴里放东西 见陌生人就不安
6	可转向发声方向 能模仿发声 可向两侧翻滚	会抓取物入口 能无须支撑短暂地坐立 可吃固体食物	开始爬行 会咿咿呀呀地讲话 会将物品拉向自己
7	能无须支撑坐立 能伸手抓取物品 能模仿语言和发声	将音节连接起来好像单词 开始爬行或向前扑	能扶着东西站立 能挥手说再见 能用手拍击物体
8	会叫爸爸或妈妈 开始爬行 可以用手递东西	可以扶着东西站立 爬行动作相当标准 能命名物品	可将自己拉起到站立姿势 可利用拇指将物体夹起
9	将音节连接起来成为单词 可以扶着东西站立	可用大指夹起物体 可扶物慢慢移动 能用手拍击物体	会叫爸爸或妈妈（但是区分不清）
10	能挥手说再见 可扶物慢慢移动 爬行动作相当标准	可以准确地叫爸妈 用手势表示要 能理解“不”	可用杯子喝水 可自行站立几秒 可将物品放入容器
11	能准确地叫爸爸或妈妈 可自行站立几秒	能理解简单指令 可将物品放入容器 能模仿他人的动作	可用杯子喝水 除了爸妈外能说出另外一个词 会弯腰
12	能模仿他人动作 能咿呀像在说话 用手势表明需要	不仅仅能说出爸妈 能走两三步 对简单指令有反应	会用蜡笔胡乱地写 可以走得很稳 可说三个词

思考与练习

1. 了解11~12个月的关键事件。

2. 如何正确看待婴儿的主食与辅食?

3. 如何进行烧烫伤的急救操作?

4. 婴儿行走有何意义，如何训练婴儿行走?

5. 11~12个月婴儿认知能力培养要点内容是什么? 请设计一个该月龄段训练婴儿思维发展的认知活动并演练。

6. 11~12个月婴儿生活能力培养的要点是什么? 如何训练婴儿良好的睡眠习惯?

第五章　1~2 岁婴幼儿保育与教育

本章导读：1~2 岁的幼儿与 1 岁前相比，虽然身体生长发育的速度开始减慢，但大脑却仍然在飞速地发育着，思维发展有了质的变化，是肢体协调、探究认知、言语表达、生活独立性发展的敏感期。大部分幼儿于此阶段完成断奶，与母亲经历着第一次真正意义上的“分离”，向其身心独立迈进一步。此阶段的保教重点是：为幼儿创设安全、富有教育性的养育环境，构筑合理的饮食结构，形成健康饮食习惯。引导其完成如厕训练，为基本生活独立打下基础。充分借助玩具、实物来训练幼儿爬、走、跑、双手配合取物等运动能力；引发幼儿主动地开口说话，关注周围环境变化的兴趣；不断拓展活动空间提供交往机会，培养幼儿初步的交往意识，在发展智力的同时，促进幼儿做事情的专注力、秩序感、语言表述习惯、生活独立性及初步规则意识的建立。

第一节　13~15 个月幼儿保育与教育

一、13~15 个月幼儿的发育发展

案例开启

宝贝勇敢地迈出人生第一步！

13~15 个月间的幼儿，行走能力的发展很令人惊讶，在经过了扶物横走、“搭桥”行走和牵手前行几阶段的练习之后，宝宝双腿力量剧增，空间知觉和身体平衡控制能力飞速发展，逐渐积聚了能独立行走的本事。或许是曾经有过摔跤的经历，此

时的宝宝即便能独立行走，却不会轻易地松开扶走的“拐杖”，他们会乐意被大人牵着或推着小车迈步前行。直到有一天，在家人的鼓励下，宝宝终于能丢掉“拐杖”勇敢地迈出第一步，开始颤颤巍巍地独立行走，虽然刚学会行走的样子很僵硬，行走距离短，但是成功的迈步让他欣喜，他会自信地越走越远……

能独立行走使宝宝独立活动的愿望越来越强，再也不愿意被家人抱着或放在推车中老实地坐着了，他会用吵闹挣脱、翻越示威等办法千方百计地摆脱大人的限制，直到你将他放在地上才罢休。

宝宝变得越来越能干啦！对周围大人的情绪能察言观色，能说出一些简单的词来表达自己的小要求，还能翻书、握勺、能模仿大人搬运小东西，此阶段的宝宝每天都快乐地忙个不停！

（一）13~15 个月幼儿主要发展特点

（1）动作发展：

①大动作：能控制身体平衡自主独立地蹲起、稳步地行走，能变走为跑，朝着指定方向前行；能自如地变换走、站、蹲、爬等姿势，自主地进行活动。

②精细动作：能双手配合完成吃饭、翻书、抱球、开门等任务；能垒高积木 2~3 块；能灵活地取放物体，会三指配合进行握勺、握笔等。

（2）语言发展：能听懂更多成人的语言，会用重复的音节词来喊叫周围熟悉的人，如“爷爷、姐姐”；能单音重复，如“抱抱、走走”，能以音代物地进行表达。

（3）认知发展：能记住自己名字，能竖起食指表示“1”，开始进行 1，2，3 唱数接数；能指认身体部位和常见的物品，会认识红色、绿色，圆形、方形；知道生活中人和物简单的因果关系，如下雨要打伞、出门换鞋等；能进行动物与叫声的匹配。

（4）生活能力发展：会模仿大人做简单的家务，如擦桌子、扫地等，能自己使用勺子撒得较多地吃饭，会用发音来告知大小便信息，会拉开衣服的拉链，长时间单独地玩。

（5）情绪与社会性发展：喜欢亲子活动，知道自己的乳名，能正确地称呼家人。开始用动作主动与人交往，能听从简单的指令进行活动，高兴时会手舞足蹈。

（二）该月龄的关键事件

（1）断奶：许多妈妈会选择在 1 岁左右进行断奶。关于断母乳这件事，世界卫生组织（WHO）以及国际母乳协会的研究一致认为：无须特别规定断母乳的时间，宝宝长到一定阶段就会自然脱离母乳。根据目前国内的实际情况，儿科医生建议：纯母乳喂养到 6 月龄，尽量坚持母乳喂养到 1 岁，最好能母乳喂养到 2 岁或 2 岁以上。

（2）能独立地行走：此时很多幼儿迈出了人生的第一步，开始独立行走。

（3）能开口叫爸爸、妈妈：从牙牙学语的无意识发音向有意识发音说词过渡，此时最先说出的词也是生活中最熟悉的对象，如“爸爸”或“妈妈”。当然因看养者的不同，有些孩子也会先喊出“爷爷”或“奶奶”。

（三）生长发育指标

（1）体重：该月龄段幼儿平均体重：男孩为 10.15 千克，女孩为 9.54 千克。

（2）身长：该月龄段幼儿平均身长：男孩为 78.3 厘米，女孩为 76.9 厘米。

（3）头围：该月龄段幼儿平均头围：男孩为 46.8 厘米，女孩为 45.6 厘米。

（4）胸围：该月龄段幼儿平均胸围：男孩为 46.8 厘米，女孩为 45.8 厘米。

二、13~15 个月幼儿的保育

（一）营养与喂养

1. 重点

断奶须温和，饮食须合理。

2. 具体要求

（1）断奶。

①断奶的时机：关于断奶的时机，老一辈人常说，母乳到了 6 个月以后就没有营养了，跟不上宝宝生长发育的需要了，不及时断掉，就会影响宝宝吃饭。或者认为“夏天不宜断奶”。其实，断奶的合适时机与很多具体情况有关，月龄与季节不是首要考虑因素，母乳的“颜色”与“浓稠度”也不是断母乳的指标。世界卫生组织（WHO）以及国际母乳协会的研究一致认为：无须特别规定断母乳的时间，宝宝成长到一定阶段就会自动脱离母乳。

②断奶的方法：

A. 提前做好准备：做好辅食添加工作是断奶必要的前提条件。6 个月左右时，循序递进增添辅助食品，让宝宝们知道除了乳汁外还有很多好吃的。这样到了 10~12 个月时，不仅充分锻炼了咀嚼能力，而且养成用勺、杯、碗、盘等器皿进食的习惯，能够适应脱离乳食品为主的进食方式了。同时在断奶前要和宝宝商量，并用故事来引导宝宝正确看待“断奶”这件事。

B. 循序渐进，自然过渡。断奶是一个循序渐进的过程。如果决定断奶，妈妈可以采取逐渐减少喂奶次数的方法，可以提前一两个月每天先减掉一顿奶。过一周左右，如果妈妈感到乳房不太发胀，宝贝消化和吸收的情况也很好，可再减去一顿奶，并加大辅食的量，逐渐断奶。在这期间每天可以增加 1~2 次的配方奶来代替母乳，让婴幼儿逐渐适应奶粉的味道。

C. 少吃母乳，多吃牛奶。开始断奶时，可以每天都给宝宝喝一些配方奶，也可以喝新鲜的全脂牛奶。需要注意的是，尽量鼓励宝宝多喝牛奶，但只要他想吃母乳，妈妈就不该拒绝他。

D. 先断掉临睡前和夜里的奶。大多数的婴幼儿都有半夜里吃奶和晚上睡觉前吃奶的习惯。婴幼儿白天活动量很大，不喂奶还比较容易。最难断掉的，恐怕就是临睡前和半夜里的喂奶了，可以先断掉夜里的奶，再断临睡前的奶。这时候，需要爸爸或家人的积极配合，睡觉时，可以改由爸爸或家人哄宝宝睡觉，妈妈避开一会儿。宝宝见不到妈妈，刚开始肯定要哭闹一番，但是没有了想头，稍微哄一哄也就睡觉了。断奶刚开始会折腾几天，直到宝宝一次比一次闹得程度轻，直到有一天，睡觉前没怎么闹就乖乖躺下睡了，半夜里也不醒了，断奶就算初战告捷。

E. 减少对妈妈的依赖。断奶期，家里的其他成员可以尝试转移婴幼儿的注意力，让宝宝从吃奶这件事转移到玩耍上来。可以多带宝宝去公园，接触大自然；多和别的小朋友一起做游戏等。让婴幼儿在安全、快乐的氛围内逐渐把奶断掉。

F. 不要轻易放弃。在断奶的过程中，妈妈要采取果断的态度，不要因宝宝一时哭闹就下不了决心，从而拖延断奶时间。要知道，反复断奶会接二连三地刺激宝宝的不良情绪，给婴幼儿带来更大的伤害，容易造成其情绪不稳、夜惊、拒食等问题。所以妈妈们一旦开始断奶，就要坚持下去。

③断奶期间需要注意的问题：

A. 不要在乳头上涂抹异物。往奶头上涂墨汁、辣椒水、万金油之类的刺激物。对婴幼儿而言，这简直是残忍的“酷刑”。妈妈以为宝宝会因此对母乳产生反感而放弃母乳，效果却适得其反，不仅会让婴幼儿产生恐惧，而且还会因恐惧而拒绝吃东西，从而影响了身体的健康。

B. 隔离断奶。断奶不需要母子分离，对婴幼儿的情感来说，长时间的母子分离，会让婴幼儿缺乏安全感，特别是对母乳依赖较强的宝宝，因看不到妈妈而产生焦虑情绪，不愿吃东西，不愿与人交往、烦躁不安，哭闹剧烈，睡眠不好，甚至还会生病、消瘦。奶没断好，还影响了宝贝的身体和心理健康，实在得不偿失。

C. 重视断奶的失落感。断奶，意味着乳汁将从宝贝的主食变为辅食甚至零食，宝宝的失落感可想而知。这些从生理到心理的变化会使宝宝产生不稳定的情绪，同时患上不同程度的断奶综合征，严重的甚至会影响婴幼儿的生长发育。因此一定要慎重地、认真地把握断奶的时机，在断奶前做充分的准备，在断奶后进行科学的喂养。

D. 给予情绪上的抚慰。此时，父母要比平时更多地拥抱宝宝，跟他说话，做游戏，尽可能地陪伴。婴幼儿心理上有了安全感，自然会顺利度过断奶期。

（2）构筑合理饮食结构。

在给婴幼儿添加辅食时，不仅要注意逐渐增加进食食物的种类，也就是品种，同时还要关注食物的结构。每次进食都要合理搭配，不要只集中在 1~2 种食物上，而要组合富含蛋白质（肉类、鸡蛋）、脂肪（奶类）、碳水化合物（五谷杂粮）、维生素（蔬菜、水果）的食物。另外不同的月龄，食物的结构组成也会不同，整体上是趋于复杂，因此看养者应该根据宝宝所处的阶段适当调整。

①6 个月左右：以母乳或幼儿配方奶粉为主食，逐渐尝试添加辅食，辅食种类和数量要少，性状要是细软泥糊状。

②7 个月~1 岁：以母乳或幼儿配方奶粉为主食。辅食中首先要考虑碳水化合物的摄入量——包括幼儿营养米粉、稠粥、稠烂面条，在此基础上添加蔬菜、肉泥和鸡蛋黄。由于蔬菜、水果中含能量少，所以碳水化合物食物是辅食中的“主食”，至少要占每次喂养量的一半。辅食的形状可逐渐由细变粗，种类逐渐增多，数量逐渐增加。

③1~1.5 岁：辅食和奶制品可达到 1∶1 的配比关系。辅食中食物结构配比同 7 个月~1 岁。食品选择得当，进食正常，就无须添加营养品或补剂。

④1.5 岁以后：食物种类与成人食物相似，但味道相对清淡，形状相对软和细。直到 3 岁才可以真正与大人一同分享食物。

（3）益生菌的作用。

对于益生菌，很多家长存在许多误区，一类家长是在婴幼儿食品和制药厂商的大力吹捧下奉为神药，不管何时都给孩子吃一点，有的甚至当成补药长期食用；另一类家长则谈药色变，认为是药三分毒，极力反对孩子吃。吃与不吃，如何吃，怎样吃，都应该遵循科学。

益生菌是指能够通过调节肠道菌群改善人类健康的活菌，也可定义为对人体有益无害的活菌。它的主要作用如下：第一，可以改变肠道菌群，改善肠道功能，所以适用于肠道功能紊乱时，包括腹泻、消化不良、便秘和使用抗生素时。第二，可以阻挡有害菌，所以适用于各种病毒、细菌引起的肠道感染。第三，益生菌可刺激肠道免疫细胞，改善肠道和全身免疫，适用于过敏等免疫失调性疾病。与益生菌相似概念的还有一种叫作益生元，它是人工从植物中提取的模拟母乳中的低聚糖碳水化合物，换句话说就是从植物中提取的未经提纯的膳食纤维，它的主要作用是在肠道败解后给细菌提供食物。在服用益生菌的同时，适当搭配服用益生元可以增强益生菌的活性以及繁殖能力。这样益生菌就可以在肠道中发挥更好的作用。

因此当婴幼儿出现以上症状，可以适当选择服用益生菌。目前研究证实效果较好的益生菌和益生元的种类如下：双歧杆菌包括乳双歧杆菌、双歧杆菌 BB-12；乳酸杆菌如鼠李糖乳酸杆菌 LGG。益生元：低聚果糖、低聚半果糖、菊粉、乳果糖。这些都是目前研究发生并确定的“好菌”和可以推荐的益生菌与益生元品种，但因不同厂家的生产方式不同，因此达到的效果也参差不齐，所以要根据医生的建议选择适合孩子的产品。另外，即使是合格的益生菌，在生产过程中也难免会被加入添加剂和防腐剂，因此不能长期食用。

（二）日常护理

1. 重点

合理使用清洁护理产品。

2. 具体要求

（1）正确使用加湿器。在干燥季节或干燥环境中，为了增加室内湿度，很多家庭都会使用加湿器。加湿器可以增加呼吸道舒适感，降低呼吸道疾病发生。但是如果使用加湿器不慎，也会成为室内空气的污染源，因此一定要重视加湿器的清洁。现在很多家庭为婴幼儿房间配备了加湿器，但是如果不定期清洗消毒，加湿器就会产生霉菌等微生物，这些微生物会随着气雾弥漫在空气中，反而容易引起呼吸系统疾病，甚至导致“加湿器性肺炎”。当然，只要正确清洗加湿器，这些隐患就可以避免。正确使用的方法如下：看养者需要每天定期倒掉加湿器内残余的水，并用流动的清水冲洗，这样就可以避免加湿器内霉菌的生长。虽然冲洗加湿器可以用自来水，但使用时必须用纯净水，自来水和矿泉水都是不可以的。因为自来水和矿泉水中含有很多矿物质，会通过加湿器播散到空气中，落于家具表面，形成白霜，吸入不利健康。此外也不推荐在加湿器中加入药物，将其作为雾化装置使用，因为加湿器多以超声为动力，可破坏药物结构，且无法定量使用药物。除此之外，在使用加湿器的同时要注意开窗通风，保持室内空气的流动和清爽。加湿器在停用后，一定要将其清洗干净后置于空气流通处吹干，以免存放期间霉菌的生长。

（2）正确使用空调。对于宝宝来说，夏天天气炎热，是四季中相对难熬的一个季节。很多家长对于是否该给宝宝使用空调心存疑虑。由于婴幼儿的新陈代谢比成人快，他们比成人更怕热，婴幼儿的房间温度应根据气温进行适当调节，所以说有宝宝的房间可以用空调。将空调的温度维持在 26℃ 左右，这样不仅能避免宝宝起痱子，而且能保证良好的睡眠。需要注意的是，每年夏天在使用空调前，一定要清洁空调的滤网，以免积存的灰尘、霉菌等播散于室内的环境中。值得注意的是，剧烈运动出汗较多的宝宝不能直接进入空调房间，这样做会使宝宝运动后产生的热量留在体内，继而出现中暑、高热、头晕、肠道不适等现象。夏天应多带宝宝出去活动，不要怕宝宝出汗，也不要限制宝宝出汗。出汗是人体正常的生理活动，是新陈代谢的一部分。儿童的发汗功能还不健全，而且夏天不利于及时散热，剧烈运动后体内产生大量的热需要一定时间才能慢慢散去。因此，宝宝大汗后一定要在室内阴凉处停留至少 30 分钟，同时补充温水，等不出汗后，回家洗个温水澡，再进入空调房间。

（3）正确使用消毒产品。现代家庭中消毒剂使用的频率很高，特别是有宝宝的家庭。家长为了给宝宝提供一个清洁卫生的环境，总是会不自觉地使用消毒剂。殊不知使用消毒剂虽然可以杀死病菌保持环境的干净，但过于干净的环境对人类是弊大于利的。首先，容易导致正常生活环境中细菌的明显减少，从而对人体免疫刺激不足，让人特别是婴幼儿生病，尤其容易感染由病毒引起的疾病。其次，当长时间过度使用消毒剂，还会因正常细菌刺激减少而导致免疫失衡，出现更多免疫系统疾病，如糖尿病、类风湿等。再次，过度依赖消毒剂还是诱发过敏的因素。过敏本身属于环境导致的疾病，当现代生活中的大环境和小环境越来越趋于无菌时，就容易导致体内正常菌群失调，从而造成体内过敏。最后，家中经常使用消毒剂还会影响常态中的微生态平衡，“磨练”出抗消毒剂的耐药细菌，导致微生态环境失调和超级细菌的产生。现在含消毒剂的洗涤产品越来越多，多数洗涤用品内，都含有消毒剂成分。使用了这样的产品后，会有部分消毒剂残留于被洗涤的物品上，比如玩具、碗筷、衣物等。我们，包括婴幼儿在内，不同程度地存在慢性消毒剂食入的问题。

保持环境的清洁卫生完全可以通过日常擦拭来达到目的，我们应该生活在自然清洁的环境中，而不是无菌的环境中。换句话说，脏、干净、无菌是一个度的问题，掌握好这个度，人类才能更加健康地生活。

（三）疾病与意外事故防护

1. 重点

倒睫、腹部鼓胀、气管异物急救。

2. 具体事项

（1）倒睫。婴幼儿倒睫是非常常见的，这是由于婴幼儿的脸庞短胖，鼻梁骨尚未发育，眼睑（俗称眼皮）脂肪较多，睑缘较厚，容易使睫毛向内倒卷，造成倒睫。一般的婴幼儿长倒睫是无害的。随着年龄的增加、脸型的变长、鼻骨的发育，多数的倒睫是可以恢复正位的。但是如果倒睫刺激眼球从而引起眼球难受，甚至结膜充血，发炎等，就需要到医院进行治疗。当宝宝长了倒睫，切勿自行拔除或剪去，因为拔除睫毛不当往往会损伤毛囊和眼缘皮肤，造成睫毛乱生倒长和眼睑内翻，而经剪切的睫毛会越长越粗。经常按摩宝宝下眼睑，这对促进康复有一定好处，必须坚持，如果宝宝眼球经常因倒睫受到刺激，就需要适当用一些抗生素眼药水或眼膏，可减少睫毛的刺激，起到防止感染和保护眼球的作用。

（2）腹部鼓胀。一般来说，婴幼儿的肚子看起来是鼓鼓胀胀的，那是因为婴幼儿的腹壁肌肉尚未发育成熟，却要容纳和成人同样多的内脏器官。特别是当婴幼儿处于立位时，腹部会显得突出下垂。此外，婴幼儿的身体前后是呈圆形的，这也是让肚子看起来鼓胀的原因之一。另一个造成婴幼儿腹胀的常见因素，就是婴幼儿比成人更容易胀气，当婴幼儿吸吮急促、奶嘴孔大小不合适或进食太快、过度哭闹时都容易造成食物在消化道内通过肠内菌和其他消化酶作用而发酵产生大量气体，引起胀气。在这种情况下，如果宝宝能吃、能拉且没有呕吐现象，肚子虽鼓胀但是摸起来软软的，活动良好，排气正常，那么多属于功能性腹胀，无须特别治疗。如果有以下情况就需要特别注意了：①腹胀合并呕吐、食欲缺乏、体重减轻、肛门排便排气不畅，甚至发烧，便血。②肚子有压痛感。③肚子有鼓胀和紧绷感。④合并呼吸急促。⑤在腹部能触摸到类似肿块的东西。上述情况极有可能是病理性因素造成的，如肠套叠，尤其是寒冷季节，婴幼儿肠子尚未完全固定，活动量大，在寒冷的刺激下容易诱发。此外腹部实质器官病变，泌尿系统疾病都有可能造成此类腹胀，如出现上述情况一定要及时就医。

（3）幼儿气管异物急救。小块状食物或其他物品被吸入气管出现的急症常发生于0~3岁以内的婴幼儿。这个阶段婴幼儿咀嚼能力不强，又受到口欲期影响，喜欢将任何物品放入口内，啃咬硬物。当婴幼儿哭、笑、跑、跳等情绪激动大吸气时，很可能将小块状食物或物品吸入气管内，从而造成气管异物堵塞。因此给这个阶段的婴幼儿喂食，一定要注意食物性状，例如不给3岁以内的婴幼儿吃果冻、口香糖等胶状食物，同时尽量避免婴幼儿在情绪激动时喂食。当发生气管堵塞异物时，自然咳出的几率只有1%。

气管异物堵塞分为两种情况：一种是部分堵塞，这时看养者要做的就是不要给孩子喝水和吃东西（取出气管异物手术需要在空腹情况下进行，以免因胃里有食物而引起手术滞后，造成潜在威胁），安抚宝宝情绪，立即就医。另一种就是全部堵塞，当发生全部堵塞时，孩子会出现瞪眼、手捂喉、呼吸困难、面部发紫等症状，黄金的抢救时间只有5分钟。如果出现气管异物的全部堵塞，第一时间拨打120，在120急救医生来之前可采取以下急救措施。

①0~1岁幼儿气管异物全部堵塞的急救：

A. 用你的前臂将幼儿的脸朝下，手靠着他的胸部，用拇指和食指固定下巴两侧，再用大腿作为支撑，保持幼儿的头低于身体并转向一侧。

B. 用手掌根部拍击幼儿的背部介于肩胛骨之间，一秒一次，拍打5次。

C. 再将幼儿转身，躺在你的一只手上，使他的头低于身体。用两手指置于幼儿的胸骨末端，约在乳头连线下一横指处，将手指快速下压0.8~1.2厘米深，连续压5次，一秒一次。

D. 如果异物没有吐出来，再将幼儿往下翻，用力拍击背部 5 次，再继续压胸 5 次。如此反复动作，直到异物排出或急救医生到来。

②1~3 岁婴幼儿气管异物急救：

A. 看养者站在孩子的后方，将你的两手环抱着孩子的腰部；

B. 家长一手握拳，另一只手抓住此拳头，握拳的拇指靠在孩子的腹部肚脐上方，胸骨的下方。不要压在胸骨和肋骨上。

C. 家长的手肘向外，将握拳的手用力往孩子的腹部压（肚脐上两横指处），方向朝向腹部的内侧和上方，连续压 5 次，停顿一下。若异物未出来，持续按压腹部直至吐出异物，或急救医生到来。

三、13~15 个月幼儿的教育

（一）运动能力培养

1. 重点

充分借助环境来训练幼儿自己走、蹲下、站起等大动作，发展幼儿身体平衡、协调及控制方向等能力；利用玩具练习双手合作，发展幼儿的手眼协调。

2. 具体要求：

（1）独走练习。走不仅能有效地锻炼腿部力量，还能促进身体平衡能力及空间知觉发展，周岁左右的幼儿正处于走的敏感期。为此，发育正常的幼儿满了周岁后就可进行独走练习。刚开始训练时，看养者要积极创设便于走的环境与条件，给予充分的安全保护，帮宝宝建立独走的信心，体会行走的快乐。如：给宝宝穿适宜行走的软底鞋，选择开阔无障碍的场地，通过玩具和食物来逗引，让幼儿由近及远地练习行走。相应的活动有：宝宝走过来、找爸爸妈妈、走到这里来、追泡泡、穿着响鞋走走乐、牵着小鸭去散步等。

（2）玩球活动。幼儿满周岁后就可以进行独立的玩球活动，这时看养者应创设条件鼓励幼儿积极地、主动地玩球，通过引导玩球来有序训练他们独走、蹲下、站起及跑等大动作，促进其身体平衡能力、灵活性及空间感的建立。相应的活动有：追球乐、把球送回家、捡小球入筐等。

（3）学做辅助器械操。13~15 个月的幼儿除了玩球外，还可利用做器械操来促进他们的身体协调性发展。亲子竹竿操就是很适合此阶段幼儿的一项运动（具体做法见本节资源链接）。通过借助两根粗细适宜的竹竿，编排适宜的动作，辅助宝宝有节奏地进行动作练习，促进其动作协调性发展及良好亲子关系的建立。相应的活动有：宝宝竹竿操、亲子彩带操等。

（4）搭积木。13~15个月幼儿开始产生初始的空间知觉，此时可借助“搭积木”来训练幼儿双手配合和手眼协调性，通过“垒高”“拼接”等促进空间知觉的建立。相应的活动有：叠积木、积木排队、积木长高了、积木手牵手等。

（5）将物放进洞口。1岁以后幼儿的五指开始分化独立，抓取物体由“大把抓”逐渐地变为“三指捏”，能够将物体用大拇指和食指对捏，手的动作向“精准化”方向飞跃式地发展。13~15个月阶段，可为幼儿提供带孔的大木珠和水杯、大口径的瓶、罐子等带口的容器，以游戏的方式，引导幼儿将木珠分别装进这些容器中，通过练习定点放物来训练幼儿“三指捏”和手眼协调，促进其做事的专注力养成。相应的活动有：木珠回家、喂瓶宝宝、分珠入罐、彩珠集合等。

3. 注意事项：

（1）开始训练幼儿独走时，一定要给予安全性的保护，防止幼儿跌撞、摔伤。

（2）此阶段提供的球应颜色鲜艳、大小轻重适宜，最好是能同时促进触觉训练的小号触摸球。

（3）此阶段幼儿的大动作练习应注意把控活动时间和活动量，并及时提供饮水。

（4）引导宝宝做竹竿操时，应根据幼儿的兴趣度来适时调整节数，不一定每次将整套操节做完，一定要让幼儿做操后有愉悦感。

（5）此阶段的精细动作训练应充分地结合生活活动，利用生活中的实物每天进行，并注意同时关注幼儿专注力的培养。

（二）语言能力培养

1. 重点

丰富幼儿词汇量，帮助他们听懂更多的常用语言；鼓励幼儿发音节词称呼周围的人，表达自己的愿望；促发亲子阅读兴趣和爱惜图书的意识。

2. 具体要求：

（1）听说活动。满周岁后，幼儿记忆力开始进入高速发展期，此时他们会将大人说的许多话进行“储备式记忆”。为此，13~15个月阶段，看养者应将丰富词汇量，让幼儿听懂更多的常用语言作为听说活动的重点，结合日常生活，每日有目的地开展听说活动，除了说大量的名词外，可适当说一些带有动作的动词及人称代词。若是出现新的词汇及句子时，应充分抓住幼儿兴趣点，通过重复、放慢语速等策略来引起幼儿关注。相应的活动有：家里哪里变了、逛超市买东西、宝宝的衣服、他们在干什么、你的我的等。

（2）对话活动。13~15 个月的幼儿正处于说音节词的阶段，时常会以音代物、一音多义地进行表达。为此，看养者应将鼓励幼儿发更多的音节词、大胆地开口表达作为此阶段对话活动的重点目标，结合一日活动，创造情景来让幼儿正确地模仿发出爷爷、抱抱、走走等叠音。通过对话及时给予重复性的发音回应，将幼儿发音所指代的意思用语言表述。让他们逐渐做到能一问一答、有问必答。相应的活动有：边指边说、那是谁、“好” 和 “拜拜”、将句子补充完整等。

（3）阅读活动。幼儿满周岁后，开始喜欢听别人念书给自己听，能较长时间地看图画书。为此，幼儿 13~15 个月阶段，看养者尤其是父母可为幼儿选择一些单页独幅画面的无字书或少字书，结合认知活动进行亲子阅读，采用先单幅指认、逐页阅读、完整阅读、按要求找图等互动方式，让他们逐渐感知故事的内容，引发阅读兴趣。相应的活动有：小鸭小鸡、小猪洗澡、玩皮球、宝宝出去玩等。

（4）儿歌欣赏。此阶段幼儿对声音很敏感，儿歌欣赏应与幼儿认知结合起来，选择一些带有重叠音语句和象声词的儿歌来对幼儿进行念诵，帮助他们正确发音，提高认知兴趣。相应的儿歌有：小黄鸭、小花猫、小老鼠、洗澡、大苹果等。

3. 注意事项

（1）此阶段开展的听说活动，多用简单性的表述语言，便于幼儿理解与记忆。

（2）对话活动中要与幼儿有眼神交流，示范的发音要尽可能做到标准，幼儿若模仿发出新的音节词，看养者一定要给予积极的回应。

（3）从此月龄段起，可单设阅读的时间，并固定安排在一日中的某一时段。提供低矮的书架放置图书，以便于婴幼儿能自己取放。

（4）儿歌欣赏应充分地结合实物和图来进行，可每日多次进行。

（三）认知能力培养

1. 重点

拓展认知内容，引发幼儿对简单的人和事关系的感知；激发认知兴趣，加深对物体色彩、形状、声音的整体认知；促进幼儿数概念、形体概念的建立。

2. 具体要求

（1）认知活动。随着幼儿活动范围的扩大，认知的内容也越来越多。13~15 个月阶段幼儿能感知周围环境明显的变化，可结合生活环境及实物让幼儿认识常见的有明显特征的水果、动物、车，让幼儿了解物体最基本特征并记住其名称，促进其观察力和记忆力发展。相应的活动有：大苹果、西瓜、葡萄、汽车、挖土车、猫、狗、镜子中的小怪脸等。

（2）感知形状与色彩。13~15个月幼儿已能在背景物中将物体的形状轮廓和颜色清晰感知，但不会说出来。为此，此阶段可将认识圆形和方形，区别红色和黄色作为视觉训练主要内容，让幼儿能区别指认。相应的活动有：这是圆圆的、这是方方的、圆圆和方方、找红色、找黄色、指认红色黄色、根据儿歌认颜色等。

（3）数数活动。经过前期的唱数活动，幼儿对数序有了印象，一岁以后开始对数序产生记忆。13~15个月阶段则应继续帮助幼儿感知数序和数量"1"，结合运动和实物让他们记住1，2，3的先后顺序和"1"的数量。相应的活动有：一个物体、拿一个、跟着数台阶、一起顺着数等。

（4）感知自然界的声音。13~15个月听觉训练，以让幼儿感知自然界常见动物的叫声、交通工具的声音为主，通过幼儿区别和模仿来重点感知声音不同的节奏。相应的活动有：常见动物的叫声、动物怎么叫、下雨打雷、嘀嘀叭叭、动物与声音进行匹配等。

（5）感知人和物的简单关系。随着幼儿直觉判断思维的萌发，13~15个月幼儿能初步感知简单的人和物之间关系，如能分辨高跟鞋、红色包是妈妈用的物品；大鞋子、黑色包是爸爸用的物品。为此，此阶段看养者应结合日常认知，让幼儿感知日常生活中人和物之间的简单关系并有意识地训练其思维判断力。相应的活动有：帮爸爸拿包包、区别爸妈的鞋子、妈妈的花裙子、下雨要打伞、换鞋出门等。

3. 注意事项

（1）认知活动可结合儿歌欣赏同步进行，便于幼儿记忆理解。

（2）此时认知图形和颜色，提供的实物都应是单色读物，便于幼儿指认操作。

（3）幼儿感知数量"1"应充分结合实物进行操作，不要求幼儿说，但一定要让幼儿能按要求取物。

（4）此阶段应选择自然界有特点的声音来让幼儿感知，并注意引导幼儿模仿不同声音的节奏。

（5）让幼儿感知人和物的简单关系时，应注意在日常生活中用语言引导幼儿观察，帮助幼儿逐步建立思维判断。

（四）生活能力培养

1. 重点

训练幼儿自主吃饭、洗手、收拾玩具等，引导他们形成良好就餐、洗手的习惯，促进其生活自理意识的建立。

2. 具体要求

（1）学着用勺吃饭。随着幼儿手眼协调和使用工具能力的提高，13~15 个月阶段幼儿已能独立完成用小勺来自喂食物了，虽然此时他们的动作很笨拙，经常是吃一半撒一半，但使用勺子的兴趣会促使他们不断地重复坚持将食物送到嘴里，直到累了握不住勺为止。从幼儿满周岁起，看养者应有意识地训练幼儿学着使用小勺吃米饭等食物的技能，提供练习的机会，让幼儿从吃少许食物开始，逐渐地训练，让他们体验到自己用勺吃食物的乐趣。相应的活动有：和他人一起上桌吃饭、宝宝吃来妈妈喂、宝宝自己吃、喂娃娃等。

（2）学习洗手、擦手。幼儿满周岁后，对洗手等玩水活动很感兴趣。为此，可借机来训练幼儿独自洗手、擦手。通过适当的引导让幼儿初步掌握洗手的步骤和方法，感知洗手和擦手的先后顺序，促进其正确洗手方法的掌握和勤洗手等卫生习惯的养成。相应的活动有：洗洗手、擦擦手、洗手吃饭、搓泡泡、把小手洗干净、干净的小手等。

（3）一起收玩具。随着幼儿模仿行为的提高，13~15 个月已能模仿成人做简单的家务活。为此可结合幼儿玩玩具、看书等，引导幼儿参与一起收拾玩具，通过将物品“哪里拿来的、放回哪里去”，帮助幼儿记住物品放置的位置，促进幼儿主动收拾玩具意识的养成。相应的活动有：我也来送玩具回家、帮玩具找家、玩具放这里、一起收玩具等。

（4）自己独立玩。随着运动能力的快速发展，13~15 个月阶段的幼儿已能较长时间地自己独立玩，并且特别喜欢玩沙、水等探究性活动。从此阶段起看养者应创设能引发幼儿自主探究玩的环境，提供适宜的玩具材料来鼓励幼儿使用工具玩沙、玩水。相应的活动有：挖宝贝、铲沙乐、让动物洗澡等。

3. 注意事项

（1）训练幼儿使用勺子吃东西，应从吃小的固体食物开始，并注意提供适宜的桌椅，让幼儿坐着定位吃，同步来培养幼儿良好的就餐习惯。

（2）此阶段训练幼儿洗手，应引导幼儿记住洗手的步骤，重点帮助幼儿学习打肥皂双手互搓的技能。

（3）此时学收玩具应重点示范引导幼儿将玩具归类收拾放置，并对幼儿参与收拾玩具的行为及时给予积极的鼓励与肯定。

（4）此阶段幼儿进行自理活动，应创设机会、积极鼓励，尽可能帮助幼儿将一件事做完，让其能获得成功体验。

（5）应提供适宜的工具来引导幼儿玩沙、水，在进行安全性保护的同时，注意培养幼儿玩的自主性和专注性。

（5）情绪与社会性培养：

1. 重点

帮助幼儿记住爸爸、妈妈及自己的名字，引发其听从简单的指令参与活动的意识；学习用动作主动与人交往；体验与家人、伙伴一起活动的快乐。

2. 具体要求

（1）亲情培养。13~15个月阶段亲情培养的重点是：激发幼儿积极参与亲子互动游戏，增进亲子情感交流。此阶段的幼儿认生现象开始减退，可以尝试着进入早教班等新环境。在亲人的陪伴和引导下一起玩游戏，增进亲子间的情感交流，帮助幼儿消除对环境的陌生感，提高适应新环境的能力。相应的活动有：亲子互动体能系列游戏、找爸爸、躲猫猫等。

（2）交往培训。13~15个月的幼儿开始对同伴感兴趣，但不能友好地一起玩，主要表现为自己玩自己的玩具，如果混在一起玩，很快会出现抢玩具和推倒人之类的不愉快的事情。为此，当幼儿满周岁后，看养者应将引导用动作主动与人交往作为幼儿交往训练的重点，通过提供能平行玩的材料，创设交往机会，引导幼儿主动地用分发玩具、牵手、握手、拥抱等肢体动作与伙伴积极交往。相应的活动有：做客、找朋友、分玩具、好朋友碰一碰等。

（3）自我意识。13~15个月阶段，应将知道自己乳名，能正确地称呼家人作为幼儿自我意识培养的重点，结合生活、游戏，让幼儿逐渐地将自己与家人分清，从认识自己身体到记住自己的名字符号来感知自我。相应的活动有：宝宝的乳名、点名叫到、称呼家人、叫对家人顶呱呱等。

（4）规则意识。13~15个月阶段，幼儿基本上能听懂成人日常简单的对话，在他们活动能力越来越强的同时，从训练幼儿能听从简单的指令入手，帮他们建立基本的规则意识应是本阶段的重要内容。在让幼儿做任何活动之前，看养者都要用简单易懂的语言和动作示范来引导幼儿听懂指令，采用以正强化为主的鼓励策略来促进幼儿积极地遵从指令。相应的活动有：听指令做动作、跟着一起做游戏，听从指令妈妈爱、宝宝像我这样做等。

3. 注意事项

（1）此阶段的亲情培养应注意引导幼儿体验在新的环境中平行式参与多个同伴一起亲子活动的快乐。

（2）此阶段交往训练分发的玩具，要做到完全一样并人手一份。

（3）此阶段固定一个乳名称呼幼儿，家人的称呼应统一，以便于幼儿形成正确的称呼概念。

（4）训练幼儿听从指令，应以活动为载体，让幼儿通过具体的活动来实现行为自控。当每一次幼儿听从指令后应及时给予积极的肯定和赞许。

（六）艺术感受能力

1. 重点

喜欢听儿童歌曲，能根据音乐节奏摇晃身体，表现愉悦情绪；乐于涂鸦，能积极参与颜料涂鸦、点画亲子活动。

2. 具体要求

（1）音乐活动。13~15 个月阶段，幼儿音乐感受的主要内容是让幼儿听欢快、结构工整、有重复的儿童歌曲、童谣，引导幼儿感受音乐节奏，体验欢快的情绪。相应的活动有：随音乐来摇摆，唱歌做动作，一起唱，对着镜子跳舞，唱唱爬爬，敲敲打打等。

（2）美术活动。该月龄段幼儿处于涂鸦的萌芽阶段，能进行随意地涂鸦、点画。可提供大白纸、颜料和大号彩笔，采用亲子一起“玩”的方式，引导幼儿完成随意性的涂鸦、点画。相应的活动有：一起来画画、手掌印画、食指点小花布等。

3. 注意事项

（1）此阶段的音乐感受，应注意选择带欢快的歌词，引发幼儿表现自己高兴的情绪。音乐活动结束后，把录音机关掉，不要让房间里噪音太大。

（2）此阶段幼儿处于单色涂鸦、点画阶段，在美术活动中涂鸦、点画时，不要给宝宝定位，提供固定牢固的、大一点的纸张和画笔，并注意防止幼儿用嘴咬笔或舔颜料等。

资源链接

1. 断奶故事《奶精灵》

刚出生的小朋友没有牙齿，不能吃饭，只能喝妈妈的奶，于是天上住着的奶精灵就会给这些刚出生的小宝宝送奶。一天一天，宝宝慢慢长大，开始长牙了，一颗、两颗、三颗……越来越多的牙齿长出来了，她也不再只喝奶了，还可以吃很多东西。有一天奶精灵说：“宝宝，你长大了，奶精灵要去照顾其他更小的宝宝了。”于是，奶精灵飞走了，虽然奶精灵飞走了，但是她委托自己的朋友——蔬菜精灵、玩具精灵去照顾已经长大的小朋友。

2. 如何为 13~15 个月幼儿选择玩具?

13~15 个月的幼儿运动和感知运动能力逐渐提高，多数已学会走路，活动能力加强，手眼协调能力有所提高。一些皮球、画笔和画板、各种形状的立体插孔玩具、积木、吹泡泡的玩具及能发出声音的小车等玩具都比较适合这个时期的幼儿。

3. 亲子竹竿操：(适合 1~1.5 岁幼儿)

预备：准备两根竹竿（长约 1 米、粗约 1.5 厘米），父母面对面坐，双手各持竹竿一端，让宝宝站在竹竿内两手各自握住一根竹竿。在有节奏感的音乐或口令伴随下，父母移动竹竿，并指导宝宝做相应动作。全操共九节，每次四个四拍，开始可自选四节，以后渐增。

第一节　预备姿势

动作：宝宝两手握竹竿站在两竿之中，两脚开立。

第二节　双臂摆动

动作：①左手向前、右手向后；②右手向前、左手向后；按口令双臂交替前后摆动。

第三节　单臂上举

动作：①左手放下竹竿，右手举竿、肘关节伸直；②还原；③动作与①相反；④还原。

第四节　上肢运动

动作：①两臂侧平举；②两臂上举；③两臂侧平举；④还原。

第五节　体侧运动

动作：①两臂侧平举；②右臂经体侧上举、身体向左侧屈；③两臂侧平举；④还原

第六节　下蹲运动

动作：①两臂侧平举；②身体下蹲；③站起；④还原。

第七节　前后走退运动

动作：①1—2—3 身体向前走三步；②4 停步两脚并拢；③第二个四拍节奏相同，身体向后退；④4 停步两脚并拢。

第八节　划船运动

动作：①双手握牢左侧竿，身体向左侧；②1—2 向前；③3—4 向后做划船动作。

第九节　跳跃运动

动作：①②两手握竿双脚离地跳跃两下；③父母顺势把竹竿抬起放下；④原地休息不跳。

4. 适合 1~1.5 岁幼儿的儿歌 8 首

小黄鸭

小黄鸭，扁嘴巴，摇摇摆，嘎嘎嘎；扑通一声跳下水，游着找妈妈。

小花猫

小花猫，喵喵叫，不洗脸，把镜照；左边照，右边照，喵喵喵，气得胡子翘。

小老鼠

小老鼠，上登台，偷油吃，下不来；猫来了，下不来，叽里咕噜滚下来。

小黄鸡

小黄鸡，叽叽叽，尖尖嘴，圆身体；爱吃虫，爱吃米，吃饱了做游戏。

小汽车

小汽车，嘀嘀嘀，开过来，开过去；小宝宝，当司机，送妈妈，上班去。

找朋友

拍拍手，点点头，敬个礼，握握手；拍拍手，点点头，笑嘻嘻，好朋友。

扔皮球

小皮球，举得高，扔出去，它就跳；跳到东，跳到西，跳到鞋里躲猫猫。

大苹果

大苹果，红又红，树上挂，像灯笼；大苹果，圆又圆，咬一口，味酸甜。

思考与练习

1. 了解 13~15 个月龄段幼儿的关键事件。

2. 如何科学断奶？

3. 婴幼儿气管异物急救实操。

4. 13~15 个月幼儿运动能力培养的要点是什么？请针对该月龄段大动作和精细动作内容各设计一个活动并演练。

5. 13~15 个月幼儿情绪与社会性培养的要点和内容有哪些？如何引导幼儿主动用动作与人交往？

第二节　16~18 个月幼儿保育与教育

一、16~18 个月幼儿的发育与发展

案例开启

宝贝是乐于“搬运”物体的搬运工！

16~18 个月宝贝不仅能稳稳地走，还能跑啦！跑时虽然时常摔跤，但他们似乎没有记住摔跤时的痛，仍然走着走着就跑起来了，并且是不看路地奔跑哟！

在户外，宝宝跑摔跤了，他会条件反射地大哭起来，并用双眼打量四周，寻求大人的帮助。此时，若有大人在旁，他会身体一动不动地趴在地上用祈求的表情看着你哭，直至大人将他抱起、安抚为止；若找不到求助的对象，宝宝趴着哭两下就会被地上的小石子、小草吸引着玩起来，玩着玩着发现前方有新的东西，宝宝会自己爬起来，高兴地朝着新的目标奔跑。

此时的宝贝不仅热衷于走和跑，更热衷于将物体搬来搬去，走路时从来都不会空着手。瞧：宝贝一会儿将玩具小狗牵到房间，一会儿又将娃娃抱到沙发上，有时会像个小大人似的将屋子里的鞋子一只只搬到阳台上。搬完了，他还会向你不停地发出“鞋子”的单词，你若不理会，他甚至会将你拉到阳台，用他的劳动成果向你邀功。此时你若对宝贝“搬运”物体的热情给予积极的肯定与鼓励，他会乐此不疲地搬得更多……

（一）16~18 个月幼儿的主要发展特点

（1）动作发展：

①大动作：能很稳地独立行走，不用扶物能蹲下、复位；开始会跑，但是不稳，常摔跤，能扶着栏杆连续两步一级地走上楼梯；能举手过肩没方向地扔出球，喜欢滚皮球、走斜坡；能拉着玩具倒走几步，爬到椅凳上够拿不到的东西。

②精细动作：能垒高 3~4 块积木，会三指捏地握勺、握笔、盖瓶盖，能用蜡笔涂

鸦画直线，能用手将豆子放入小瓶中。

（2）语言发展：基本能听懂大人的日常对话，对语言的理解能力超过语言的表达能力；能有意识地说出10个以上语词；会使用日常生活中常用的动词，常以有一定意思的单词、句来表达自己的需求，并伴有手势；会模仿常见动物的叫声。开始知道书的概念，喜欢模仿翻书页。

（3）认知发展：愿意探索和接触新事物，喜欢用嘴、手试探各种东西，会长时间观察自己感兴趣的事物；能根据感知方面的突出特征对熟悉的物品进行简单的分类，能理解简单的因果关系；会模仿一些简单的动作或声音，开始自发地玩模仿性游戏。

（4）生活能力发展：能用勺子取物；能自己脱鞋袜、戴帽子；能自己擦手、嘴；喜欢并能协助大人做简单的家务；白天能控制大小便；能开门、盖紧瓶盖。

（5）情绪与社会性发展：情绪变化丰富，在很短的时间内可表现为兴奋、生气、悲伤等，受挫折时常常发脾气；喜欢单独玩或观看别人游戏活动，开始对同伴感兴趣，能共同玩一会儿；会依附安全的东西，开始理解并遵从成人简单的行为准则和规范。

（二）该月龄的关键事件

（1）前囟门闭合：前囟门于此时完全闭合，如仍未闭合，需要进行进一步检查，排除脑部疾病和缺钙等病理性疾病。

（2）如厕训练：1岁半左右，幼儿控制排尿的神经系统以及膀胱和肛门括约肌逐步发育完善，已经具备如厕训练的生理发育准备。

（3）长出臼齿：咀嚼力量增强。

（4）开始感受音乐：对歌曲和乐曲表现出听的神态，并随音乐的节奏摆动身体。

（三）生长发育指标

（1）体重：该月龄段幼儿平均体重：男孩为11.55千克，女孩为11.01千克。

（2）身长：该月龄段幼儿平均身长：男孩为83.52厘米，女孩为82.51厘米。

（3）头围：该月龄段幼儿平均头围：男孩为48.28厘米，女孩为47.09厘米。

（4）胸围：该月龄段幼儿平均胸围：男孩为49.03厘米，女孩为48.09厘米。

二、16~18个月幼儿的保育

（一）营养与喂养

1. 重点

如何让孩子好好吃饭。

2. 具体要求

（1）关于食欲。

很多时候，家长为了让婴幼儿“好好吃饭”，想尽各种办法，如注意力转移法、游戏法、奖励法、威胁法等，这些五花八门的战术，归根结底就是要摧毁宝宝的反抗，好好吃饭，但这样做往往收效甚微。首先我们要正确看待食欲，从食欲出发找到好的解决方法。

第一，正确看待食欲标准：很多时候家长会依据“书上说”“医生说”“别人家妈妈说”来对比自己家的宝宝，这样很容易造成家长与宝宝之间的紧张不安感。虽然各种标准的数据值得信赖，但是我们不能忽视每个婴幼儿自身的特点以及所处的各种情况。总而言之，妈妈们养的是孩子不是数据。第二，一定要让宝宝获得饥饿感。婴幼儿还不习惯一日三餐，他们生活在一个被自然规律支配的世界里，会依据自己的实际需求去进食。首先，一开始不要刻意规定宝宝每餐的进食量，这样就不会因为宝宝没有“达标”而恐慌不安。其次，合理安排零食，带宝宝多进行户外活动消耗体能，获得饥饿感，这是增强食欲极佳的办法。第三，注重食物的加工制作。要注重食物的多样化和烹饪方法，将食物做得更适合宝宝吃。首先，食物要形象可口，同时还可以尽可能将食物做得漂亮可爱，如做成有趣的形状等。其次，改变烹饪方法，特别是 1 岁以上的幼儿，可以在食物中增加少许调料。幼儿味觉大多在 8 个月左右开始发育，只要发现宝宝对原本喜欢的食物产生厌恶，就应考虑是由于味觉发育所致，适当增加调料可以获得意想不到的效果。

（2）不容忽视的早餐。

根据我国膳食指南的建议，来自早餐的能量应占全天能量的 30%。然而，据统计，我国城市婴幼儿早餐能量和蛋白质摄入量只占全天的 20%~23%，而农村则主要是乳制品缺乏严重。所以早餐的热能偏低、质量差、品种单一是目前婴幼儿早餐中出现的主要问题。早餐是婴幼儿上午活动能量的主要来源，合格的早餐应该主要由三部分组成，蛋白质、脂肪和碳水化合物。所以幼儿的早餐应该营养又丰富，奶制品为主要食物，然后添加一些粥、面饼、蔬菜、水果等，吃饱的同时还要吃好。

（二）日常护理

1. 重点

如厕训练正当时，保护牙齿不可少。

2. 具体要求

（1）如厕训练。

如厕自理是婴幼儿成长道路上的必经之路，到底何时进行如厕训练众说纷纭。祖辈们总是希望尽早给宝宝进行如厕训练，摆脱尿布、纸尿片或纸尿裤等装置，似乎只有摆脱了才能意味着长大，这也成为了一场比赛，家长都希望自己的宝宝不输在起跑线上。而在这个过程中，往往会忽略婴幼儿身心的发展规律，取得适得其反的效果。

①如厕训练的时间：由于如厕训练受到婴幼儿生理发育——神经系统的发育和膀胱括约肌的发育的影响，只有等到链接膀胱和肠道的神经通络完全成熟后，才能意识到自己正在排尿或者排便，只有等到膀胱括约肌和肛门括约肌成熟后，才能控制住排尿和排便。我们将其称为“有意识排尿/便”。与之相对的小婴儿，由于生理发育还没有成熟，所以一旦膀胱和肠道充盈，就会反射性地排空。这称之为“无意识排尿/便”。一般而言，要到 18 月龄左右，这些相应的生理功能才能逐渐发育成熟，但具体时间有个体差异。宝宝如厕自理的早晚与智力发展没有关系，一个很晚学会爬行的宝宝，学会如厕技能不一定比别人晚。一个很早学会如厕技能的宝宝，掌握阅读技能也不一定比别人快。与任何新技能一样，每个宝宝都有自己掌握如厕技能的方式和速度。宝宝如厕的早晚与基因有很大关联，如果父母双方的家族成员在如厕自理这件事情上均有优良的表现，那么宝宝如厕技能的掌握也会相对更加顺利。女宝宝通常比男宝宝更早脱离尿布，因为女宝宝在任何一年龄段都比男宝宝成熟得更早。

②如厕训练开始的迹象：宝宝是否已经准备好学习如厕技能，他也许不会用语言表达，但是只要仔细观察，当出现以下迹象，说明宝宝已经做好了如厕训练的准备：A. 宝宝在一天中的一段时间内能保持尿布干爽至少 2 小时，或者白天小睡后仍然保持尿布干爽，说明他逐渐对膀胱有了一定的控制力。B. 宝宝停止玩耍，呆着不动，看着家长，试图告诉家长发生了什么，说明他已经开始意识到自己正在排尿或者排便。C. 虽然充分饮水，但是宝宝的尿布经常是干的，说明他可以在一定时间内控制不排尿。D. 宝宝表现出各种独立意识，渴望能自己做些事。E. 宝宝能协调动作，舒适地坐在坐便器上，甚至自己穿脱裤子。F. 宝宝开始规律排便。

③如厕训练步骤：A. 认识并愿意使用坐便器。首先，给宝宝看其他宝宝使用坐便器的图片，或者真实观摩哥哥姐姐如何使用坐便器的。其次，带宝宝一起去选购一个坐便器。坐便器选择的原则为：结实、耐用、轻便、易于清洗。再次，让宝宝认定坐便器是属于自己的，可以将坐便器放置于宝宝的房间里，让他知道这是自己的坐便器，并让他将如厕与坐便器联系起来。最后，当宝宝有如厕需求时，将其放在坐便器上。无论是宝宝真的在坐便器上排尿或者排便，还是只是坐上去几秒钟又站起来，都要鼓励和表扬他。B. 逐渐摆脱尿布。确定宝宝已经准备好进行如厕训练时，妈妈要做好以下准备：给宝宝穿容易打理的衣物，准备多条可供宝宝换洗的裤子，甚至备用鞋子、袜子。在如厕训练过程中，尿裤子是必然发生的，最好取消近期的出行计划，因为在如厕训练开始时，偶尔使用尿裤或尿布反而容易让宝宝不知所措。同时适时提醒宝宝排尿/排便。假

如宝宝有较长一段时间没有排尿，或者一小时左右前喝了一大杯奶或水，又或者到了平时该排尿/便的时间，需要给他一些提醒。C. 正确处理尿裤子。就像在学步初期宝宝必然经历摔倒一样，几乎所有宝宝在学习如厕的过程中都会发生尿裤子的现象，甚至还有明明已经掌握了如厕技能却突然“倒退”的情况，所以如果家长做好心理准备，坦然接受尿裤子的事件，就能用轻松与平静的心态妥善处理，否则因为过于严厉的态度对宝宝身心造成影响，进而影响如厕技能的顺利掌握。在处理的过程中避免使用以下方式：第一，大声批评与呵斥宝宝。第二，惩罚宝宝继续穿脏衣服。第三，告诉宝宝还小。第四，从坐便器走向卫生间。当宝宝乐意使用坐便器时，就可以尝试使用卫生间了。

（2）保护牙齿。

保护牙齿的最佳方法就是有效刷牙。现在给孩子刷牙的工具繁多，有擦布式、指套式等，当孩子出牙后，看养者可以通过软布或指套牙刷为孩子清洁牙齿，这种清洁牙齿的方式可以持续到孩子1岁半。刚开始给孩子用指套牙刷清洁牙齿时，孩子往往不愿意配合，常常哭闹收场。1岁半以后，家长刷牙时，可给孩子一个小牙刷，让孩子在旁观摩，从而学习刷牙。当孩子喜欢上刷牙的动作后，再逐渐引导刷牙的姿势。当刷牙的姿势比较正确时，开始使用可吞式牙膏，刷牙就逐渐步入正轨了。需要注意，千万不要为了完成任务而给孩子刷牙。刷牙是一辈子的事情，诱导孩子喜欢刷牙最为重要。家长要注意使用技巧，强迫、诱惑都不持久，还可能导致孩子抵抗刷牙。建议家长可以依据孩子的年龄，购买刷牙主题的绘本。低龄幼儿可先阅读小熊宝宝绘本系列的《刷牙》绘本，而年龄稍大的孩子可以阅读刷牙的经典绘本《鳄鱼怕怕，牙医怕怕》，利用阅读时间和孩子一起观看绘本，学习刷牙的重要性。还可以在哼唱歌谣的时候、在自己做示范的时候引导孩子喜欢刷牙。刷牙是一种习惯，需要慢慢养成。

（3）手部清洁。

在手部清洁的过程中，看养者不能过度依赖湿纸巾和免洗洗手液，用流动的清水洗手是最佳的清洁方式。虽然湿纸巾和免洗洗手液能够消灭很多黏在手上的病菌，但与此同时消毒剂颗粒也会残留在手上。当宝宝吃东西的时候，消毒剂也同时会被吃到肚子里。经常给婴幼儿使用湿纸巾或免洗洗手液，容易引起婴幼儿消化道的慢性损伤，导致消化不良或慢性腹泻甚至过敏。因为反复吞入包括消毒剂在内的化学物质会破坏婴幼儿肠道内正常菌群，不仅可致肠道菌群失调，还会影响肠道消化吸收功能。家长惧怕细菌进入消化道后引起婴幼儿的感染，但是少量细菌不仅不会引起感染还对肠道和免疫有极好的刺激作用。而化学物质只有绝对的损伤，没有任何益处。

从方便的角度出发，家长在带宝宝出门前可准备几块湿润的小毛巾，放入小塑料袋内，每次用一块，用过的放入另一个塑料袋内。这样，既能保证清洗宝宝的小手又不至于引起交叉感染。等回家后，再清洗小毛巾，以备后用。家长还可以用瓶子装一些水带着出门，户外活动期间，可以用清水冲洗婴幼儿双手。同时要教会孩子正确洗手，对于年龄较小的宝宝，可以帮助其洗手。对于较大的宝宝，可以教会他们用肥皂在流动的水下洗手，这样才能真正去除手上的污渍。当然成人也要以身作则，引导宝宝在饭前、便后、外出回家等时候洗手。湿纸巾、免洗洗手液擦拭都不可以代替正常洗手。

（三）疾病与意外事故防护

1. 重点

肛裂、动物叮咬、危难关头的急救。

2. 具体事项

（1）肛裂。

辅食添加后，如厕训练进行时都容易因大便干燥或便秘而引起肛裂。辅食添加后，由于食物结构不当或加工过于精细导致肠道内纤维素含量减少从而引起便秘。如厕训练特别是排便训练时，由于没有建立良好的排便规律也容易引起便秘。便秘就会增加排便困难，导致用力过大而对肛门造成损伤。首先如果便秘的宝宝已经出现肛裂，要仔细观察孩子的肛门，找到小裂口，坚持用黄连水浸泡或局部湿敷，然后使用红霉素等含抗生素的软膏促进肛门裂口的恢复。同时，在每次排便前，肛门部位涂些抗生素软膏，增加润滑。如果宝宝肛裂严重，建议到儿外科进行检查，判断是否存在感染，是否需要局部药物治疗。同时要预防便秘。

对于婴儿特别是纯母乳喂养的婴儿而言，正常情况下肛裂的几率很低。因为母乳中含有低聚糖，可增加肠道中的水分，大便性状偏稀，不宜造成排便困难。但是频繁把便也是造成幼儿肛裂的一个重要原因。因为频繁把便，幼儿就会频繁用力，加上自身控制肛门括约肌的韧带相对松弛，就容易造成肛门突出就是脱肛的现象，以此造成排便时部分梗阻，增加排便困难，进而导致肛裂。

（2）动物叮咬伤。

婴幼儿可能被各种各样的昆虫咬伤，也可能被猫狗抓伤。除了疼痛外，还会引起中毒，感染等危险。及时且正确的处理可以帮助婴幼儿减轻疼痛，减少并发症发生的几率。

①症状：A. 昆虫叮咬伤：局部发红、肿胀、疼痛，症状会持续几小时到数日。有的幼儿会对毒蜂蛰伤产生强烈的过敏反应，引起呼吸困难甚至出现休克。B. 猫抓伤：猫抓伤可以引起细菌感染，局部发红、疼痛、手上部位周围起疹子，淋巴结肿大，全身发热。C. 狗咬伤：局部引起细菌感染，有发生狂犬病的危险。

②急救措施：A. 昆虫叮咬伤：蚊虫叮咬后，会刺激皮下组织中的肥大细胞释放组织胺，引起痒感、红肿，局部的硼酸冷敷会有一定的止痒效果。如果叮咬的局部被抓

破，可能出现的问题是破溃处继发感染。这时候要注意使用少量碘酒、酒精消毒，或敷上少许抗生素药膏，以避免或及时控制局部感染。对于蚊虫叮咬，现在仍然没有很好的办法能迅速控制，因此预防是最重要的，如夏季出门选择穿长衣裤、不去草丛处、家里使用蚊帐等方法。除此之外，还要在被叮咬后尽可能缓解叮咬后的痒、肿感，从而避免宝宝挠抓引发的继发性感染。如果是被蜜蜂蛰伤，要仔细检查是否有毒针残留在皮肤里，要用镊子把毒针取出。无论哪种虫子叮咬，都要用流动的清水充分冲洗，或者用碱性肥皂冲洗，去除毒液。同时用冷水或冰袋敷患处。如果叮咬严重，需要到医院检查，预防感染和全身不适症状的出现。B. 猫狗抓咬伤：被猫狗抓伤后，首先将伤口置于流动的清水下冲洗 20~30 分钟，可以用肥皂水冲洗，并用碘伏涂抹伤口，不要对伤口进行包扎，同时进一步处理伤口注射狂犬疫苗。

（3）危难关头的判断与急救措施。

虽然没有家长希望孩子出现危难，但是一旦孩子出现了危难，家长及周围的成人就不应该束手无策，每位称职的家长甚至是看养者都必须学会家庭快速解除婴幼儿危难的有效措施。当危难降临之时，看养者应该在 30 秒内对婴幼儿的状况进行全面评估。如出现下述情况，最紧急的就是保持和恢复孩子的呼吸和心跳，这就等同于最大限度保持了他们的生命。所使用的方法就是心肺复苏。

①评估状况：A. 一般状况：自然体位：瘫软无力或过于躁动；精神状态：极度烦躁或昏睡；眼神：呆滞或凝视；发声：哭闹或言语微弱、含糊不清或嘶哑。B. 呼吸状况：气道梗阻：发出犬吠剧烈咳嗽，严重鼾样呼吸，发音费力；呼吸费力：呼吸鼻翼扇动，胸廓过度起伏或起伏微弱，甚至没有起伏。C. 循环状况：皮肤苍白、颜色发灰，甚至青紫；皮肤呈现大理石花斑纹；手脚极度冰凉。

②心肺复苏操作：

A. 胸外心脏按压：心脏位于胸椎与胸骨间中下 1/3 处，胸外心脏按压即向脊柱方向按压胸骨，使心脏内的血液被动排出，起到循环的作用。因为婴幼儿胸廓组织薄，弹性大，胸外按压时容易改变其前后径，可使心脏的输出量达到正常的 30%~40%，从而保护脑、心、肾等重要器官。对于不同年龄的孩子实施的方法也有所不同。具体方法：a. 让病儿仰卧于硬板床上，以保证按压的效果。b. 对于年长幼儿用双掌法。施救者将手掌重叠置于患儿胸骨中下 1/3 交界处，也可以置于乳头连线下 1 厘米处。施救者手关节伸直，凭借身体和肩臂的力量垂直向脊柱方向挤压，使胸骨下陷 3~4 厘米。在按压时，手指不可触及胸壁，避免压力传至肋骨引起骨折。放松时手掌不应离开患儿胸壁，避免按压点移位。注意用力不可过猛，避免造成肺、肝、胃破裂或肋骨骨折。c. 对于低龄婴幼儿可用单掌或双指按压，使胸骨下陷 2~3 厘米。对 1 岁以内的幼儿多采用环抱法，既用双手围绕患儿胸部，用双拇指或重叠的双拇指按压，使胸廓下陷 1.5~2 厘米。为便于操作，胸外按压的深度为其胸廓厚度的 1/3。d. 按压频率为每分钟 100 次，小婴儿每分钟 120 次。胸外心脏按压时心率与呼吸比例是 30∶2，即心脏按压 30 次，停止心脏按压进行 2 次工呼吸。

B. 呼吸道畅通：a. 用手指或吸引法清除患儿口咽部的分泌物、呕吐物或泥土等异物。b. 保持头部后仰位，使颈部平直，伸展头颈部，并抬高下颌角，用枕头垫在脖子后面，使头稍后仰，可以防止舌根坠阻气道。注意婴幼儿气管缺乏软骨支撑，在使头部仰位时不能用力过大，造成气管塌陷而引起呼吸道不畅。

C. 口对口人工呼吸：a. 患儿平卧，肩部稍垫高，头后仰，以保持气道通畅。b. 施救者位于患儿一侧，用手将下颌向前方托起，以防舌根后坠；另一手的拇指、食指捏紧患儿的鼻孔，对准患儿的口腔吹气，注意吹气要均匀，不可用力过猛，以免肺泡破裂。此时可以见到患儿上胸抬起。然后开放鼻孔，因胸廓和肺的弹性回缩作用，自然地出现呼气动作，排出肺内气体。重复上述步骤，年长幼儿 18~20 次/分钟，幼儿 30~40 次/分。

三、16~18 个月幼儿的教育

（一）运动能力培养

1. 重点

引导幼儿指定方向地爬、走、跑，激发运动兴趣，促进运动知觉、身体平衡及空间知觉的建立；创设幼儿用“三指捏”的抓握机会，促进手的灵活性和手眼协调的发展。

2. 具体要求

（1）指定方向走和跑。随着幼儿身体控制能力的增强，16~18 个月阶段的幼儿已能完成指定方向的走、跑运动。此时可通过创设情境提供实物材料，让幼儿按照指定的位置进行取物、放物，来促进幼儿身体控制力和方向感的发展。相应的活动有：把球抱回来、牵着小狗去散步、追泡泡、跟着小旗走、赛鞋子、和妈妈一起“搬家”等。

（2）玩球活动。在前期玩球的基础上，16~18 个月阶段玩球活动的重点是引导幼儿练习扔球、滚球，训练幼儿高举球扔投和有方向地滚球，提高玩球的兴趣。相应的活动有：把球丢出去、滚球入门、扔球捡球、一起滚球、把球扔到草地上等。

（3）平衡练习。随着幼儿身体控制能力的增强，16~18 个月阶段可有针对性地进行专门的平衡训练，通过在特定的运动环境中让幼儿走斜坡、抱物走等来促进幼儿身体平衡能力的发展。相应的活动有：踩着白线走、走小路、走山坡、提着小桶下山坡、双手提物走、开飞机、身体转呀转等。

（4）爬高取物。攀爬能有效地促进幼儿四肢协调的力量和身体协调发展。16~18个月幼儿能借助物体攀爬30厘米的高度。此时可充分利用家具、物品等提供机会，引发幼儿完成攀爬取物，促进幼儿动作、思维及社会性的同步发展。相应的活动有：垫高取玩具、爬到椅凳上坐、爬梯子等。

（5）豆子入瓶。在前期练习“将物放进洞口”基础上，16~18个月阶段，可通过适当改变取放物体的大小、质地、数量等，来提高抓握难度，训练幼儿“三指捏”熟练地取物。相应的活动有：喂瓶宝宝吃豆豆、舀豆豆、抓木珠玻璃珠、捡扁豆、做响瓶等。

（6）手眼协调训练。16~18个月阶段可通过垒积木、串糖葫芦等训练幼儿的双手配合和手眼协调。相应的活动有：剥桔子、积木搭高高、拼插塑料积木“雪花片”、做糖葫芦、盖瓶盖等。

3. 注意事项

（1）体能活动要根据幼儿月龄段特点设计下蹲，快速爬行，跑等动作。

（2）大动作训练场地应平坦、宽敞，注意控制宝宝的活动量，不要给宝宝穿得太多。

（3）幼儿爬高取物时应注意安全性保护，防止幼儿从高处摔落。

（4）在生活中增加与认知活动结合的各种物品，引导幼儿认知，满足他们爱动、爱搬运东西的欲望。

（5）此阶段的精细动作练习，一定要注意设置适宜的练习量，尽可能帮助幼儿每一次完成预定的任务，帮助幼儿养成“做完”的习惯。

（二）语言能力培养

1. 重点

提供更多丰富的语词，让幼儿理解生活中的日常用语，鼓励幼儿用单词与人交流、表达，促进专注听儿歌、看图书等行为习惯的养成。

2. 具体要求

（1）听说活动。16~18个月阶段，幼儿除了能听懂大量的名词外，开始理解常用的动词和方位词。此时开展听说活动，应增加动词、方位词及代词的出现频率。让幼儿有机会理解更多的日常用语。相应的活动有：发音练习、干家务的词汇、幼儿活动介绍、袋子里的玩具、把东西放在哪等。

（2）对话活动。16~18个月的幼儿进入了说两个不同字的单词阶段，可以说20个左右的单词。此时开展对话活动的主要目的是训练幼儿练习说用2个单词连成的句子，如“盖被子”“穿鞋子”等，鼓励幼儿大胆用不同的单词与人交流与表达。相应的活动有：说出书中人和物的名称、图片躲猫猫、你在干什么、接背儿歌等。

（3）阅读活动。在前期阅读训练的基础上，16~18 个月阶段可让幼儿学会有序地翻书，能用词讲述所观察的画面作为阅读活动的重点，通过选择有主题、没情节，与幼儿生活经验接近的三言两语的生活故事，来引导幼儿有序地观察和表达。相应的活动有：好朋友、自己走、都笑了、大家出来一起玩等。

（4）儿歌欣赏。此阶段幼儿仍处于对声音敏感时期，儿歌欣赏应与幼儿认知、运动充分地结合，选择带有常用动词、象声词或一些发音响亮的单词儿歌来让幼儿欣赏，帮助幼儿正确进行单词发音练习，提高认知兴趣。相应的儿歌有：扔皮球、上楼梯、数星星、光脚丫等。

3. 注意事项

（1）在听说活动中如果出现了新的词汇，应放慢语速地说，引起幼儿专注地听，并适当地进行重复。

（2）在对话活动中尽可能使用布偶来激发宝宝的兴趣。

（3）与幼儿进行对话活动时，应该蹲下来、耐心倾听幼儿表达，如果他不能回答，就把答案告诉他们，或将他们的话补充完整。

（4）儿歌欣赏和阅读一定要抓住幼儿有限的注意力，注意结合画面鼓励幼儿发音，用单词和表情进行重复性的巩固练习活动。

（三）认知能力培养

1. 重点

让幼儿认识几种常见的水果、动物及交通工具，能进行五官指认、相同的图片配对和区别相同物的明显大小，引发他们对生活中的某些自然现象的感知兴趣，促进幼儿其观察、感知、记忆等多种能力的发展。

2. 具体要求

（1）认知活动。16~18 个月的幼儿认知内容应在前期基础上进一步拓展，可结合生活活动，选取几种常见而有代表性的水果、动物及交通工具来让幼儿进行认识，重点引导幼儿记住特点，说出名称。相应的活动有：认识小兔子、小狗、葡萄、西瓜、公共汽车及家人各自常用的物品等。

（2）感知物体的大小色彩。16~18 个月的幼儿已能分辨同类物体明显的大小、颜色差异。此阶段，可同时提供带有大小和颜色两个维度的同类物品来让幼儿进行比较观察，通过观察、命名、指认、寻找等过程，让幼儿区别大和小、红色和绿色。相应的活动有：大的和小的、哪是大的、哪是小的、将大的东西拿起来、哪是红色、指认绿色的物体等。

（3）记住物品放置的地方。随着幼儿方位感的萌发，16~18 个月的幼儿已能感知物体放置的大体方位。此阶段可通过让幼儿寻找不同位置的常见物体，如找五官、听指令确定位置后找物品等来训练幼儿的方位感和记忆力。相应的活动有：头发在哪、指认五官、拿取书架上的图书、抱娃娃上床、把玩具送回家等。

（4）分辨两种同类物体的不同。在幼儿能感知单个物体颜色、形状、大小的基础上，16~18 个月阶段可让幼儿寻找相同物体的不同，如将同款同色的衣服放在一起，让幼儿区别衣服的大小。或将同款同大规格的鞋子放在一起让幼儿区别颜色等，帮助幼儿对颜色、形状、大小的辨识。训练幼儿的观察力及判断力。相应的活动有：给鸡妈妈和鸡宝宝穿衣服、哪不一样、看一看找一找、找出大的来等。

（5）找关联进行图片配对。16~18 个月阶段可结合形状、声音、颜色等对物体进行整体性认知活动，通过声音、动作实物及图片的配对来训练幼儿对物体关联度的感知，促进幼儿判断思维的发展。相应的活动有：给瓶宝宝盖瓶盖、动物怎么叫、这是谁的声音、汽车怎样开、谁在唱歌等。

3. 注意事项

（1）认知活动应充分让幼儿通过感官来感知，最好同时配上简短的儿歌欣赏来帮助宝宝认知。

（2）此阶段可结合实物认知同时进行“1”的数概念巩固与练习，并应注意在日常生活的渗透运用。

（3）方位感训练指示语一定要清晰、准确，举一反三地练习，如，让幼儿取书架上的书，记住位置后将书放回原位。

（4）此阶段找相同物体不同，每次应提供同类 2 个有对比性的物体，帮助幼儿寻找一个维度的不同。

（5）此阶段幼儿找关联应先提供实物或图片，让幼儿通过实物和图片的提示来寻找与物体有明显特征的一个关联特征。

（四）生活能力培养

1. 重点

训练幼儿自主吃饭、擦嘴、午睡后起床吃午点等生活技能，引导他们形成饭前洗手、餐后擦嘴等就餐习惯，促进其生活自理能力的养成。

2. 具体要求

（1）尝试自主吃饭。伴随着幼儿“用勺取物”动作熟练程度的提高，16~18 个月阶段，开始训练幼儿独立吃饭的技能。通过提供适宜的碗和勺，放手让幼儿先自己吃，后大人喂的策略，鼓励幼儿积极地尝试独立就餐，体验自喂的自主与快乐。相应的活动有：宝宝自己先吃、宝宝能大口吃、和家人一起吃等。

（2）学习餐后擦嘴。16~18 个月阶段，应紧密结合幼儿自己吃饭来同步训练餐后学擦嘴的技能。通过提供温度适宜的湿餐巾，结合大人的动作示范来引导幼儿掌握双手拿餐巾擦嘴巴的技能。让幼儿形成饭后立即要擦嘴巴的意识和行为。相应的活动有：学着擦嘴巴、对着镜子擦嘴巴、饭后要擦嘴、把嘴擦干净等。

（3）自己起床吃午点。从 16~18 个月起，就可以训练幼儿白天睡觉后自己爬下床，拿取午点坐在固定的地方吃的能力。通过语言提示和具体引导帮助幼儿情绪稳定、安全地爬下床，自主地在固定地方拿取午点，能连贯地完成起床吃点心两个生活环节。相应的活动有：睡醒后不哭闹、自己爬下床来、快快拿取点心吃、能自己起床吃午点等。

（4）帮着拿东西。16~18 个月的幼儿正处于“搬运物体”的敏感期，他们会乐此不疲地将生活中的一些小物体挪动位置。此阶段可充分利用幼儿对“搬运物体”的兴趣，提供搬运物体的机会，通过合理的引导，协助幼儿自主完成搬运玩具、鞋子、小食物等，促进幼儿生活独立性及自主意识的发展。相应的活动有：送玩具回家、哪里拿来的放回哪里去、帮着拿东西、我也来拿等。

3. 注意事项

（1）此阶段幼儿的独立就餐，应提供有把柄的碗，柄长度适宜的勺，最好在就餐前让幼儿穿上围兜，以盛少量干的食物开始来逐步增量。

（2）幼儿擦嘴应是温度适宜的小湿巾，擦嘴时要求幼儿擦嘴、擦手一起来完成。

（3）从此阶段起应将幼儿睡的摇床改为木质固定的儿童床，以便幼儿能自主地上下。午点放在高矮适宜的固定位置，便于幼儿能自主地拿取。

（4）当幼儿能协助搬运小物体时，一定要及时给予肯定与鼓励，并一定要协助幼儿将物体运到目的地，让幼儿产生做完了的意识。

（5）此阶段的幼儿生活能力训练内容可同时进行。

（五）情绪与社会性培养

1. 重点

引发幼儿积极交往的欲望，能记住家庭主要成员的名字，用动作、词语与人友好交往；为他们提供能自己选择玩具的机会与条件，体验与家人、同伴一起活动的快乐，促进其自我意识的萌发。

2. 具体要求

（1）亲情培养。与前阶段比，16~18 个月阶段幼儿认生现象又有所减退，他们不会只黏某一个人玩，能和认识的人一起玩。当幼儿记住自己的名字后，应拓展让幼儿记住家庭主要成员的名字，并能将名字与称呼进行逐一地对应配对。鼓励幼儿不择人陪伴，主动和家人示友好、打招呼。相应的活动有：爸爸叫什么、妈妈叫什么，记住爷爷奶奶名字、和家人“再见”、家人在一起等。

（2）自我意识。16~18 个月的幼儿出现最初的自我意识萌芽，已能将自己与自己的名字联系在一起，当人们称呼自己的乳名时，他们能准确地用动作做出反应，并且能感知自己与别人名字的不同。此阶段应该直呼幼儿的乳名，通过让幼儿认识身体部位、用的物品、照顾小动物等让他逐渐将自己的与别人的区分开。相应的活动有：宝宝点名了、宝宝的玩具、宝宝的衣服、找出宝宝的用品、找出别人的身体部位、喂动物、我帮你等。

（3）交往意识。在前期以动作交往训练为主的基础上，16~18 个月阶段应重点引导幼儿主动用动作结合词语表达来与同伴进行友好交往。引导幼儿在做出动作的同时说出表示友好情感的词语。相应的活动有：给一个吧、握握手说你好、与伙伴打声招呼、挥挥手说“再见”、请小客人、我和小熊做朋友等。

（4）规则意识。16~18 个月阶段规则意识培养的重点是引导幼儿在取放玩具时学习“哪里拿来的，放回哪里去”。通过将玩具分类放置，采用图片定位的提示策略，让幼儿逐渐地记住玩具的放置位置，能将玩具送回家。相应的活动有：这样取玩具、自己取玩具、记住玩具的家、这样送玩具等。

3. 注意事项

（1）此阶段应鼓励幼儿与所有家人、常见的熟人互动交往。

（2）自我意识的培养从指认自己的身体部位入手，逐步扩展到区分自己的物品、人名。

（3）此阶段交往训练中，老师注意情感调动，做好示范和铺垫。若幼儿不愿意将自己的物品与他人进行分享，不要强求。

（4）从此阶段起，幼儿的玩具应归类存放，并在玩具放置的地方贴上玩具图片，在幼儿取时，让他先看清图片标识记住位置，送时引导幼儿将玩具放在标识上。一次只取一个玩具。

（六）艺术感受能力

1. 重点

让幼儿听欢快的儿歌，感知节奏和旋律，能随音乐跟唱、有节奏地进行肢体活动；提供色彩欣赏、涂鸦机会，引发幼儿涂鸦兴趣，能按要求进行简单的涂鸦、点画等美工活动。

2. 具体要求

（1）音乐活动。16~18 个月阶段，应让幼儿欣赏一些短小欢快、结构工整、歌词简单、能重复多遍的儿歌，通过图片引导幼儿理解歌词大意、结合肢体活动感知节奏、旋律，引导幼儿随音乐摇晃身体、跟唱来表达高兴的情绪。相应的活动有：问好歌、再见歌、摘苹果、我们来跳舞，大雨小雨，看哥哥姐姐表演等。

（2）美术活动。16~18 个月可充分利用幼儿一日生活来开展多形式的美工活动。玩沙时让幼儿进行沙土画，户外活动时欣赏别人的作品，此外还可进行专门的美工活动。

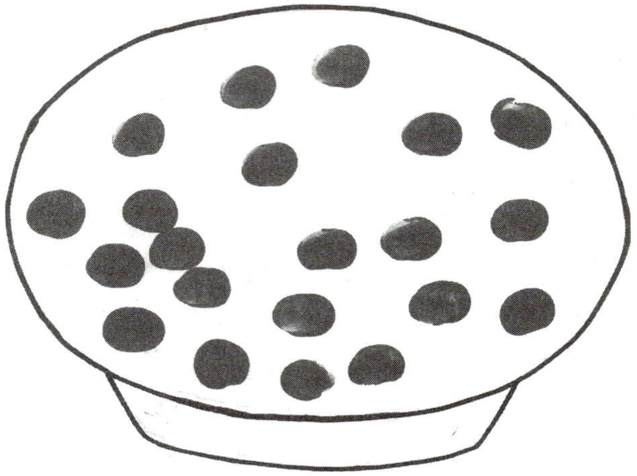

图 5-1　定位手指点画一盘西红柿

①涂鸦：此阶段仍以单色涂鸦为主，开始进行两种颜色的涂鸦活动。相应的活动有：涂色——给苹果穿衣服、绘画——线条走路、点画一盘西红柿、双色小花布等。

②手工：手工活动能有效地促进幼儿手部动作灵活发展。幼儿在撕撕玩玩中锻炼手指的肌肉，促进手指之间功能的分化，使两手更加协调配合地动作。16~18 个月阶段可以开展专门玩泥巴、撕纸等手工活动，重点引导幼儿听指令参与活动的习惯，体验与伙伴一起美工劳动的快乐。相应的手工活动有：大纸变小了、撕洞洞、玩油泥、分泥、玩彩色面团等。

3. 注意事项

（1）音乐活动的重点是让宝宝感受旋律并模仿相应的动作，增强对音乐的兴趣。

（2）美工活动老师要分解示范动作、步骤，重点让宝宝感受美工活动的乐趣。

（3）幼儿撕纸活动应遵循幼儿精细动作从混沌到分化、从无意识到有意识的发展规律，进行科学的训练。

（4）提供适宜的场地组织幼儿平行开展美工活动，并注意提供相应的装操作材料的筐子、盘子等，同步进行美劳操作习惯的培养。

资源链接

1. 16~18 个月阶段欣赏儿歌 8 首

光脚丫

小娃娃，光脚丫，扶着走，跪着爬；蹲一蹲，站一站，蹦蹦跳，快长大。

扔皮球

小皮球，举得高，扔出去，它就跳；跳到东，跳到西，跳到鞋里躲猫猫。

上楼梯

一二三，三二一，小宝宝，上楼梯；不用扶，不要抱，跨大步，走上去。

学画画

小宝宝，学画画，大蜡笔，手中拿；画小鸭，叫嘎嘎，画小马，骑回家。

洗澡歌

小鸭子，嘎嘎叫，走呀走，摇呀摇；见了水，要洗澡，扑嗵嗵，往下跳。

小星星

小星星，亮晶晶，白天睡，晚上醒；宝宝眼，像星星，眨一眨，亮晶晶。

逛公园

逛公园，宝宝笑，东看看，西瞧瞧；花儿香，鸟儿叫，小草绿，小树摇。

大西瓜

大西瓜，圆溜溜，滚一滚，像皮球；穿绿衣，装红瓤，水分多，味道棒。

2. 心肺复苏 图示

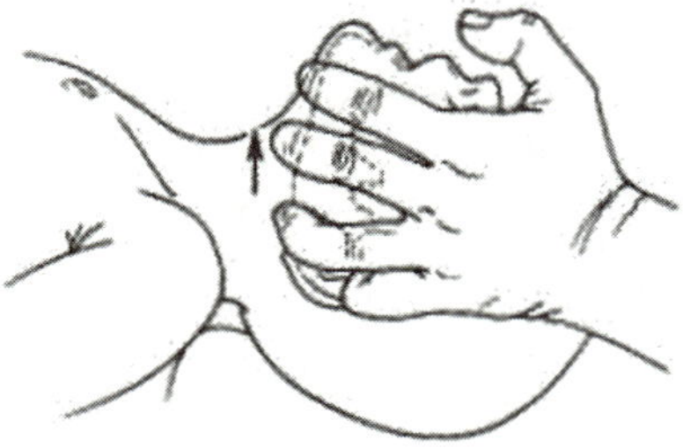

图 5-2　通过推下颌来开通气道

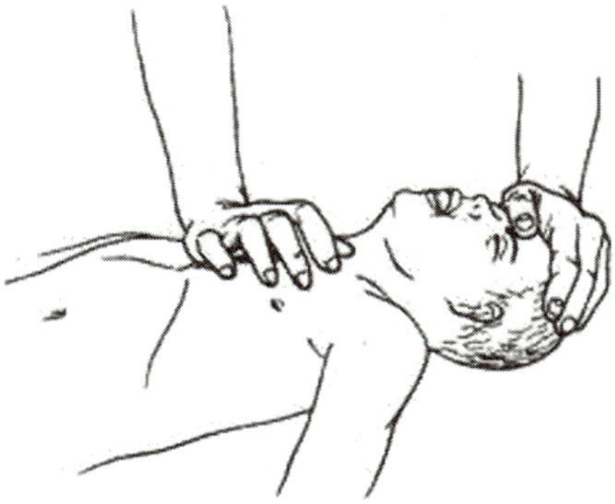

图 5-3　对于 1~8 岁的儿童进行心脏按压

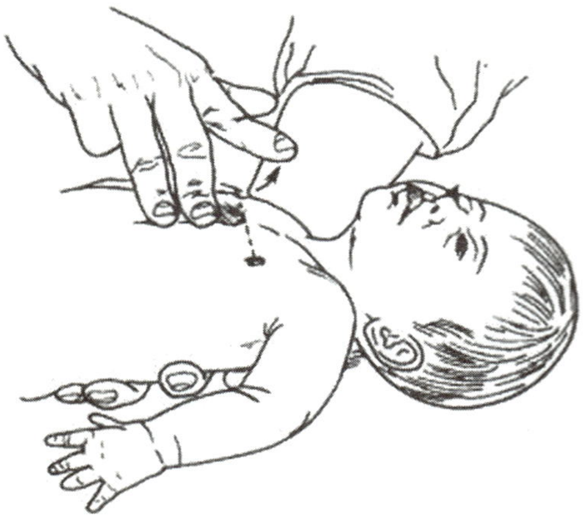

图 5-4　双指按压法

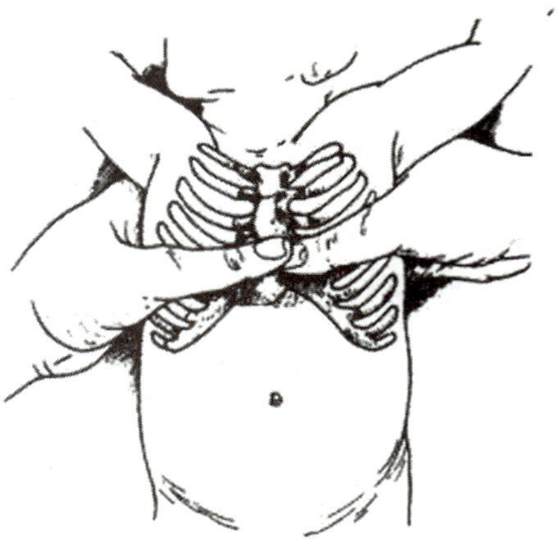

图 5-5　双手拇指按压法

3. 小链接 洗手六步法

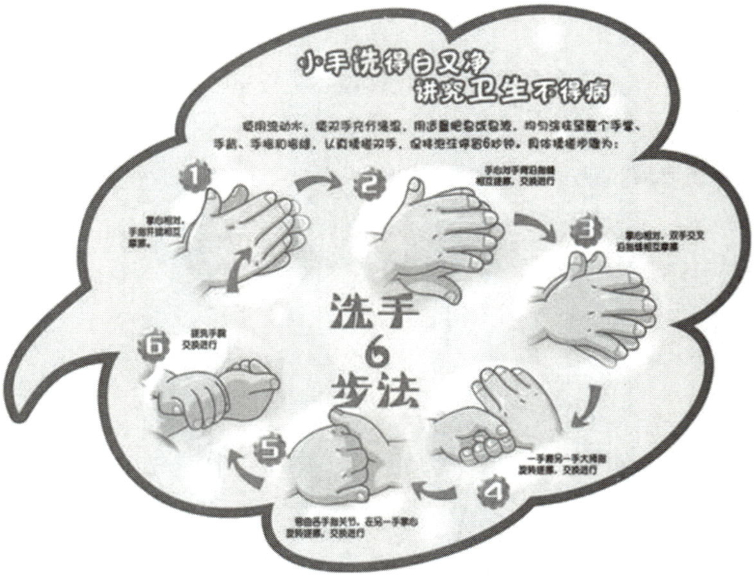

图 5-6　洗手六步法

4. 小熊宝宝绘本系列《刷牙》

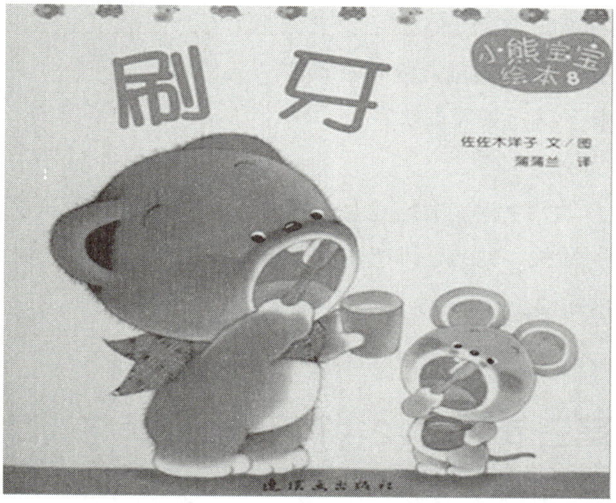

图 5-7　绘本《刷牙》

5. 绘本《鳄鱼怕怕 牙医怕怕》

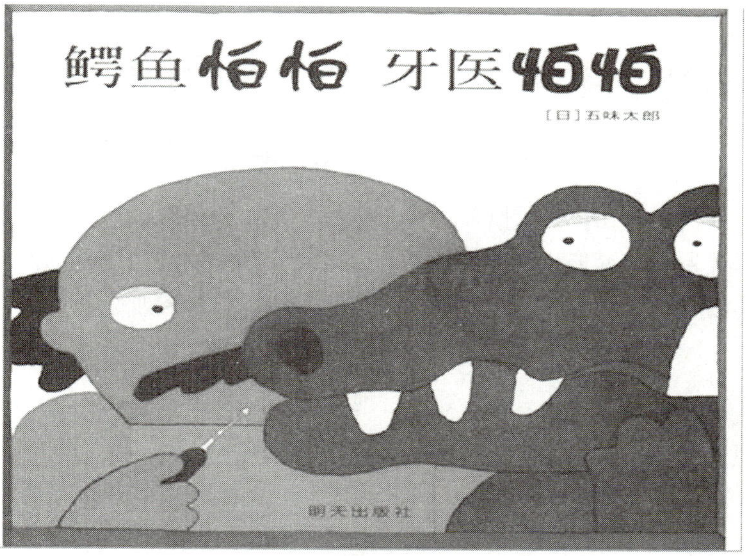

图 5-8　绘本《鳄鱼怕怕 牙医怕怕》

思考与练习

1. 了解 16~18 个月龄段幼儿的关键事件。
2. 如何引导孩子进行如厕训练?
3. 心肺复苏实操。
4. 16~18 个月幼儿生活能力培养有哪些内容，如何培养幼儿独立吃饭、擦嘴?
5. 16~18 个月阶段，幼儿艺术感受能力培养的要点是什么? 请设计一个适合该月龄段幼儿的美术活动。

第三节　19~21 个月幼儿保育与教育

一、19~21 个月幼儿的发育与发展

案例开启

宝贝是好动的“探险家!”

过了 1 岁半的宝宝，每天眼睛一睁开，除了吃饭和午睡，从早忙到晚，手脚一刻也不停着。早上一起床，宝宝便迫不及待地拉着心爱的动物玩具车，伴随着嘴巴不停地模仿动物叫声，连走带跑地穿梭在客厅、餐厅、房间及阳台之间，不时还会将动物车开到桌子底下的“停车场”里，走出“停车场”桌子撞了宝宝的头，只要撞得不太重，他会勇敢地不哭，继续探险地玩着。

下午午睡醒来，精力充沛的他便从床上一骨碌地爬起，爬到沙发上坐着抱娃娃，爬到椅子上够取桌上装食物的罐子，然后左拧拧、右扭扭，直到设法将罐子打开取到食物吃起来。吃饱喝足后，他会用手指着屋外对你说:“走”“去玩”。你若同意他的要求，他会高兴地去找自己的鞋子，示意你给他换上，然后抱着小球牵着你的手向外走去。来到熟悉的户外，宝宝立刻挣脱你的羁绊，高兴地玩起球来，扔球、滚球、追球，东跑跑、西颠颠，乐此不疲。此时若看到小伙伴，他会丢下小球，主动地朝小伙伴的方向跑去……

（一）19~21 个月幼儿主要发展特点

（1）动作发展：

①大动作：能自如地进行爬、蹲、走、跑等动作变换；能踮起脚尖走几步；能连续跑 3~4 米，但还不太稳；能自己手扶栏杆两步一级上楼梯；喜欢踢皮球，能踢大球或将球抱起随意投掷。

②精细动作：能平铺或垒高 3~4 块积木，开始尝试搭建简单的物体；能将小棍插进细孔里。

（2）语言发展：能用简单的词句表达自己的要求和愿望；开始用名字称呼自己；喜欢听故事，能记住故事的主要角色和情节。会背 1~2 首儿歌，会说一些由 3~5 个字组成的短句，能回答生活中的简单问题。

（3）认知发展：喜欢探索周围世界，能说出周围生活中常见东西的名称和用途，知道家庭成员的名字；对声音的反应越来越强烈，喜欢声音的重复；能认识红、黄、绿颜色；能区分方形、三角形和圆形；能将熟悉的物品按物体的一个特征进行分类，开始能记住两个步骤的操作顺序。

（4）生活能力发展：开始能尝试用勺子吃东西；含水不吞咽地漱口；能自己脱鞋袜，并能把鞋袜套在脚上；白天能控制自己的大小便，能在大人的协助下收拾玩具。

（5）情绪与社会性发展：能向养护人表达生气或高兴等情感；喜欢帮忙做事，会学着收拾玩具等；交际性增强，开始与其他同伴共同参与游戏活动，愿意同熟悉的人打招呼；不能很快地介入新的环境之中，害怕天黑；开始分清自己的物品，出现独立行为倾向，当行为得到肯定和认可时会产生自豪的情绪，做错事时表现出羞愧。

（二）该月龄的关键事件

（1）有初步的顺序概念：已能感知事物发展的先后顺序。

（2）出现攻击性行为：在交往的过程中，用打、踢、咬等方式表达自己的不满。

（3）独立需求：出现独立倾向，渴望自己做事。

（三）生长发育的指标

（1）体重：该月龄段幼儿平均体重：男孩为 12.29 千克，女孩为 11.57 千克。

（2）身长：该月龄段幼儿平均身长：男孩为 85.21 厘米，女孩为 84.22 厘米。

（3）头围：该月龄段幼儿平均头围：男孩为 48.28 厘米，女孩为 47.09 厘米。

（4）胸围：该月龄段幼儿平均胸围：男孩为 49.16 厘米，女孩为 48.13 厘米。

二、19~21 个月幼儿的保育

（一）营养与喂养

1. 重点

预防积食，正确看待营养品。

2. 具体要求

（1）预防“积食”。俗话说：“要想小儿安，三分饥和寒。”意思是说要想婴幼儿不生病，就不要给他们吃得太饱、穿得太多。无论是哪种食物，再有营养也不能吃太多，否则不但不能促进婴幼儿的健康，反而容易造成“积食”，给宝宝身体带来不同程度的损害。为了预防婴幼儿积食，要注意以下几点：①调整饮食结构，多吃些易消化、易吸收的食物，不要一味地增加高热量高脂肪的食物。让婴幼儿多吃蔬菜、水果，适量吃肉类食物，适当增加米饭、面食等主食类食物，以免增加胃肠道负担。②晚上不要吃得太饱。幼儿期的孩子白天活动量大，消化食物较好，但是晚上胃蠕动减慢，容易积食。因此，晚上不要吃得太饱，注意配方奶粉冲泡不宜太稠。③睡醒后 1 小时内最好不要进食。早上或中午宝宝刚睡醒 1 小时内不要进食，因为胃肠等内脏从低运转恢复正常需要一定时间，否则，容易造成积食。

（2）关于营养补充剂。现在很多家长为了让婴幼儿健康成长，不缺失营养，总会不同程度地额外补充蛋白粉、牛初乳、维生素或微量元素等营养补充剂。其实摄入营养的最佳途径应该是食物，无论对于任何一个年龄阶段的人群而言，这都是不变的法则，有特殊疾病除外。不同阶段的婴幼儿有自己的饮食结构，每天需要的营养应该来自于丰富的饮食，要根据婴幼儿的年龄段选择适宜的饮食种类和可接受的喂养量，均衡营养和正常进食才是生长的基础。而且，市面上购买到的营养补充剂首先无法确定其有效成分及含量，其次都不同程度地含有添加剂和防腐剂，补充的种类越多，食入添加剂和防腐剂的量也会随之增加。因此无论从哪个角度来说，正常喂养的情况下，都没有必要用营养补充剂。

（二）日常护理

1. 重点

正确使用厨房电器，药箱准备必须分类。

2. 具体要求

（1）冰箱、微波炉使用安全。

冰箱和微波炉已经成为很多家庭储备食物和加热食物的必需品，它们为忙碌的生活带来了方便和快捷。但是如果使用不当，也会给人们特别是婴幼儿的健康带来威胁。首先，冰箱是储存食物的好帮手，为食物储存提供了良好场所。但是冰箱冷藏室内4℃多的环境只能减缓食物的腐败，不能抑制细菌（包括痢疾杆菌、肺炎克雷白杆菌等）的生长。有报告显示，痢疾杆菌在冰块内还能存活96小时。由于很多家庭没有定期清洗冰箱内部，致使冰箱内残留很多细菌。当冰箱内食物提供适当的营养时，细菌即可大量生长繁殖。很多家庭只重视了从冰箱内拿出的食物不能立即食用，否则容易引起肠胃不适，但却忽略了冰箱也是食物的再污染地，从冰箱里拿出来的新鲜食物，特别是蔬菜水果，如果忽略了再清洗，也会造成细菌性肠道感染。同样，微波炉如果使用不当，也容易导致婴幼儿食物被细菌感染，从而引起肠道疾病。沙门氏菌易存在于肉类食物中，是一种不耐热的细菌，只要充分加热即可消灭。但是如果在使用微波炉加热食物特别是汉堡之类的食物时，肉夹在中间，如果没有熟透就容易造成肉中沙门氏菌进入人体导致感染。

（2）设置专用药箱。

①药品分类：

A. 小儿感冒药：宝宝的免疫系统还不完善，最易感受风邪，对婴幼儿来说，伤风感冒是万病之源，可引起严重的并发症，不可小视。常用的有小儿伤风冲剂，儿童泰诺溶液等。B. 小儿退烧药：常见的有幼儿/儿童版美林混悬液（布洛芬）、幼儿/儿童版泰诺林（对乙酰氨基酚）及含有与美林和泰诺林相同成分的小儿退烧药。C. 小儿止咳药：多数止咳药是糖浆制剂，味道极易被孩子接受，因此家长要注意剂量以免药物中毒。常用的有美沙芬、联邦止咳露、儿童清肺溶液、急支糖浆。D. 小儿胃肠药：小儿的消化系统还不完善，一些肠道正常菌群质量、数量不及成人，当小儿出现胃肠道疾病，最好使用微生物制剂调节肠道微生物环境，不要轻易服用抗生素。常用药有妈咪爱、思密达等。E. 外用药：针对小儿容易出现的小伤小痛，药箱中需要准备些创可贴、消毒水（例如碘伏）、止血剂（云南白药）、脱脂药棉和烫伤膏。此外还应该备些蚊虫叮咬药和止痒药。

②药箱管理：

A. 药品分类保管，贴明标签：药品最好按照功效分类放置，以便紧急需要时能够快速找到。将内服药分类放好，保留包装和使用说明书。外用药的标签应该醒目，以引起注意。如果家庭需要无菌的消毒物品，如棉球、纱布等，最好在开袋一周内使用。B. 合理放置药品：小儿的药品应该放在洁净、干燥、阴凉、避光处。一些零星药片最好装入有色的玻璃药瓶内，避光保存，以免见光分解药效。糖浆类制剂最好放入冰箱冷藏储存。对于易挥发、刺激性较强的消毒溶液如酒精、碘伏等，最好装在密封较严的容器内保存，用后应拧紧瓶盖。

（三）疾病与意外事故防护

1. 重点

斜视、鼻出血、腹泻。

2. 具体事项

（1）斜视

斜视是一种常见的婴幼儿眼部疾病。3 岁前是斜视等眼部疾病矫正的最佳年龄，因此及早发现、及早治疗是非常重要的。

①产生原因：导致斜视的原因是多方面的，由于婴幼儿双眼单视功能发育不够完善，不能很好地协调眼外肌，所以许多不稳定的因素都可能导致婴幼儿斜视的发生。婴幼儿眼球运动中枢控制能力不足也是原因之一。还有不当的养育方式也是导致斜视的原因，看养者经常和婴幼儿近距离相互凝视，或者将一些玩具遗落在固定位置使婴幼儿长时间凝视同一方向的物品，时间久了，眼睛肌肉的聚合功能增强就容易产生斜视。

②治疗：3 岁前发现并及时矫正能使眼睛功能达到正常状态，因此 3 岁前进行有针对性的治疗非常关键。针对不同的斜视类型进行环境布置的调节，增强双眼的聚合能力，如针对内斜视，看养者需要将孩子的视线由近拉远，例如看养者可以在离孩子较远的位置说话，或者在较远处挂一个孩子喜欢的玩具等，让孩子多看远处的物体。针对外斜视，看养者则需要经常转换自己和孩子之间的视线，例如经常变化睡觉的方向等。无论如何，这些治疗都需要在及时就医以及医生的指导下系统地、循序渐进地、长时间地进行，才能取得良好的效果。

（2）鼻出血。

鼻出血是婴幼儿常见问题之一，很多家长担心孩子经常鼻出血是否与血液病有关，实际上只要进行血常规检测即可轻易排除。鼻出血主要与鼻黏膜受到过多刺激或天气干燥有关。秋冬季节是婴幼儿鼻出血的高发季节。遇到婴幼儿鼻内出现分泌物时，很多家长会选择“及时”和“彻底”地清除，还有的家长每天都用吸鼻器“清理”婴幼儿鼻腔，这些过度护理的行为都会对鼻黏膜造成损伤性刺激。鼻黏膜下血管极为丰富，若鼻黏膜受损，极易在任何刺激下出现黏膜破裂而出血。流鼻血时仰头或低头都没有任何辅助止血的作用。低头血会流出，似乎情况更严重，仰头血会流入咽部，似乎出血减轻。然而正确的做法是立即向中线压迫两侧鼻翼 10~15 分钟，这样可以获得有效的止血效果。流血止住后 2~3 天最好不要机械刺激出血鼻腔。

若鼻腔是鼻黏膜干燥所致鼻部出血，可每天早晚各一次用浸满油脂（如橄榄油）的棉签涂抹鼻孔内侧黏膜。因常见鼻出血部位就是鼻翼内侧鼻中隔部位的黏膜。坚持

2~3 个月，可有效免除鼻黏膜受干燥空气的侵扰，为损伤的黏膜提供修复的机会，有效预防鼻出血，且无副作用。

（3）腹泻

①腹泻症状：腹泻时由于肠道刺激，导致肠道消化吸收功能下降，排出原始未消化食物成分，体内大量液体由身体内转移到肠道中，出现水样便，肠道活跃，蠕动增快，排便次数增加。

②腹泻原因：引起腹泻的原因大体可以划分为非感染性腹泻和感染性腹泻。判断感染性腹泻和非感染性腹泻的主要途径是大便检查。非感染性腹泻因素引起的腹泻，往往是食源性因素。如消化不良，会表现为大便中有原始食物颗粒，不伴发热，偶有呕吐。过敏性腹泻，在进食一定食物数小时到 1~2 天内出现，会反复，与进食明显相关。气候原因引起的腹泻，往往与天气、环境变化有关。往往非感染性腹泻，便检结果正常，纠正饮食或改变环境即可。与非感染性腹泻不同的是，由细菌或病毒等感染性因素引起的腹泻，往往发热在先，且前期多有呕吐的表现。发热、呕吐后，第一次排便未必是腹泻，但紧接着就会出现腹泻。细菌性感染导致的腹泻，大便中往往可见粘液，甚至脓血样物质，每次排便量并不多。病毒感染导致的腹泻往往为稀水样大便，每次排便量很多，容易出现脱水。当进行便检时，会发现白细胞和红细胞。

③不同类型腹泻的治疗与护理：

A. 病毒感染性腹泻：如果腹泻时大便呈稀水样，即“蛋花汤”样，往往提示是病毒感染性腹泻，便检可能会显示少许白细胞或红细胞，而病毒抗原检测为阳性，最为常见的病毒就是轮状病毒感染。由于轮状病毒性胃肠炎的高发季节为秋季，因此又称为“秋季腹泻”。好发年龄为 6 个月 ~2 岁。由于轮状病毒性胃肠炎初期，婴幼儿会以发热和呕吐为主，呕吐期间进食液体比较困难。因此看养者应尽量让婴幼儿保持安静状态，较少呕吐次数。紧接着为腹泻阶段，以水样便为主，因此预防脱水是关键。因此治疗病毒性腹泻的原则是“预防和治疗脱水+适宜营养”，可采取以下方法：a. 口服补液盐预防和治疗轻度 ~ 中度脱水。b. 口服益生菌。c. 避免使用抗生素。d. 有发烧等症状时用退热等方法对症治疗。

B. 细菌感染性腹泻：如果在大便检查中发现大量白细胞和红细胞（每高倍视野 15~20 个以上），为细菌感染。只有当判断为细菌感染性腹泻时才需要使用抗生素。（其他类型的腹泻不可使用抗生素，抗生素不是止泻药）在确定为何种细菌感染之前，必须进行大便培养。由于大便培养需要至少 3 天才能得到结果，因此可先用抗生素，待结果出来后，确定何种细菌之后，再考虑继续或更换抗生素。值得注意的是，抗生素的使用应谨遵医嘱（连续使用至少 5~7 天），不可见好就收，否则容易造成肠道细菌耐药性从而导致慢性肠炎。同时，对于肠道而言，使用抗生素最佳的途径是口服，口服抗生素，进入肠道快，作用及时，不要一味迷信静脉输液，只有在有明显的症状，如：高热不退、极度疲惫，甚至休克时才需要使用静脉输液。在使用抗生素杀灭肠道内致病菌的同时，也会杀死对人体有益的肠道细菌，所以，需要同时补充益生菌。且益生菌与抗生素使用的时间间隔至少 2 小时以上，这样可避免抗生素与益生菌作用的相互抵消。

C. 非感染性腹泻：在非感染性腹泻中最常见的就是乳糖不耐受性腹泻。乳糖是母乳、哺乳动物乳汁中主要的碳水化合物。有些婴儿体内缺乏分解乳糖的乳糖酶从而引起腹泻，这种现象多见于配方奶粉喂养的宝宝。同时当婴幼儿腹泻后由于肠道黏膜受损，会使小肠黏膜上的乳糖酶遭到破坏，导致奶中乳糖消化不良。如果是先天乳糖酶缺乏引起的腹泻，那么要将普通奶粉改换成乳糖不耐受婴儿所配制的特殊幼儿配方奶粉。如果是腹泻导致的乳糖酶破坏，则需要考虑更换成不含乳糖不耐受配方奶粉，1~2 周后，待腹泻好转，肠道黏膜彻底修复后，再换回普通奶粉。

三、19~21 个月幼儿的教育

（一）运动能力培养

1. 重点

引导幼儿听指令进行爬、蹲、走、跑等综合运动，激发运动兴趣，促进幼儿身体控制力、平衡力协调性的发展；提供三指捏的练习机会，促进幼儿手指进一步分化与双手配合。

2. 具体要求

（1）听指令来爬、蹲、走、跑。幼儿满 1.5 岁以后，进入了身体感知与运动快速发展期，19~21 个月阶段，幼儿在成人引导下能进行一些综合性的运动了。此时可结合幼儿的体能来有针对性地开展听指令爬、蹲、走、跑的综合练习，通过提供活动器械，创设运动情境激发幼儿参与运动的兴趣，促进身体控制能力及协调性发展。相应的活动有：小狗追瓶乐、开火车、户外躲猫猫、追打吹泡泡、下雨了快回家等。

（2）玩球活动。19~21 个月阶段幼儿玩球活动，可增加踢皮球的内容，踢球能促进幼儿腿部力量增强，身体平衡能力及运动方位感的发展。此阶段踢球主要练习单腿前踢不动的球。可将踢球融于玩球活动之中，让幼儿掌握更多的玩球方法。相应的活动有：把球踢给我，踢一踢动一动、踢球追球、把球踢进门等。

（3）平衡练习。在前阶段平衡训练的基础上，19~21 个月阶段，幼儿可进行专门走“平衡木”训练，通过提供有一定高度、宽度的“桥”，引导幼儿将双手两侧平举，眼睛看前方地走过，练习幼儿身体平衡能力，增强运动胆量。相应的活动有：走过小桥、开车过桥、踮着脚尖走等。

（4）玩滑滑梯。滑梯是幼儿期百玩不厌的一项运动器械，它能有效地激发幼儿运动兴趣，促进综合运动能力的发展。满 1.5 岁的幼儿便可以引导他们玩滑梯了。19~21 个月阶段，幼儿适宜玩有 3~4 级爬道的滑梯，通过鼓励引导，帮助幼儿实现自主爬上滑道完成玩滑梯的全过程，体验玩滑梯的乐趣。相应的活动有：这样玩滑梯、宝宝自己玩滑梯、好玩的滑滑梯、和伙伴一起玩滑梯等。

（5）搭积木。随着空间知觉的发展，满 1.5 岁以后的幼儿搭积木的能力有新的提高，不仅能将 4~5 块积木垒高，还能将积木进行拼搭建构。19~21 个月阶段，可通过提供可建构的积木来侧重训练幼儿拼搭的技能。相应的活动有：造房子、垒高楼、搭滑梯、积木火车等。

（6）串大珠。随着幼儿双手配合能力的增强，1.5 岁以后的幼儿经过训练能完成穿大珠的活动。19~21 个月阶段，可提供串珠的材料，鼓励幼儿进行串珠练习，通过改变穿珠孔的大小、长度和穿线的材质、硬度及捏拿长度等，循序渐进地提高穿珠的难度，促进幼儿手眼协调和双手配合能力的发展。相应的活动有：穿一穿、把大珠穿起来、穿扣子、串棒棒糖等。

3. 注意事项

（1）此阶段幼儿综合运动一定要借助材料来开展，每一次时间控制在 10 分钟以内，重点让幼儿学会听指令运动，体验运动的乐趣。

（2）此阶段练习踢球应提供直径 12~15 厘米的彩色球，选择在户外开阔的草地开展为宜。

（3）此阶段走平衡木应提供 15~25 厘米宽、高 5 厘米以上的长板，最好让幼儿在草地上或松软的垫子上进行练习。

（4）此阶段幼儿玩滑梯应做好安全性保护，并给幼儿穿适宜的着装，女孩最好不要穿裙子。

（5）此阶段幼儿的积木，应具有可“建构”性，便于幼儿进行拼搭。

（6）此阶段穿大珠练习，侧重点是训练幼儿双手配合，应提供数量适宜孔大而薄的扁形珠来训练，并注意引导幼儿每一次穿完，让幼儿有成功感体验。

（二）语言能力培养

1. 重点

丰富对方位代词、形容词的听说与理解记忆，鼓励幼儿有节奏地跟念儿歌，用短语与人交流表达；引发幼儿养成安静听故事、看图书的习惯。

2. 具体要求

（1）听说活动。19~21 个月阶段，幼儿除了能听懂大量的名词、动词外，开始理解一些表述质地、颜色的形容词。此阶段开展听说活动，应增加方位代词、形容词的出现频率。结合认知活动让幼儿理解、听懂更多的成人表述。相应的活动有：衣服的颜色、穿了什么衣服、就餐前的食物介绍、玩具柜中的玩具等。

（2）对话活动。19~21 个月，幼儿进入了说短句的阶段，可以说带有主谓、动宾结构的短句，此阶段对话活动的主要目的是训练幼儿练习说 2 个以上单词连成的短语，如“爸爸走了”“打开雨伞吧”“帽子不见了”等。鼓励幼儿大胆用短句与人交流、表达。相应的活动有：你在干什么、躲在哪里、刚刚吃了什么、看图片回答问题、照顾娃娃、怎么啦等。

（3）阅读活动。在前期阅读训练的基础上，19~21 个月阶段可将让幼儿学会有序地翻书，能用短语讲述所观察的画面作为阅读活动的重点，通过选择与幼儿生活经验接近的，有主题的简短叙事性生活小故事书和图片，引导幼儿将观察到的画面信息，大胆地使用短语表达。相应的活动有：看人物劳动的书、看图片说话、等汽车等。

（4）儿歌欣赏。19~21 个月阶段幼儿仍处于声音的敏感期，他们喜欢模仿不同的声音，尤其对象声词感兴趣。此阶段儿歌欣赏应充分结合认知、运动及生活经验，选择带有幼儿能理解的动词、形容词和象声词的 3、5 字短小儿歌。通过儿歌欣赏来帮助幼儿加深认知理解，丰富词汇量储备。相应的儿歌有：《小雨点》《滚皮球》《宝宝哭和笑》《找朋友》等。

3. 具体要求

（1）从此阶段起听说活动可适当地提高语速，尽量少用儿化语，让幼儿逐渐适应母语口语表述方式。

（2）对话活动应创设对话情景，如用打电话、买东西等方式来激发幼儿对话的情趣，对话过程中一定要有眼神交流，鼓励幼儿用短语来交流与表达。

（3）应结合幼儿生活经验开展儿歌欣赏和阅读活动，并注意让幼儿进行适度、随机的复习巩固。

（三）认知能力培养

1. 重点

创设与提供幼儿认识生活中更多人和物的条件与机会，引导幼儿能认识三种颜色、图形，分辨同类物体的不同，感知事物发展的先后顺序；激发对周围环境感知、探究兴趣，促进其观察、记忆、判断等多种能力的发展。

2. 具体要求

（1）认知活动。19~21 个月阶段，幼儿的认知范围可以进一步扩大，生活中常见的人和物均可让幼儿了解认识，此阶段除了让幼儿记住物体特征、名称、用途，最主要是让他们逐渐能将特征、用途和名称进行对应匹配。如：衣架——挂衣服、汽车——人坐——开动、小狗——汪汪叫——吃骨头等，促进幼儿感知觉的协同发展。相应的活动有：常见动物、水果、交通工具及日用品的认知、图片指认、声音与实物的匹配等。

（2）认识三角形。在幼儿能辨别圆形和方形物体的基础上，19~21 个月可从认识正三角形物体入手，让幼儿感知三角形的特征，帮助幼儿积累数概念经验。相应的活动有：这是三角形、找出三角形、拼出三角形、分辨图形等。

（3）区分黄、绿颜色。在幼儿能准确区别红、黄原色后，19~21 个月阶段，可结合美术活动来引导幼儿区别色差小的黄色和绿色。通过区别、指认和颜色配对等方式来提高幼儿对邻近色的辨识度。相应的活动有：这是绿色黄色、黄色绿色宝宝回家、给水果宝宝穿衣服等。

（4）找出两种不同物体的一个相同维度。在前阶段训练幼儿找出相同物体的不同基础上，19~21 个月可引导幼儿找出两种不同物体的一个相同维度。通过提供如：不同大小的杯子和鞋子放在一起，让幼儿按大小或颜色找出相同的来，帮助幼儿感知多个不同类物体的共同特征，训练幼儿的观察力及判断力。相应的活动有：哪些是红色的、给红色黄色找朋友、圆圆回家、哪大哪小等。

（5）感知做事的先后顺序。随着认知能力的快速发展，19~21 个月阶段幼儿已能感知事物发展的先后顺序。此阶段应充分结合幼儿的生活与运动，如吃饭要先洗手后吃饭，睡觉要先尿尿后上床、玩滑梯要先爬梯后滑等，让他们积累一些事物发展先后顺序的感性经验，为幼儿秩序感的建立打好基础。相应的活动有：洗手的先后顺序、吃苹果的先后顺序、用笔绘画的先后顺序等。

3. 注意事项

（1）此阶段认知活动，应充分结合具体实物，让幼儿感知，结合儿歌欣赏来引导幼儿用短句来表述物体的特征与用途等。

（2）幼儿从认识正三角形物体开始来感知认识三角，此阶段提供的实物均应是正三角形的。

（3）此阶段应充分结合实物颜色来区别黄和绿，并有意识提供同色有深浅色差的物体让幼儿来感知颜色。

（4）此阶段让幼儿找出不同物体的相同，从找 2 种以上不同物体开始，根据幼儿寻找的熟练度来循序渐进地增加物品的种类。

（5）此阶段让幼儿感知事物发展的先后顺序，从幼儿参与 2 个步骤的操作活动开始，注意示范讲解活动步骤的先后顺序，并引导幼儿体验按步骤先后操作。

(四) 生活能力培养

1. 重点

引导幼儿正确地漱口、脱鞋袜，鼓励其独立就餐、不尿湿裤子；促进幼儿良好就餐、排便习惯的养成。训练其基本的生活自理技能。

2. 具体要求

(1) 自己独立吃饭。在幼儿练习用勺取物、吃饭的基础上，幼儿满了1.5岁以后，看养者就应彻底放手让幼儿自己独立吃饭了。19~21个月阶段重点训练幼儿自己独立吃完食物，不强求他把碗里食物吃得很干净。可通过设置固定的就餐位置，帮助幼儿养成就餐不下位的习惯。相应的活动有：不用大人喂、吃饭不下位、吃完饭后要擦嘴、自己吃饭香等。

(2) 学习饭后漱口。幼儿1.5岁以后，随着牙齿萌出的越来越多，就应开始让幼儿学习掌握饭后正确漱口的技能。通过成人的正确示范、引导，鼓励幼儿咕噜地漱口，将嘴里的食物残渣吐出来，结合儿歌欣赏，持之以恒地训练幼儿掌握漱口的基本要领，帮助他们养成饭后漱口的习惯。相应的活动有：学漱口、我们一起来漱口、饭后漱口棒等。

(3) 自己脱鞋袜。随着幼儿手指力量的增强，19~21个月幼儿开始能自己脱掉脚上的鞋袜了。此时，可充分利用幼儿洗脚、洗澡和入睡等时机，通过示范引导他们用拽、剥等动作将自己的袜子脱下。相应的活动有：宝宝学脱鞋袜、和妈妈一起脱袜、这样脱袜子、给娃娃脱袜等。

(4) 不尿湿裤子。随着脑神经的快速发展，1.5岁以后的幼儿已能感知自己的大小便生理需求，并会用单词来表达。从19~21个月阶段起白天就应给幼儿穿上整裆裤，让幼儿彻底告别“尿不湿”，通过定时提醒组织幼儿排便，来让幼儿逐渐形成排便的的控制力。相应的活动有：拉尿我会说、自己找厕所、不尿裤子妈妈爱等。

3. 注意事项

(1) 为了防止幼儿吃饭下位，从此阶段开始应给幼儿固定就餐位置。

(2) 幼儿刚开始学习漱口时，应提供温开水漱口。

(3) 此阶段适宜让幼儿穿带母子扣的鞋来练习脱鞋，并注意同时训练幼儿将脱掉的鞋子放在固定的地方。

(4) 此阶段每隔40分钟左右就应提醒幼儿排尿，若幼儿尿湿裤子了，看养者也不要过于严厉地批评，要耐心地帮助幼儿逐渐做到排便自控。

(5) 此阶段的生活能力培养内容应根据幼儿的实际训练情况调整每周的重点。训练的过程中注意让幼儿获得成功体验。

(五) 情绪与社会性培养

1. 重点

为幼儿提供适应新环境，与同伴交往、协助活动和情感表达的机会，鼓励幼儿主动介入新环境，积极友好地与人交往互动，体验多种情绪；引导他们主动地分清自己的物品，按要求收拾玩具，促进其良好的自主意识、独立意识和积极的情绪情感的萌发。

2. 具体要求

(1) 情感表达。随着幼儿表情的不断丰富，19~21 个月阶段幼儿能用不同表情来表现不同情绪。此阶段看养者应结合幼儿日常具体生活及游戏，让幼儿体验不同的情绪。如：自己会吃饭了、玩拼板了——高兴，小汽车摔坏了、被伙伴推哭了——生气等。通过对不同情绪的认知，幼儿逐渐感知大人对自己情绪表现的反应。鼓励和引导幼儿逐渐地建立良好的情绪情感体验。相应的活动有：宝宝哭和笑、礼貌宝宝大家爱、不惹大人生气、高兴我就拍拍手、“对不起!”“我错了”等。

(2) 自我意识。在幼儿能将自己和名字联系在一起之后，19~21 个月阶段，可以结合认知、点名活动引导幼儿认知和辨识自己的物品，使幼儿能将自己的身体、名字、物品与“自我”建立起链接，促进自我意识的进一步萌发。相应的活动有：找宝宝的鞋和袜、辨识宝宝和家人同类的物品、指认哪是宝宝的衣服、点名指认照片等。

(3) 规则意识。随着幼儿能理解并遵守成人的更多指令，19~21 个月阶段，结合幼儿生活能力及艺术感受培养，重点引导幼儿按示范步骤和操作要求来做完一件事。如：玩具要“哪里拿来的，放回哪里去”，吃饭做到饭前洗手、饭后擦嘴等，通过不断地正强化鼓励，让幼儿体验遵守规则的快乐，不断地促进其规则意识的建立。相应的活动有：学着收拾玩具、洗洗手来擦擦嘴、吃饭不讲话、鞋子脱了摆放好等。

(4) 交往能力。随着幼儿能用动作和语言主动与人交往，19~21 个月阶段，应引导幼儿与其他同伴共同参与游戏活动，正确地使用礼貌语言与常见的人打招呼作为幼儿交往能力培养的重点内容。结合艺术、运动，通过创设游戏情景，引发幼儿自主参与到游戏活动中来，体验共同活动的快乐。相应的活动有：开火车、一起玩滑梯、一起搭积木、我们一起来涂鸦等。

(5) 环境适应。随着幼儿生活范围的不断拓展，19~21 个月阶段，幼儿开始有了害怕的东西。常常表现为怕天黑，到新的环境中需要时间来适应等。此阶段看养者应采用鼓励疏导的办法，通过间断性介入来帮助幼儿克服怕黑、到陌生环境不能很快适应的现象。相应的活动有：认识新环境、天黑我不怕等。

3. 注意事项

（1）此阶段幼儿情绪变化快，看养者应注意幼儿情绪的变化，及时对幼儿不良情绪进行调整。

（2）此阶段让幼儿认知和辨识自己的物品时，重点引导幼儿学习使用代词“我”。

（3）幼儿规则意识的建立应坚持统一的标准，并持之以恒地引导幼儿。

（4）此阶段幼儿刚开始能在一起共同活动，应注意提供相同的游戏材料吸引幼儿，尽可能采用幼儿平行玩的方式来组织小组活动。

（5）当幼儿进入新的环境之前，看养者应给幼儿做好心理上的“提前告知”，引发幼儿认知新环境的兴趣。一旦幼儿对新环境产生排斥情绪时，不要强行让幼儿介入。

（六）艺术能力培养

1. 重点

能感知音乐的强和弱，跟着音乐拍手、点头；能按要求进行添画、拓印画、串项链；能体验到参加艺术活动的快乐。

2. 具体要求

（1）音乐。

19~21 个月阶段幼儿除了能跟唱几句儿歌以外，能听辨声音的强和弱。此时可选择有明显强弱对比的音乐，通过游戏的方式让幼儿听辨，并引导幼儿用不同肢体动作表现音乐的强和弱。相应的活动有：大雨和小雨、大猫和小猫、拍手与跺脚等。

（2）美术。

①涂鸦：19~21 个月阶段幼儿涂鸦活动，是单色、双色并举，不定位地涂鸦，重点引导幼儿按要求参与涂鸦活动，体验参与涂鸦活动的快乐，此阶段幼儿能参与涂鸦活动的形式有添画、点画、拓印画。相应的活动有：滚珠画——彩色马路、线条画——火车路、拓印画——吹泡泡、点画——彩色雨等。

②美工：19~21 个月幼儿可以开展串珠、不定位粘贴的手工活动。重点引导幼儿按操作步骤的先后顺序来参与美工作品的制作。体验美工乐趣，促进幼儿做事秩序感的建立。相应的活动有：串项链、一罐糖果、美丽的泡泡等。

3. 注意事项

（1）选择对比度大的声音让幼儿感知音乐的强和弱，应采用游戏体验的方式开展活动，并注意调控好音乐播放时的音量。

（2）此阶段幼儿的美术活动都不应给幼儿定位，重在关注幼儿参与活动过程。

（3）每一次的美术活动，应注意做好充足的材料准备，并同步培养幼儿美工操作的良好习惯。

资源链接

1. 有助于婴幼儿眼部发育的营养素

给婴幼儿补充充足的有助眼睛健康的营养，尤其要注意补充叶黄素，叶黄素有助于过滤蓝光并发挥抗氧化功能。母乳中含有丰富的叶黄素，深绿色蔬菜如菠菜、甘蓝等叶黄素的含量也很丰富。除叶黄素外，维生素 A 同样是眼睛发育所必需的营养素，奶酪、蛋类、强化黄油都是富含维生素 A 的食品。DHA/AA 也在幼儿的眼睛发育过程中扮演重要角色，DHA 多见于鲭鱼、大马哈鱼及金枪鱼等食物中；AA 多见于肉、禽、蛋类中。

2. 如何为 19~21 个月幼儿选择适宜的玩具？

19~21 个月的幼儿行动已更自如，加强他们的手眼协调能力和精细动作能力的培养十分重要。这个时期要注意对他们动作灵活性和反应灵敏度的培养。低结构玩具、彩色珠子、排序玩具、沙盒、简单的乐器、玩具车等一些需要肢体和思维配合才能完成的玩具比较符合这个时期的幼儿。

3. 适宜 19~21 个月幼儿欣赏的儿歌 6 首

小雨点

小雨点、小雨点，你从哪里来？嘀嗒、嘀嗒、嘀嗒、嘀嗒……天上落下来！

找朋友

找个好朋友，见面握握手；互相问声好，再见挥挥手。

宝宝哭和笑

宝宝好哭了，啊呜叫，眼泪掉，人人都不要；

宝宝爱笑了，眯眯眼，哈哈笑，大家都爱抱。

滚皮球

大皮球，圆溜溜，好朋友，来滚球；你滚来，我滚去，滚得心里乐悠悠。

漱口歌

拿起小水杯，接点温开水，咕噜咕噜漱漱口，吐出残渣水。

摇木马

木马木马——摇摇，上面坐着——宝宝；宝宝宝宝——笑笑，小兔小兔——跳跳。

思考与练习

1. 了解本月龄段幼儿的关键事件和幼儿身心发展特点。

2. 如何为幼儿设置专用药箱?

3. 鼻出血急救的实操。

4. 此阶段幼儿认知活动培养的要点有哪些?请设计一个幼儿认知能力培养的活动并演练。

5. 此阶段幼儿情绪与社会性培养有哪些具体内容?请结合具体内容来谈一谈如何帮助幼儿适应新的环境。

第四节 22~24 个月幼儿保育与教育

一、22~24 个月幼儿的发育与发展

案例开启

宝宝开始能用“电报句” 表达啦!

22~24 个月的宝贝,比以前又能干了许多。他能自己扶着栏杆上下楼找伙伴玩,遇到自己喜欢吃的食物能独立地使用小勺将它吃完,还能打开电视机专注地看广告和动画片,当电视里出现了欢快的音乐,他会情不自禁地随音乐舞动起来。此时若家人欣赏地看着他,他会跳得更来劲;若是被不熟悉的人看着,他会立刻停下,显得不好意思起来。

此时的宝贝,说话的进步很令人惊讶,词汇量增加得很快,看到熟悉的东西能很快地将它的名称说出来;见到熟悉的人,你教他说什么,他都会模仿地说出;带他出去玩,你若是抱着他,他会挣脱地说“不抱、我走!”;看到滑梯他会用手指着说:“滑梯——坐”;看到气球,他还会说:“气球——买——红的”,不断地用 3~5 个字的句子向你来表达自己的小要求。玩后,你若问他“玩了什么?”“怎么玩的?”他会有问必答地用自创的电报句来一一讲述告知,让你想象、推绎好半天……

（一）22~24个月幼儿主要发展特点

（1）动作发展：

①大动作：能自如地向前走、向后走；能弯腰捡玩具；能自己手扶栏杆两步一级上下楼梯；能有方向地滚球；开始学习原地跳跃动作。

②精细动作：能平铺或垒高5~6块积木，开始尝试搭建简单的物体；能用鞋带、玻璃丝等线绳穿过木珠等物品上大的眼洞；会随意地折纸。

（2）语言发展：能用简单的句子表达自己的要求和愿望；会有节奏地念简单的儿歌；能安静地听完一个简短的故事。词汇量增加，开始会用“我”，能根据成人简单的描述找出相应的图片；能一页一页地翻书、安静地看书。

（3）认知发展：开始理解事件发生的先后顺序；能记住一些简单的事和熟悉的生活内容；能记住生活中熟悉物品的放置位置；按大小顺序摆放三个以内的套碗和套盒；想象力初步萌芽，开始进行有想象的角色扮演游戏；能唱音调简单的歌，并随着音乐进行简单的身体律动。

（4）生活能力发展：会独立用勺子吃饭，取杯喝水；能自坐便盆，能自己脱裤子；能在成人的帮助下学习收拾玩具，尝试拧紧瓶盖等。

（5）情绪与社会性发展：当看养者离开时会感到沮丧，能较长地延续某种情绪状态；能按指示完成简单的任务，喜欢自己独立完成某一动作；初步表现出逆反情绪，在失败时出现焦虑；能单独与别的小朋友一起玩，并向同伴表示友好；初步知道轮流、等待等一些游戏规则；自我意识逐步增强，会保护属于自己的东西，开始知道自己的性别和名字，并用名字称呼自己。

（二）该月龄的关键事件

（1）跳跃：进入跳跃敏感期，学习双脚跳。

（2）具备初步的是非观：初步懂得区分一些正确与不正确的事。

（3）词语表达凸显井喷现象：词汇量成几何式增长。

（4）想象力萌发：能将自己某些愿望和曾经的生活经验联系在一起，进行简单的角色游戏。

（三）生长发育的指标

（1）体重：该月龄段幼儿平均体重：男孩为12.89千克，女孩为12.33千克。

（2）身长：该月龄段幼儿平均身长：男孩为89.91厘米，女孩为88.81厘米。

（3）头围：该月龄段幼儿平均头围：男孩为48.57厘米，女孩为47.42厘米。

（4）胸围：该月龄段幼儿平均胸围：男孩为 49.89 厘米，女孩为 48.84 厘米。

二、22~24 个月幼儿的保育

（一）营养与喂养

1. 重点

“成人食物”不可早，零食补充须有度。

2. 具体要求

（1）关于“成人食物”。很多孩子喜欢和成人一起吃饭，也喜欢吃成人的饭菜。其中一个重要的原因是成人的饭菜口味偏重，对于孩子的味觉冲击比较大。成人的饭菜中放盐比较多，同时还会使用其他调味品如酱油、味精、辣椒等，这些都是不适合婴幼儿食用的。而且成人的饭菜对于婴幼儿而言比较粗糙，吃多了容易引起消化不良。一旦孩子喜欢上成人的食物，就会对适合自己年龄的辅食产生抗拒，因此过早让婴幼儿接触成人的食物是不可取的。严格地说，3 岁前婴幼儿的食物都是需要单独制作的。但是有些父母工作比较忙，认为孩子能和成人一起进餐是好的，不但满足孩子的喜好，还能节约父母的时间。如果一定想要孩子和成人一起吃饭，那就需要改变成人饭菜的烹饪方式，要将饭菜尽可能做得软烂和清淡。虽然不建议 3 岁前的孩子和成人一起吃饭，但是应该要求婴幼儿和成人坐在一起吃饭，这样有益于养成婴幼儿定时、定点、定量吃饭的好习惯。

（2）如何选择健康“零食”。零食是正餐与正餐之间，用来满足口欲或者是充饥的食物。市面上的零食种类琳琅满目，然而大部分零食高油、高糖、高盐，吃多了不仅容易改变婴幼儿的口味及饮食习惯，同时对生长发育也会带来影响，出现如蛀牙、肥胖等问题。是不是这样就意味着孩子不应该吃零食了呢？美国华盛顿大学医学院的研究人员认为，正确选择零食对婴幼儿是有益的。研究人员指出，在婴幼儿的饮食结构中，零食扮演着不可替代的角色，能够帮助婴幼儿摄取多种营养成分，更好地满足婴幼儿身体对维生素和矿物质的需求。同时零食还兼具社交的功能，婴幼儿往往在分享零食的过程中建立和提高社会交往能力。所以选择健康零食就变得尤为重要了。所谓健康零食就是指对身体有益的，例如酸奶、奶酪、水果、水果干、全麦饼干、坚果都属于这类食物，主要的参考标准就是低糖、低脂、低盐，因此看养者应该根据此原则合理为婴幼儿选择零食。

（二）日常护理

1. 重点

踢被蹬被有方法，安全座椅不可少。

2. 具体要求

（1）睡眠护理。

有些婴幼儿总在睡梦中踢被子，看护很伤脑筋。原来，在人熟睡以后，人体大脑皮质处于抑制状态，外界的轻微动静（如谈话、开门、走动等声响）都不能传入大脑，人体暂时失去了对外界刺激的反应，使整个身心都得到休息。但是，在刚入睡还没有完全睡熟或刚要醒来还没有完全醒来的时候，大脑皮质处于局部的抑制状态，即大脑皮质的另一部分仍然保持着兴奋状态，只要外界稍有刺激，机体便会做出相应的反应。尤其是婴幼儿的神经系统还没有发育成熟，兴奋后极易泛化，当外界条件稍有改变时，如白天宝宝玩得过于兴奋，睡前父母过分逗引宝宝，睡时被子盖得太厚或衣服穿得太多，睡眠姿势不佳、患有疾病等，均可引起宝宝睡眠不安、踢被子等。防止宝宝踢被子，应该注意做到以下几点：①在睡前不要过分逗引宝宝，不要恐吓宝宝。白天也不要让宝宝玩得过于疲劳。否则，宝宝睡着后，大脑皮质的个别区域还保持着兴奋状态，极易发生踢被子现象。②宝宝睡觉时被子不能盖得太厚，要少给宝宝穿衣服，不要以衣代被。③要让宝宝从小养成良好的睡眠习惯，不要把头蒙在被里，手不要放在胸前。④蛲虫病也是引起宝宝踢被、睡眠不安的原因，一经发现，应立即治疗。如果以上方法仍行不通，可以给孩子准备一条睡袋，这样即使踢被也不怕孩子睡着后受凉感冒了。

（2）汽车安全座椅的选择与使用。

汽车撞击是车内 14 岁以下儿童死亡的第一死因，在西方，婴幼儿童乘车使用儿童汽车安全座椅是由法律规定并强制执行的。可是国内绝大部分家长都没有使用儿童座椅的认识和习惯，所以对儿童安全座椅的选购和使用方面都非常迷茫。

①为什么选择汽车安全座椅：目前儿童乘车安全最有效的保护方式就是儿童安全座椅，能降低幼儿死亡率达 70%，降低 4~7 岁儿童死亡率达 59%。A. 乘车时抱住孩子并不安全：当车速达到 50 千米/时时，一个体重 40 千克的儿童就相当于 1 吨的运动物体，在高速撞击中所产生的冲力相当于一个大象的重量。此时要抱住孩子，相当于用手去救一个从四层楼坠落的成人。B. 车祸时儿童发生伤害几率更大：孩子在意外时，有可能被夹在大人和汽车仪表板之间，被抛出车外，或者被爆出的安全气囊击中头部。因此车祸时儿童发生伤害的几率要更大于成人。C. 儿童使用普通安全带不起作用：身材和成人相差很大的儿童在使用普通安全带时，丝毫起不到保护作用。甚至在车祸发生时，还会因此造成致命的腰部挤伤和脖子、脸颊等处的压伤。

②汽车安全座椅的购买与鉴别：A. 看外观和结构：儿童安全座椅的主要结构取决于座椅背面的这块塑料件。据专家介绍，在儿童座椅塑料模具的加工过程中，有注塑和吹塑两种工艺。注塑成型的模具的抗压性和韧性更好。那么家长如何辨别吹塑和注塑的

座椅呢？第一，可以从直观上比较。吹塑成型的座椅质量相对较轻。第二，可以从颜色上区分。吹塑成型的塑料容易留下较多毛刺，表面平滑度不及注塑产品。而黑色能较好地遮盖这些瑕疵，因此吹塑产品表面多为黑色，很少采用其他颜色。第三，可以从感官上辨别。用手指使劲按压塑料，注塑产品的柔性更好。B. 看舒适性：与舒适性直接相关的就是座椅表面软质面料的材质。家长在挑选座椅时，应仔细观察面料的气孔细密程度如何、是否透气，按压拉扯测试其是否有足够的弹性和韧度等。C. 看安全细节：a. 卡扣设计：座椅上的安全卡扣是约束儿童、保证儿童安全最核心的部件之一。国内市面上常见的卡扣为一种对称式卡扣，这种卡扣的缺点是容易单个脱出和断裂。家长在挑选儿童座椅时，可以反复抽拉卡扣，看是否容易松动脱落。b. 缓冲设计：家长在选购儿童座椅时不妨参照以下细节，考量安全座椅是否设计得足够安全。座椅与底座背盖由一根钢制长轴连接；长轴可以在轴槽中滑动以上下调节；轴槽四周并非简单的平板设计，而是类似手风琴的隔板设计；长轴插入轴槽后由卡扣固定。D. 看安全带连接片设计：座椅在安装到车上时，安全带与座椅通过连接片进行固定和伸缩。家长在挑选儿童座椅时，可以用手测试这些连接件的坚韧程度，如果条件允许，可要求卖场提供样品现场进行现场安装和模拟测试，在安装的过程中您也许就能发现许多外表上看不见的安全隐患。

③汽车安全座椅的使用：A. 汽车安全座椅安装最安全的地方应该是后排座位。不可以安放在副驾驶位置，因为前座标配安全气囊，当发生撞击危险时，安全气囊会引起婴幼儿面部灼伤或致命的颈部伤害。B. 起步前，花些时间检查孩子是否被皮带可靠而且舒适地绑住。确保用于拉紧孩子的皮带被调整到最适当的长度——以在孩子的胸部和皮带之间只能塞进两个手指为宜。C. 不要把拉紧皮带的扣夹放在孩子的肚子上。D. 腿部的皮带从骨盆附近（而不是从胃部）通过，从一侧髋骨到另一侧髋骨；斜拉的皮带应该缚在孩子的肩上，而不是颈部（有些座椅设有一个扣夹来帮助固定皮带）。切忌不要把座椅皮带塞在孩子的臂部或者背部。E. 确保将安全带按照正确的方法穿过安全座椅。有些座椅提供了可替代的穿引通道，以便在汽车安全带较短而不能从主通道穿过时使用。

（三）疾病与意外事故防护

1. 重点

头颈背部外伤、脱臼、骨折。

2. 具体事项

（1）头颈背部外伤。

随着幼儿活动能力的增强，就要防止更为严重的伤害。头部、颈部、背部外伤常由车祸等原因引起。头部受伤的患者一般头部有伤口，头皮上有肿块或者擦伤，耳朵、鼻子、口中出血，但该出血不是由耳鼻口局部外伤引起，耳鼻中流出其他液体，眼周青紫，耳后擦伤，头痛、恶心或者呕吐，精神状态发生改变，视觉发生改变，口齿不清，脉搏不规律，意识丧失等。颈部背部受伤后表现为颈部、背部疼痛，胳膊、腿感到刺痛，胳膊或者腿不能活动，大小便失禁，头部背部形态或者姿势异常，意识丧失。如果发现宝宝出现头颈背部受伤严重，看养者应立即拨打急救电话，在等待救援时请参考以下建议实施处理：①不主动搬动婴幼儿，至少静观 10 秒；②鼓励宝宝自行活动；③观察是否出现功能性障碍；④如果需要搬动，搬动时需要固定颈背部，以免出现更大损伤。因此，开车出行一定要将孩子安全地放在汽车安全座椅上之后，再上车，倒车或者移动，而且不论距离远近都应该使用安全座椅。家长千万不要认为坐车抱着孩子是最安全的举措，这恰恰是造成危险引起损伤的方法。另外，一定要使用儿童锁，防止孩子不慎打开车门，等下车熄火后，再打开车门将孩子带到安全地带，并告诫孩子永远不要在车前车后玩耍。

（2）脱臼。

桡骨小头半脱位又称为“牵拉肘”，是儿童时期最常见的一种脱臼。这与儿童的关节发展的生理特点有关，因为孩子的关节窝浅，关节附近韧带松弛，在突然的外力作用下就容易发生脱臼。特别是桡骨，桡骨的骨头较小，当肘部处于伸直位时，被用力牵拉手臂，就可能使桡骨头从关节窝脱出。例如上楼梯、过马路、跨上人行台阶时，成人将孩子手臂突然拎起，就可能发生牵拉肘。脱衣服的时候，成人过牵拉小儿手臂，亦可发生。当发生牵拉肘后，肘部不能活动，手臂不能上举。

经医生复位后，仍需注意保护关节，勿再受外力牵拉。因为关节受拉伤后，关节囊松弛，容易出现重复脱臼，同时要注意保护肘部。

（3）骨折。

婴幼儿的骨头柔软且脆弱，摔跤等较小的冲击也会引起骨折，发生骨折后，只要正确处理，就能快速且较好地愈合。

当发生骨折时，应采取以下急救措施。第一，当怀疑有骨折时，应该用木板简单固定，并处理好伤口、止血后立即送医院治疗。第二，骨折后，不要移动患儿，先用木板简单地固定。木板应长于骨折上下两个关节的长度，手臂骨折用木板固定后再用三角巾挂在脖子上保持功能位置。第三，临时没有木板，可以使用手边能够找到的东西代替，如尺子、杂志、雨伞、坐垫、筷子等。第四，在送往医院时，途中可以用冷湿毛巾或冰块敷于患处，缓解疼痛。

值得注意的是，由于孩子的骨膜较厚，骨骼的柔韧性好，所以骨骼容易出现折而不断的现象，称之为“青枝骨折”。由于骨折症状不明显，往往容易被忽略。但是如果任其发展，就容易造成骨骼愈合中的弯曲变形，影响孩子的外观甚至是功能。因此，当孩子受到创伤后，如果创伤部位出现持续性的疼痛、红肿，要及时带孩子去医院检查，排除“青枝骨折”的可能性。

三、22~24 个月幼儿的教育

（一）运动能力培养

1. 重点

鼓励幼儿听指令进行走、跑、弯腰等综合运动，体验运动乐趣，促进幼儿身体控制力、平衡力、协调性的发展。提供材料引发幼儿操作练习，发展幼儿手指力量与双手灵活配合的能力。

2. 具体要求

（1）听指令走、跑、弯腰综合运动。随着幼儿能有意识地做弯腰运动，22~24 个月阶段可进行带有钻爬等动作的综合活动，通过提供钻爬的场地，设置“小门”障碍等情景让幼儿进行身体正面钻的练习，发展幼儿身体的柔韧性和运动控制能力。相应的活动有：钻山洞、小狗看门、赶猪回家、躲到彩虹伞下面来、钻圈游戏等。

（2）玩球活动。随着幼儿臂力活动和手腕力量的不断发展，22~24 个月阶段的幼儿已能用手臂、手腕、手指间协同滚球。此时可增加朝着一定方向滚球练习活动。通过提供充气的小皮球，设置“球门”和“滚道”等策略，来训练幼儿滚球的力量和方向性。相应的活动有：找个朋友来滚球、滚球入门、把球滚过来、滚球下坡、打保龄球等。

（3）平衡训练。22~24 个月阶段的平衡练习主要训练幼儿在运动中能保持身体平衡的能力，可通过爬楼梯、玩跷跷板、跨障碍物、拍打活动的物体等途径来进行训练。相应的活动有：和朋友一起玩跷跷板、跨棍子、拍气球、抓泡泡、自己扶着上下楼等。

（4）骑三轮童车。随着幼儿腿部力量和双脚配合运动能力的增强，22~24 个月幼儿能自主地骑踩踏童车。骑车活动能发展幼儿四肢运动的协调能力，促进幼儿空间方位感的建立。此阶段可为幼儿提供三轮小童车，从引导幼儿练习骑前行直线开始，逐渐让幼儿掌握快慢骑、转弯骑、左右转弯骑等。不断地提高幼儿骑童车的能力。相应的活动有：骑车遛一遛、骑车和妈妈散步、和伙伴一起骑车乐、骑车兜圈圈等。

（5）拼搭积木。在幼儿能进行多块积木搭建的基础上，22~24 个月阶段，可为其增加大小适宜的积塑，如雪花片、万能积塑引导幼儿按一个方向进行拼插接龙（增高或增长），发展幼儿的手指力量和双手协调配合的能力，促进幼儿空间构建能力的萌发。

相应的活动有：雪花片手牵手、积塑排队、“玩具”长高了等。

（6）玩插孔、嵌板玩具。随着幼儿手指的进一步分化独立，22~24个月阶段幼儿已能灵活地进行“三指捏”，玩简单的插孔、嵌板玩具。通过提供嵌板、插孔材料来训练幼儿的手指力量和大拇指、食指的独立性，为幼儿实现两指对捏做好前期训练。相应的活动有：插吸管、小鱼穿衣服、图形嵌板、图形找家等。

3. 注意事项

（1）此阶段幼儿弯腰的控制力还不够准确，适宜钻有高度没有深度的障碍物。

（2）此阶段的滚球练习适宜以亲子活动的形式开展。

（3）幼儿骑车活动应在幼儿能上下楼梯以后进行，注意提供宽敞的场地，给予安全性的保护。

（4）此阶段进行精细动作练习时，每一次提供数量控制在5个以内的一种材料，注意让幼儿在固定的地方来操作，并同步培养操作的好习惯。

（二）语言能力培养

1. 重点

丰富对人称代词、形容词的理解与记忆，鼓励幼儿独立地念儿歌，用多个单词连成的短句与人交流表达；促进幼儿专注听故事、自主看图书的行为习惯的养成。

2. 具体要求

（1）听说活动。22~24个月阶段，幼儿进入了语言发展的“爆破期”，主要表现在幼儿词汇量掌握成几何级增长，对新词语的理解、记忆速度及运用词语的能力都比以前有很大提高。此阶段幼儿听说活动，应不断地丰富词汇量，增加大量人称代词、形容词的出现频率，加强幼儿对母语表述习惯的进一步感知。相应的活动有：这是谁的鞋子、分清你我他、让宝宝找出“我的东西”、新环境介绍、我来了等。

（2）对话活动。22~24个月阶段，幼儿进入了说“电报句”的阶段，他们会将3~4个不同的词用短句的方式连在一起进行表达。此阶段对话活动的主要目的是引导幼儿练习说3个以上单词连成的短句来积极地进行表达，提高幼儿词语的运用能力。相应的活动有：点名幼儿、其他人在做什么、跟着一起念儿歌，我问你答等。

（3）阅读活动。22~24个月阶段的幼儿，能初步感知事情发展的先后顺序，此阶段可为他们提供生活类带有讲述先后顺序发展的简短故事图书和绘本。引导幼儿依据事物发展的顺序来进行阅读，发展幼儿的认知能力和口语表述能力。相应的阅读活动有：熊宝宝学刷牙、小鸭找妈妈、泡泡找朋友、宝宝哭和笑等。

（4）儿歌欣赏。22~24个月阶段，应结合幼儿语言和认知发展的特点，选择带有方位词、动词及形容词等多种词性组成的叙事性的5字句儿歌给幼儿欣赏。以帮助幼儿实现“电报句”向简短句的有效过渡。相应的儿歌有：洗澡、小黄鸭找妈妈、宝宝哭和笑、小花猫照镜子等。

3. 注意事项

（1）此阶段的听说活动，讲述者应使用完整的句子采用多种方式来表述，并适当地提快语速。

（2）此阶段对话活动，应鼓励幼儿大胆地用“电报句”来对话表达，当幼儿说得慢时，不要催促，并应将幼儿说的“电报句”内容用完整的简单句表述回应。

（3）此阶段的阅读活动应选择事物发展有 3 个以内先后顺序的小故事。重点帮助幼儿理解先有什么、后有什么，并能对应找出相关的画页。

（4）此时的儿歌欣赏可充分与阅读活动相结合，引导幼儿在观察、理解画面内容的基础上欣赏儿歌。

（三）认知能力培养

1. 重点

让幼儿接触大自然，了解更多的人和物；引导幼儿认识三原色；分辨三个同类物体的大小；按物体的一个特征分类；感知事物的变化，理解事物发生的先后顺序；激发对周围环境探究的兴趣，促进其观察力、记忆力、想象力的发展。

2. 具体要求

（1）认知活动。随着幼儿的认知范围不断地由家向外界扩展，22~24 个月阶段，应“遇物则诲”地引导幼儿认识周围自然环境中更多的人和物。如：认识几种野兽、认识几种不同职业人的劳动、认识马路上不同的车、认识天气等，通过引导感知不同的人和事，能将特征、名称、图片与实物进行配对，引发幼儿对自然环境的关注与探究兴趣，发展幼儿认知能力。相应的活动有：不同季节的水果、熊猫、猴子、大象、火车、轮船、医生、交通警察、晴天、雨天等。

（2）分辨 3 个物体的大小。快满 2 岁的幼儿已能注意到一些物品的微小之处及彼此之间的差别。22~24 个月阶段，可通过提供带底座的大小不同的套杯、套环或套盒，帮助幼儿操作完成由大到小一一对应的套叠，感知多个物体的不同与大小，来训练幼儿分辨 3 个以上物体的大小。相应的活动有：套盖子、套圈圈、多个盒子套叠、把球放到合适的家里等。

（3）分辨红、黄 蓝三原色。在幼儿能区别两种颜色的基础上，22~24 个月阶段，可引导幼儿认识红、黄、蓝三原色并同时分辨三种不同的颜色了。通过实物一一指认命名、按命名指认颜色、按指令找一种颜色、按提示颜色分类等多种方式，结合美术涂鸦活动分辨三原色。促进幼儿视觉色彩的感知。相应的活动有：认识三原色、三原色找家、说出物体的颜色、和老师找一样的颜色等。

（4）分辨物体的上下位置。随着幼儿空间方位感的逐步建立，22～24 个月阶段，幼儿已能感知和分辨物体所在的上、下位置。此阶段可借助直观的物体，通过指认和听指令寻找、取放物品等活动，来帮助幼儿感知分辨物体的上、下空间位置。相应的活动有：爬上爬下、上面下面、指认树上树下的东西、物品躲猫猫、听指令将物品放上放下等。

（5）按物体一个特征分类。随着幼儿视觉分辨逐渐向清晰、精细方向发展，22～24 个月阶段幼儿已能对常见物品进行简单的分类。此阶段可选择幼儿熟悉的常见物品，引导幼儿从找出具有一种相同特征的物品开始，逐渐地训练幼儿按指令进行分类的能力，发展幼儿观察和动手操作能力。相应的活动有：给球宝宝找朋友、把鞋子找出来、寻找相同的玩具、找出相同颜色的小鱼等。

（6）理解事件发展的先后顺序。在幼儿感知做事先后顺序的基础上，22～24 个月阶段可结合生活活动有意识地引导幼儿理解一些日常事情发生的先后顺序。如：洗衣服是先清洗后晾晒再收放、汤圆是先搓好后煮熟再吃、去公园是先带物品出发后坐车再买票等，通过亲身体验让幼儿感知与理解事件发生的先后顺序，能逐渐地做到依据顺序做事不着急地等待。相应的活动有：去公园玩、买菜做饭、逛超市等。

（7）玩模仿性的游戏。22～24 个月阶段，幼儿出现了想象力的萌芽，能将自己某些愿望和曾经的生活经验联系在一起。此阶段看养者可指导幼儿模仿日常生活情节，进行简单角色游戏。通过提供角色扮演的材料，引发幼儿角色扮演的欲望，鼓励幼儿按角色要求来游戏。相应的活动有：打针游戏、做饭游戏、打电话游戏等。

3. 注意事项

（1）从此阶段起，幼儿认知应遵循“遇物则诲”的原则，通过不断拓展视野来丰富认知内容，并注意引导幼儿积极运用词和句来表述认知对象的特征。

（2）此阶段分辨 3 个物体的大小，提供实物应有明显的大小差异。

（3）认识三原色，重点是能将颜色和颜色名进行对应。此阶段的颜色分辨应在相对应的颜色提示下进行。

（4）幼儿是先感知、后分辨上下空间的，幼儿上下的感知和命名应同时进行，从认识直观的物体开始。

（5）此阶段的分类活动，应从引导幼儿在不同的物体中分出一类物体开始，并鼓励幼儿通过具体实物操作来感知体验完成分类活动。

（6）理解事件发展的先后顺序，一定要结合具体事件让幼儿全过程地体验参与，并让幼儿将事件发展顺序用短句表述出来。此阶段从幼儿理解两个顺序开始。

（7）此阶段幼儿开始玩角色游戏时，可由成人设想游戏的内容指导幼儿游戏。

（四）生活能力培养

1. 重点

引导幼儿正确地穿脱鞋袜、脱松紧带的裤子，鼓励幼儿独立取杯喝水，独自上床入睡；加强其生活独立性的培养，有序训练生活技能。

2. 具体要求

（1）自己取杯喝水。随着幼儿动作向精准化不断地发展，22~24 个月的幼儿已能独自完成取杯喝水两个步骤的活动。此阶段可将幼儿水杯和饮水源单独放置于幼儿能自由够取的低矮的杯架中，通过示范、逐一地指导帮助幼儿认识并记住自己水杯的放置位置，鼓励他们自己取水杯接水喝，促进其喝温白开水的习惯养成。相应的活动有：宝宝的水杯放在哪、一起拿杯喝水、自己喝水真棒等。

（2）自己穿鞋子。经过前期训练，22~24 个月阶段的幼儿，能学会自己穿鞋的技能。此阶段，看养者应给幼儿提供自己穿鞋的练习机会，从穿简单的母子扣带凉鞋开始训练，逐步增加穿鞋的难度，帮助幼儿不断提高独自穿鞋的能力。相应的活动有：宝宝学穿鞋、找鞋穿上、自己穿鞋出去玩、和妈妈一起穿鞋比赛等。

（3）独自上床睡觉。随着幼儿午睡、整夜入睡睡眠习惯的形成，22~24 个月的幼儿夜间进食和排尿的现象逐渐地消退。此时，可进行幼儿独立入睡能力的训练了。此时应从改善幼儿睡眠环境入手，通过提供高矮适宜带有护栏的儿童床、适宜的床被、遮光的窗帘，给幼儿做好相应的洗漱等，从午睡开始，由近及远地鼓励幼儿自己上床入睡，培养其独立入睡的能力。相应的活动有：自己爬上床、妈妈看我睡觉、关上窗帘自己睡等。

（4）学脱松紧带的裤子。幼儿会正确地脱鞋袜后，22~24 个月阶段可以训练幼儿学习脱松紧带的裤子。通过示范和引导让幼儿掌握双手同时找松紧带裤腰，用力往下拽过膝盖后坐下来，再用单手分别拉裤口的正确脱裤方法。并重点引导幼儿掌握脱裤的步骤，持之以恒地训练。相应的活动有：看大人脱裤子、学着脱裤子、自己把裤子脱下来、我是这样脱裤子等。

3. 注意事项

（1）训练幼儿自己取杯喝水应提供带把柄、抗摔的水杯，并放置在固定位置，便于幼儿自由方便取放，每次取水量不要超过水杯的一半。

（2）此阶段由于幼儿不具备辨识左右的能力，经常会出现穿反鞋的现象，看养者不要指责，只要幼儿能把鞋穿上就应及时给予肯定与鼓励。

（3）应用积极鼓励、肯定的方法来营造安全温馨的环境来培养幼儿独自自己入睡习惯，刚开始时看养者可采取关灯不关门的办法，让幼儿感知家人的存在。

（4）此阶段适宜训练幼儿学脱单件裤子，最好选择从夏天开始训练。

（5）此阶段幼儿生活自理能力的培养，应根据幼儿掌握的情况和个体差异，随机地调整训练内容的先后顺序。

（五）情绪与社会性培养

1. 重点

为幼儿提供自主与同伴交往、游戏，独立做事及表达情感的机会；鼓励幼儿独立友好地找伙伴玩、完成力所能及的事情；引导他们了解自己的性别称呼、感知游戏中轮流与等待的规则，加强其良好的自主意识、独立性和积极情绪情感的建立。

2. 具体要求

（1）情感表达。22~24 个月阶段，幼儿开始出现沮丧、害羞、自豪等多种情绪反应，这是幼儿丰富情感体验的好时机。为此，看养者可引导幼儿玩单角色游戏，通过扮演生活中的某一角色，唤起幼儿多种情感体验，如：想妈妈了打个电话、事情做完了拍手欢呼、做错事了主动认错等，鼓励幼儿合理地表达情绪。相应的活动有：给家人打电话、打针角色游戏、照顾娃娃、看望好朋友、车站接妈妈等。

（2）自我意识。随着幼儿自我意识的不断萌发，22~24 个月幼儿开始能知道自己的性别，也能分清自己的物品，有了看管物品的责任意识。此阶段看养者应结合幼儿的认知和日常生活，引导从区别着装入手了解自己的性别，感知男、女的不同，通过游戏活动鼓励幼儿保管好自己的物品，建立其自我的概念。相应的活动有：男孩与女孩、我是女孩、出去不弄丢东西、把自己的物品带回家等。

（3）规则意识。22~24 个月阶段，幼儿规则意识进一步增强，表现在能按指示完成简单的任务，做到与伙伴游戏时遵守轮流、等待等一些游戏规则，此阶段看养者通过具体活动进行语言提示、讲解等，来帮助幼儿理解规则、按规则参与活动。相应的活动有：这样串项链、我们一个一个地过桥，等汽车、呼叫名字取玩具等。

（4）交往能力。22~24 个月阶段的幼儿，随着安全感的建立出现了独立交往的意识，能自己主动地找熟悉的伙伴玩。此阶段看养者应创设幼儿能单独与伙伴一起玩的机会，充分利用实物和玩具帮助幼儿分享与合作。促进幼儿独立交往意识的建立。相应的活动有：和朋友一起看图、请伙伴来做客、找个朋友玩球、送礼物等。

（5）环境适应。在幼儿活动范围不断扩大后，22~24 个月阶段可将让幼儿认识自己生活的环境，能在不远的地方认路回家作为环境适应的重点内容。通过日常出门来帮助幼儿分辨家的位置，记住回家的路线，鼓励幼儿散步、玩耍时自主地找家。相应的活动有：指认宝宝的家、和家人一起散步、认识回家的路、自己出门找朋友、送客人、我会回家等。

3. 注意事项

当看养者离开时会感到沮丧，能较长地延续某种情绪状态；能按指示完成简单的任务，喜欢自己独立完成某一动作。初步表现出逆反情绪，在失败时出现焦虑；能单独与别的小朋友一起玩，并向同伴表示友好。初步知道轮流、等待等一些游戏规则；自我意识逐步增强，会保护属于自己的东西，开始知道自己的性别和名字，并用名字称呼自己。

（1）鼓励幼儿用肢体动作和语言进行积极的情感表达。当幼儿出现不好的情绪时，应采取回避、转移等方式，帮助幼儿及时地调整情绪。

（2）从此阶段起，应结合具体活动来让幼儿分清男女性别，此阶段幼儿看管自己物品的意识刚刚萌发。应预先做好提示。

（3）幼儿按要求独立完成任务后，一定要及时地给予肯定与鼓励，让幼儿感受遵守规则的快乐体验。

（4）交往能力的培养应创设情景、提供机会，此阶段应做好及时的引导。

（5）此阶段幼儿自己回家，一定要做好安全保护，防止幼儿迷路、走失。

（6）此阶段幼儿情绪与社会性培养内容可根据幼儿实际情况进行调整。

（六）艺术感受力培养

1. 重点

能感知分辨音乐的开始与休停，随音乐哼唱简单的歌曲，进行简单的身体律动；能大胆地使用材料按步骤操作，在大人的协助下完成美术作品；能积极参与艺术活动、获得快乐体验。

2. 具体要求

（1）音乐。

在幼儿能感知声音强弱的基础上，22~24 个月阶段可通过游戏活动来训练幼儿感知和分辨音乐的开始和休停，提高幼儿对音乐的感受力，通过引导幼儿随音乐哼唱简单的歌曲和做简单的身体律动来训练音乐节奏感和身体的韵律感。相应的活动有：跟着音乐走走停、猫和老鼠躲猫猫、小手爬呀爬、早上问候歌、再见歌等。

（2）美术。

①涂鸦：22~24 个月阶段，幼儿适宜开展以双色为主，单、双色并举不定位的自由涂鸦活动，重点引导幼儿大胆用点、直线、曲线来表现简单的物体形状，体验涂鸦活动的快乐。此阶段幼儿能参与的涂鸦活动形式有添画、点画、拓印画。相应的活动有：添画——毛线团、老虎笼子，纸团拓印画——花裙子，点画——许多的樱桃，涂色——蓝

色天空等。

②美工：随着幼儿精细动作能力的不断提高，适宜22~24个月幼儿的手工形式，除了前阶段的撕纸、穿珠、粘贴以外，还可进行搓的泥工活动。此阶段的美工活动重在引导幼儿按示范步骤及要求大胆使用材料完成相应的美工作品制作，感受作品的色彩美感，体验亲子美工的乐趣。相应的活动有：给妈妈串项链、搓汤圆、搓彩糖、串糖葫芦、撕面条、给铁罐穿彩衣等。

3. 注意事项

（1）从此阶段起幼儿可进行简单的音乐游戏和韵律活动。此时的音乐游戏和韵律活动，都应在老师的直接参与示范下开展，重在激发幼儿感受参与音乐活动的乐趣。

（2）此阶段的韵律活动，从训练幼儿随音乐拍手、点头开始逐步训练幼儿的音乐节奏感。

（3）此阶段美术建议采用亲子活动的方式来组织实施，所有美工活动的材料尽可能选用红、黄、蓝、绿等幼儿已认识的颜色。

（4）此阶段美术活动开展应与训练幼儿遵守美工活动规则同步进行，并注意让幼儿获得快乐的体验。

资源链接

1. 汽车安全座椅的分类

（1）根据固定方式的种类来分类，目前共分成三种：欧洲标准的ISOFIX固定方式、美国标准的LATCH固定方式和安全带固定方式。

（2）按汽车安全座椅的使用年龄分类：

①0~1岁（摇篮式）：第一个阶段是选择摇篮式后向儿童安全座椅。适用年龄段在一周岁以下，体重低于10公斤的婴幼儿。摇篮式的儿童安全座椅采用的是全包覆性设计，儿童完全处在安全座椅的保护之内。坚固的摇篮外壳能够为处在生理最脆弱阶段的宝宝们提供尽可能多的安全保护。后向式的安全座椅放置方式则让儿童同可能发生碰撞几率最大的前部撞击冲击力的作用方向相反。经过统计，后向式儿童安全座椅发生伤亡的几率要远低于前向式儿童安全座椅。

②1~3岁（全包覆型）：第二个阶段是选择全包覆型儿童安全座椅。适用年龄段在一周岁以上，三周岁以下，体重在10公斤到20公斤之间的幼儿。全包覆型儿童安全座椅适合那些已经可以独立坐在座位上的宝宝们，较为开阔的视野让他（她）们在旅途中有更好的心情去观察窗外的世界。全包覆的设计在宝宝们手舞足蹈的时候

依旧能够提供安全的保护。同时，全包覆型儿童安全座椅也可以选择后向式设计。

③3~6 岁（包覆型）：第三阶段是选择包覆型儿童安全座椅或坐垫。适用年龄段在三周岁至十周岁，体重 15 公斤到 36 公斤的儿童。选择包覆型儿童安全座椅（坐垫）相当于在普通座位上安装了一层包覆型座位，与前两个阶段最大不同，就是可以让儿童安全地使用车内配置的固定三点式安全带，而不是使用安全座椅内独立的安全带，垫高的座位让适用于成人的安全带对于儿童也是安全的。在为儿童提供安全保护的同时，让宝宝们在乘车时得到最大限度的自由空间。

④6~12 岁（坐垫型）：第四阶段是选择儿童安全坐垫，适用于 6~12 岁的儿童，25~36KG 的学龄儿童使用，坐垫本身不再设有 3 点或 5 点式儿童安全带。通过车上的成人安全带对儿童身体进行保护，必须通过专用的装置进行固定。

2. 幼儿涂鸦的几个发展阶段

一般而言，大多数儿童在 15~20 个月时就开始出现无规则、无目的地乱涂乱画。虽然这种最初的尝试只是偶然出现的，但因为受到动作的视觉效果和家长称赞等反馈信息的强化后，绘画动作发生的频率逐渐上升。随着手部动作控制能力的发展以及练习经验的增多，幼儿从最初漫无目的地涂鸦到开始有目的地画画，绘画动作的速度开始放慢，手的动作也不再紧张而变得自然。

研究发现，幼儿绘画技能的发展大致可以分为四个阶段：（1）乱涂阶段，主要是获得绘画所必需的手眼协调能力；（2）组合阶段，主要是图形的出现和混合，儿童开始学会描绘螺旋、十字等基本几何图形，大约 2 岁的幼儿能画出一系列的螺旋和圆圈，在动作的协调控制能力和目的性加强后，幼儿能对正方形、长方形、三角形等基本图形进行较为精确的临摹和绘画，在此之后，开始出现几个图形简单组合的绘画；（3）集合阶段，这一阶段出现的不仅是混合了几个简单图形的较为复杂的图形，而是几个图形、图像的组合，例如同时有人物和图形的图片；（4）图画阶段，发展到这一阶段，幼儿在绘画中所混合的图形的数量增多，图画的内容也更为复杂，绘画动作更为精确、复杂。

由此可见，1 岁后让幼儿进行的一些涂鸦活动，不仅训练手眼协调能力，而且对其今后绘画技能的发展打下基础，这种训练是有意义的。

3. 适宜 22~24 个月幼儿欣赏的儿歌 8 首

洗澡

娃娃洗澡澡，肥皂变泡泡；泡泡散开喽，娃娃干净喽。

小鸡和小鸭

小鸡和小鸭，一起过家家；小鸡叽叽叽，小鸭嘎嘎嘎；小鸡爱吃米，小鸭吃鱼虾。

小黄鸭找妈妈

小黄鸭嘎嘎嘎，走路摇摇摆，到处找妈妈；看见妈妈在池塘，噗通一声就跳下。

宝宝哭和笑

宝宝好哭了，啊呜叫；眼泪掉，人人都不要；

宝宝爱笑了，眯眯眼；哈哈笑，大家都喜欢。

红绿灯

小汽车，滴滴滴，红灯绿灯看仔细；红灯停，绿灯行，交通规则要牢记。

宝宝自己走

小鸟自己飞，小马自己跑；宝宝自己走，老师拍拍手。

睡午觉

枕头放放平，花被盖盖好；小枕头，小花被，跟我一起睡午觉，看谁先睡着。

花猫照镜子

小花猫，喵喵叫，不洗脸，把镜照；左边照，右边照，埋怨镜子脏，气得胡子翘。

4.

表 5-1　1~2 岁婴幼儿能力发展表现

月龄	正常表现（多数宝宝都能做到）	突出表现（半数宝宝做得到）	超常表现（少数宝宝才能做到）
13	能熟练使用两个词 会弯腰捡东西 能独自站立	喜欢看镜子中的自己 可用杯子喝水 能玩简单游戏	可试着拿重物、滚皮球 将动作和发声结合来表达需求
14	吃手指 能掏空容器中物品 能模仿他人	能摇晃地走路 主动要求做游戏 能指明身体部位	能用勺或叉 能区分大小不同的盖子
15	会玩球 词汇量达到五个 会倒着走路	能画一条直线 会跑 尤其喜欢说“不”	能走上楼梯 把手放进嘴里发声 在房间里到处乱走
16	会翻书 会发脾气 喜欢柔软的玩具	发现攀爬的乐趣 可搭三块积木 学会物品使用方法	开始挑食 可自己脱衣服 小睡改为一次
17	规律用一些词 喜欢做游戏 喜欢骑在玩具上	能按指示做动作 会玩洋娃娃 语言更清晰	能听音乐跳舞 会给玩具分类 能向前踢球

续表

月龄	正常表现 （多数宝宝都能做到）	突出表现 （半数宝宝做得到）	超常表现 （少数宝宝才能做到）
18	能自己“读书” 会踩踏板 能潦草地写和画	能连词成短语 能在他人帮助下刷牙 可玩四块积木	会用手扔球 能拆装玩具 差不多能使用厕所
19	能用勺或叉子 能跑 能扔球	能听懂约一半的谈话 能意识到错误	能指出小动物 知道自己要小便 在帮助下洗手和刷牙
20	会给娃娃喂东西 帮助下自己脱衣服 会模仿扔东西	能上楼梯 每天能学会十个词 会找藏起来的东西	对外生殖器感兴趣 知道自己要小便 能说出身体部位
21	可一步一步地走 开始在房间里乱走 会定简单的目标	会扔球 会踢球 会搭积木	会看着图片说出猫和狗的名字 能说短句
22	能把球向前踢 能理解复合要求 能模仿他人的行为	能玩简单的拼图 能画一条直线 能说出身体部位名	会穿衣服 能自己睡一张床 能理解相反的概念
23	能搭四块积木 能指明简单图案 能用 50 个左右的词	会说简单短语 能唱简单的曲调 喜欢和别人玩	能走下楼梯 能说出自己的想法 会问为什么
24	能听懂差不多一半的谈话 能在娃娃身上指明六个部位	开始谈自己想法 可给事物分类 能走下楼梯	开始理解抽象概念 适应两性的不同 学着蹦和跳

思考与练习

1. 了解 22~24 个月段幼儿的关键事件和身心发展特点。

2. 如何为幼儿选择健康零食？

3. 骨折急救实操。

4. 22~24 个月阶段幼儿语言发展有何特点？请结合实例谈谈该月龄段幼儿语言培养的具体要求。

5. 请结合 22~24 个月幼儿认知培养的内容，设计一个幼儿以认知能力培养为主的综合性活动并演练。

第六章　2~3 岁幼儿保育与教育

本章导读：2~3 岁幼儿的小脑发育已基本完成，脑的功能日益复杂化，动作、语言、认知、情感和社会性等方面的发展比前阶段更加成熟，是动作灵活协调、口语表述、思维发展、交往能力、规则意识、生活独立与自主性发展的关键期。此阶段大部分幼儿已经出齐乳牙，对食物的加工与喜好更接近于成人，合理膳食显得尤为重要。随着入园入托，孩子将与母亲经历更进一步地“分离”，关注心理健康刻不容缓。此阶段的保教重点是：为幼儿创设丰富而富有探究性的安全环境，为婴幼儿合理安排饮食，注意食物的合理加工与烹饪；做好入托准备，掌握托幼机构的安全防护。引发幼儿自主运动、同伴交往和操作探究的兴趣；不断拓展幼儿活动范围，练习身体基本动作，丰富生活经验，强化口语表述习惯，训练生活自理技能，促进幼儿身体平衡协调性、口语表述、认知发展、同伴交往、生活习惯与自理能力、艺术感知等全面发展，在发展幼儿智力的同时，加强独立性、自主性，规则意识和活泼开朗性格的养成。

第一节　2~2.5 岁幼儿保育与教育

一、2~2.5 岁幼儿的发育发展

案例开启

渴望做独立的小大人！

25~30 个月的宝宝，已具备了人类的基本运动能力啦！他们能走、跑、钻爬和双脚向前跳，别看他们脚步蹒跚，可奔跑的欲望更强烈。

你瞧！一只皮球滚过来，宝宝能随意地奔跑跟上去“奋力”一脚，虽然力度很小，但宝宝已经体验到了和小球游戏的快乐情绪，也显示出了小小的爆发力！如果和宝宝一起用圈做“开汽车”的游戏，他们会模仿着成人后退走、横跨步侧身走，或奔跑、享受着属于他们自己的快乐。如果你模仿汽车，发出“嘟嘟”的鸣笛声，宝宝会更加开心地边模仿边跟着奔跑。

随着运动能力突飞猛进的发展，宝宝渴望独立自主的意识越来越强。吃饭、穿鞋袜“我自己来！”，开门、打开电视也“我自己来！”，此时如果行为得到了肯定，他会很“沾沾自喜”，假若没满足他，他会哭闹着要将事做完了或“重头再来”。宝宝的活动量在不断地增大，室内的活动已经不能满足他们的探究欲望了，他们会挣脱成人的手，独自上下楼梯来寻找新的世界，开始不听从成人“注意安全”的指令，像个探险家一样四处奔跑，探寻更广阔的天地。

（一）2~2.5 岁幼儿的主要发展特点

（1）动作发展：

①大动作发展：能双脚交替走楼梯，能后退、侧着走和奔跑；能轻松地立定蹲下，会迈过低矮的障碍物、手脚能较协调地进行攀爬；能双脚离地跳，能单脚站立 1~2 秒；能滚球、扔球，举臂有方向地投掷，会自如地骑三轮车。

②精细动作：能叠高 7 块积木，会用积木搭桥、火车等简单的物体；能较熟练地串珠，会转动把手开门，旋开瓶盖取物；能照着样子画出竖线和圆圈。

（2）语言发展：咿呀学语声基本消失。会用日常生活中一些常用的形容词，开始会用你、我等代名词；词汇量不断增加，能掌握 200 个词汇，会说完整的短语和简单句；能区分书中的图画和文字，喜欢听故事，愿意独自看简单的图画书。

（3）认知发展：对周围事物或现象感兴趣，爱提问题。能基于形状、大小、颜色等做简单的分类；感知并能重复一些简单的韵律和歌曲，能跟着唱歌，游戏时能用物体或自己的身体部位代表其他的物体；能感知物体的软、硬、冷、热等属性，感知比较差异明显的“大、小”“多、少”“长、短”“上、下”。

（4）生活能力发展：能用勺子独立吃饭，开始表现出饮食个性；知道早上应起床，晚上要睡觉；能穿脱有松紧带的裤子，主动上厕所，白天不会尿湿裤子；能安静地坐着玩拼图游戏，在离家不远的地方可以找到家；能自己穿鞋，会自己刷牙、擦脸、解衣扣。

（5）情绪与社会性：萌发初步的同情心，有简单的是非观念；喜欢参与同伴的活动，能和同伴一起玩简单的角色游戏，会相互模仿，有模糊的角色意识；开始能表达自己的情感，爱表现自己，受到挫折会发脾气。

（二）该年龄的关键事件

（1）乳牙出齐：此时大部分孩子出齐20颗乳牙。

（2）自我意识萌芽：自我意识于2岁左右开始萌芽，代词“我”的使用是自我意识萌芽的重要标志。

（3）出现了心理发展的“第一反抗期”：第一叛逆期的出现也意味着孩子开始认识自我与渴望独立。

（4）能用完整的句子来表达：可以说一些完整的句子，开始尝试使用简单的复合句。

（三）生长发育的指标

（1）体重：处于该月龄段的婴儿平均体重，男孩为13.87千克，女孩为13.41千克。

（2）身长：处于该月龄段的婴儿平均身长，男孩为94.44厘米，女孩为92.93厘米。

（3）头围：处于该月龄段的婴儿平均头围，男孩为49.31厘米，女孩为48.25厘米。

（4）胸围：处于该月龄段的婴儿平均胸围，男孩为50.30厘米，女孩为49.20厘米。

二、2~2.5岁幼儿的保育

（一）营养与喂养

1. 重点

了解和掌握婴幼儿营养需求，力求膳食平衡。

2. 具体要求

（1）婴幼儿的营养需求。

营养素，是指食物中所含的、能够维持生命和健康并促进机体生长发育的化学物质。

①产能营养素。

蛋白质：蛋白质是细胞和组织的重要成分，蛋白质与核酸是生命的物质基础。

A. 蛋白质的生理功能：

a. 构造新细胞、新组织。人体的任何一个细胞、组织和器官中都含有蛋白质。若不计水分，肌肉组织的 3/4 是蛋白质；人脑中的蛋白质占体重的 50%，人脑功能越复杂的部分蛋白质含量越高。皮肤、毛发、韧带、血液等都以蛋白质为主要成分，就是骨骼中也含有蛋白质。婴幼儿正值生长发育时期，要不断增加新的细胞、新的组织，就需要蛋白质作为原料，身体的生长可视为蛋白质的不断积累过程。膳食中长期缺乏蛋白质，就会影响他们的身体发育和智力发展。但是，摄入的蛋白质并非越多越好，蛋白质含氮，其代谢产物须从肾脏排出，蛋白质过多会增加肾脏的负担。

b. 调节生理功能。蛋白质是构成酶、激素、抗体等的基本原料。以上这些物质都具有调节生理功能的作用。比如，人体内的各种化学反应几乎都是在生物催化剂——酶的参与下进行的。迄今已知的酶有一千余种，正是由于各种酶的催化作用，新陈代谢才能沿着一定的途径正常进行。

c. 供给能量。蛋白质可提供能量，在体内经分解，释放能量，但是蛋白质的这种功能可以由碳水化合物和脂肪所代替。因此，供给能量是蛋白质的次要功能。

B. 蛋白质的组成：

氨基酸是组成蛋白质的基本单位，共 20 多种。几十个乃至几万个氨基酸“手拉手”地按一定顺序排起队来，就组成形形色色的蛋白质。人必须从食物中摄取蛋白质，经过消化，分解为氨基酸，再组合成人体多种多样的蛋白质。

在营养学上根据氨基酸的必需性分为必需氨基酸、非必需氨基酸和条件氨基酸。所谓必需氨基酸是指在人体不能合成，必需由食物中的蛋白质来提供的氨基酸。非必需氨基酸并非体内不需要，只是可以在体内合成，食物中缺少了也无妨。已知人体的必需氨基酸有 8 种：赖氨酸、色氨酸、苯丙氨酸、蛋氨酸、亮氨酸、异亮氨酸、苏氨酸和缬氨酸。1 岁以内的儿童还应多补充组氨酸和精氨酸。

C. 蛋白质食物来源：

蛋白质的食物来源可分为植物性蛋白质和动物性蛋白质两大类。蛋白质的营养价值取决于其所含必需氨基酸的种类数量以及氨基酸之间的比例。如蛋白质中所含氨基酸的种类、数量以及氨基酸之间的比例接近人体组织器官中的蛋白质，则该蛋白质的营养价值高，称为优质蛋白质，如鸡蛋、乳类、豆类等所含蛋白质。植物性蛋白质中，粮谷类食物所含蛋白质少，且必需氨基酸的组成也不均衡，故其蛋白质的营养价值较低。因此，一般认为动物性蛋白质比植物性蛋白质营养价值高。对婴儿而言，提供蛋白质最好的食物是母乳（主食），其次是蛋、鱼、禽、肉及大豆。

D. 蛋白质供给量：

根据中国居民膳食营养素参考摄入量，婴幼儿每日膳食中蛋白质的推荐摄入量如

表 6-1：

表 6-1 婴幼儿每日膳食中蛋白质的推荐摄入量

年龄（岁）	蛋白质（克）	年龄（岁）	蛋白质（克）
0~1	1.5~3 克/千克体重	4~5	50
1~2	35	5~6	55
2~3	40	6~7	60
3~4	45		

a. 蛋白质缺乏。蛋白质缺乏在各个年龄层都可能发生，常见的原因有：食物摄入不足、需求量增多或消耗增加。处于生长阶段的婴幼儿每千克体重的蛋白质需要量比成人多。因此蛋白质对婴幼儿的影响尤为突出。若长期蛋白质摄入不足会导致贫血、精神疲劳、免疫力降低等，严重者可进而出现发育迟缓、病理性营养不良和智力发育障碍等现象。

b. 蛋白质过量。如果膳食中的蛋白质供给量长期超过人体需要量，会加重肾脏和肝脏的负担，从而导致与代谢紊乱相关的疾病。

脂肪

A. 脂肪的生理功能：

a. 构成机体组织。脂肪是组成人体细胞的重要成分，尤其是与磷脂、固醇及糖脂一起构成细胞膜的类脂层。

b. 供给能量。人体自身能量的贮存形式为脂肪。因为脂肪的产热量大，所占空间小，存储在皮下、腹腔等处，所以人在饥饿时首先动用体脂，以避免消耗蛋白质。

c. 维持体温、保护机体。脂肪层如同软垫，可以保护和固定器官，使器官免受撞击和震动的损伤。脂肪不易导热，可以减少热量散失，有助于御寒。

d. 促进脂溶性维生素的吸收。维生素 A、D、E、K 等不溶于水而溶于脂肪。膳食中有适量脂肪存在，有利于脂溶性维生素的吸收。

e. 增加饱腹感。脂肪在胃内停留时间较长，使人不易感到饥饿。

f. 提高膳食感官性状。脂肪可使膳食增味添香。

B. 脂肪的组成：

脂肪是由脂肪酸构成。脂肪酸从结构上可分为饱和脂肪酸和不饱和脂肪酸。不饱和脂肪酸又分为单不饱和脂肪酸和多不饱和脂肪酸。在不饱和脂肪酸中，有几种在体内不能合成，必需从食物中摄取，故称为必需脂肪酸，如亚油酸、亚麻酸等。

C. 脂类的食物来源：

膳食中的脂肪主要来自动物脂肪和富含油脂的植物。脂肪含量较高的食物包括猪油、猪肉、植物油、核桃、葵花籽、花生、松子等。来自于植物性食物的脂肪除棕榈油外均富含不饱和脂肪酸，其亚油酸含量高，并含有较多的维生素 E。动物性脂肪除某些海产动物外，一般含饱和脂肪酸和胆固醇较多。故对人类而言，脂肪最好的食物来源是植物油类，所以在脂肪的供应中，要求植物来源的脂肪不低于总脂肪量的 50%。

表 6-2 常见食物中必需脂肪酸含量（占脂肪酸总量的百分比）表

食物名称	亚油酸	亚麻酸	食物名称	亚油酸	亚麻酸
豆油	52.2	10.6	鸡肉	24.2	2.2
芝麻油	43.7	2.9	鸡蛋黄	11.6	0.6
花生油	37.6	—	猪肝	15.0	0.6
菜籽油	14.2	7.3	瘦猪肉	13.6	0.2
鸡油	24.7	1.3	羊肉	9.2	1.5
猪油	8.3	0.2	牛肉	5.8	0.7
牛油	3.9	1.3	牛奶	4.4	1.4
羊油	2.0	0.8	鲤鱼	16.4	2.0
奶油	3.6	1.3	鲫鱼	6.9	4.7

D. 脂肪的供给量：

根据中国居民膳食营养素参考摄入量，婴幼儿每日膳食中脂肪的推荐摄入量如表 6-3：

表 6-3 婴幼儿每日脂肪推荐摄入量表

年龄（岁）	脂肪（%）	年龄（岁）	脂肪（%）
0~0.5	45~50	1~6	30~35
0.5~1	35~40		

长期摄入脂肪类食物不足时，会导致营养不良、脂溶性纤维素缺乏，甚至发育迟缓；但如果长期摄入脂肪类食物过量，也对身体有害。

糖类（碳水化合物）

糖类由于所含氢、氧的比例与水相同所以又称碳水化合物。糖类包括能够产热供能的淀粉、蔗糖、麦芽糖、乳糖和葡萄糖，还包括不能被消化道吸收的纤维素。碳水化合物是中国人最主要和最经济的供能营养素。

A. 糖类的生理功能：

a. 储存和提供能量。在维持人体健康所需要的能量中，55%~65%由碳水化合物提供。碳水化合物在体内释放能量较快，供能也快，是神经系统和心肌的主要能源，也是肌肉活动时的主要燃料，对维持神经系统和心肌的正常供能，增强耐力，提高工作效率都有重要意义。

b. 构成组织及重要生命物质。碳水化合物是构成机体组织的重要物质，并参与细胞的组成和多种活动。每个细胞都有碳水化合物，其含量为2%~10%，主要以糖脂、糖蛋白和蛋白多糖的形式存在。

c. 节约蛋白质。当膳食中碳水化合物供应不足时，机体为了满足自身对葡萄糖的需要，则通过化学作用将蛋白质转化为葡萄糖供给能量；而当摄入足够量的碳水化合物时则能预防体内或膳食蛋白质消耗，不需要动用蛋白质来供能，即碳水化合物具有节约蛋白质作用。

d. 解毒。碳水化合物可经代谢生成葡萄糖醛酸，是体内一种重要的解毒剂，在肝脏中能结合一些外来化合物以及细菌产生的毒素等，因而具有解毒的作用。

e. 增强肠道功能。非淀粉多糖类，如纤维素、果胶、抗性淀粉、功能性低聚糖等，虽然不能在小肠消化吸收，但能刺激肠道蠕动，增加结肠的发酵，增强肠道的排泄功能。

B. 糖类的组成：

糖类按照分子结构分为单糖、双糖和多糖。单糖分子结构简单，不能水解，不经消化即可被吸收利用。如葡萄糖和果糖等。双糖是由两个分子单糖失去一个水分子缩合而成的化合物，水解产生两个分子单糖。不能被人体直接吸收，必须经过水解生成单糖后才能被人体吸收。如蔗糖、麦芽糖、乳糖等。多糖是由许多单糖分子失去水分子后缩合而成的高分子化合物，水解后最终产生单糖。多糖按能否被人体吸收可分为两大类，一类为能被人体吸收的多糖类，如淀粉等。另一类为不能被人体消化吸收的多糖类，如膳食纤维等。

C. 糖类食物来源：

主要来自谷物类、根茎类食物及食糖。蔬菜、水果中也含有少量果糖、果胶和纤维素。动物类食物含糖量极低，动植物油类不含糖。

D. 糖类的供给量：

人体对糖类的需求量没有明确的标准，常以占总供能量的百分比来表示。中国营养学会根据目前我国膳食糖类实际渗入量的建议，建议糖类的参考摄入量为占总能量的

55%~65%。

膳食中糖类供给不足时，可促使体内蛋白质和脂肪的分解，导致体重减轻、营养不良、发育迟缓。膳食纤维供应不足时，易导致便秘、高血脂和肠道疾病的发生。摄入量过量时，过多的热能转化为脂肪积存于体内，会导致肥胖以及由肥胖引起的一系列问题。

②矿物质。

钙

A. 钙的生理功能：

a. 形成和维持骨骼和牙齿的结构。钙是骨骼和牙齿的不要成分，人体中的钙 99% 存在于骨骼、牙齿之中。骨钙的更新速率随年龄的增长而减慢，幼儿的骨骼每 1~2 年更新一次，成人更新一次则需要 10~12 年。

b. 维持肌肉和神经的正常活动。骨骼以外的钙虽然仅占 1%左右，但在体内有着调节神经和肌肉兴奋性的作用。比如，血浆中钙离子若明显下降，则神经、肌肉兴奋性增强，引起手足搐搦症。

c. 参与血凝过程。钙有激活凝血酶原使之变成凝血酶的作用。

B. 钙缺乏和过量的影响：

钙摄入量过低可导致钙缺乏症，主要表现为骨骼的病变，即儿童时期的佝偻病，和成年人的骨质疏松症。钙摄入过量对机体可产生不利影响，如增加肾结石的危险，干扰其他矿物质的吸收和利用，如钙可明显抑制铁的吸收，降低锌的生物利用率。严重者还有患“奶碱综合征”的危险。

C. 钙的食物来源：

奶和奶制品含钙丰富，且吸收率高。豆类、坚果类、绿色蔬菜、各种瓜子也是钙的较好来源。少数食物如虾皮、海带、发菜、芝麻酱等含钙量特别高。

铁

A. 铁的生理功能：

铁是合成血红蛋白的重要原料，参与氧的转运、交换和组织呼吸过程。铁与红细胞形成和成熟有关。铁可以提高机体免疫力，增加中性粒细胞核吞噬细胞的功能。此外，铁还有许多重要功能，如参与嘌呤和胶原的合成、抗体的产生、脂肪从血液中转运以及药物在肝脏的解毒等。饮食中摄入的铁不足，可致缺铁性贫血。

B. 铁缺乏和过量的影响：

铁缺乏对人体的危害是多方面的，特别是在婴幼儿、孕妇、乳母中容易发生铁缺乏而导致的营养缺乏病，从而影响组织器官功能，降低食欲。铁缺乏的儿童容易烦躁，对周围不敢兴趣。而孕妇的铁缺乏易造成妊娠早期流产或早产。铁过量可致中毒，急性中毒常见于误服过量铁剂，多见于儿童。过量铁可导致肝纤维化、肝硬化、肝细胞瘤。

C. 铁的食物来源：

铁广泛存在于各种食物中，但分布极不均衡，吸收率相差也极大。根据铁的吸收率，可以分为血红素铁和非血红素铁。动物性食物中的铁，因与血红蛋白、肌红蛋白结合，可被肠黏膜直接吸收，因此动物性食物中的铁吸收利用率高。例如肉、鱼、禽类所含的铁吸收率达11%~22%。含铁丰富且吸收率高的主要为动物性食品，如猪肝、猪血、瘦肉、鱼类。植物性食品中含铁量高的有黑木耳、海带、芝麻酱等。黄豆、黑豆含铁也较高，但吸收率不太高。

特别要提出的是乳类，乳类含铁极少，每100毫升乳类含铁仅0.1~0.2毫克。以乳类为主食的婴儿要注意补充铁。

锌

A. 锌的生理功能：

a. 催化功能。近百种酶依赖锌的催化。

b. 结构功能。锌具有结构方面的作用，可维持细胞膜稳定，减少毒素的吸收和组织损伤。

c. 调节功能。锌对激素的调节和影响有重要生物意义，如参与前列腺素的主动分泌过程，在胰岛素释放中起调节作用。

B. 锌缺乏和过量的影响：

锌缺乏症的常见体征是生长缓慢、皮肤伤口愈合不良、味觉障碍、异嗜癖、胃肠道疾患、免疫功能减退等。锌过量会引起中毒，其主要特征是针对胃肠道的直接作用，导致上腹疼痛、恶心、呕吐。

C. 锌的食物来源：

锌的来源广泛，但食物中的锌含量差别很大，吸收利用率也有很大差异。贝类海产品、红色肉类、动物内脏都是锌的极好来源。如肉、鱼、奶、蛋等，尤以瘦肉、鱼及牡蛎含锌量较高。植物性食物含锌较低，精细的粮食加工过程可导致大量的锌丢失。

碘：碘在体内主要参与甲状腺素的合成，其生理功能也是通过甲状腺素的作用表现出来的。

A. 碘的生理功能：

a. 参与能量代谢。在蛋白质、脂类和碳水化合物的代谢中，促进分解代谢、能量转换、增加氧耗量、参与维持与调节体温。

b. 促进代谢和体格的生长发育。所有哺乳类动物都必须有甲状腺素以维持其细胞的分化与生长。

c. 促进神经系统发育。

B. 碘缺乏和过量的影响：

碘缺乏会引起甲状腺肿和少数克汀病发生，孕妇严重缺碘，可殃及胎儿发育，使新生儿生长损伤，尤其是神经、肌肉、认知能力低下，以及胎儿死亡率的上升。

较长时间的高碘摄入可导致高碘性甲状腺肿等高碘性危害。

C. 碘的食物来源：

海洋生物含碘量丰富，是碘的良好来源。而远离海洋的内陆山区或不易被海风吹到的地区，土壤中含碘量较少，这些地区的食物含碘量也不高。

表 6-4　幼儿常用的矿物质每日供给量表

年龄（岁）	钙（毫克）	铁（毫克）	锌（毫克）	碘（微克）
1	600	10	10	70
2	600	10	10	70
3	800	10	10	70
4	800	10	10	70
5	800	10	10	70
6	800	10	10	70

③维生素。

维生素 A（视黄醇）

A. 维生素 A 的生理功能：

a. 维持正常视觉功能。维生素 A 与正常视觉有密切关系：在人的视网膜上有两种视觉细胞，一种叫做视锥细胞，另一种叫视杆细胞。前者感受强光刺激，并能辨别颜色；后者接受弱光刺激，其中的感光物质称“视紫红质”，维生素 A 是视紫红质的重要组成成分。

b. 维护上皮组织细胞的健康。维生素 A 对于上皮的正常形成、发育与维持都十分重要。

c. 促进生长与生殖。维生素 A 有助于细胞增殖与生长。

B. 维生素 A 缺乏和过量的影响：

维生素缺乏可导致“夜盲症”：有些人尽管白天视力很好，但到了傍晚或光线暗的地方就看不清了，这就是“夜盲症”。维生素 A 摄入过多可致中毒。常因家长给儿童服用过多浓缩鱼肝油或维生素 A 制剂所致。

C. 维生素 A 的食物来源：

人体从食物中获得维生素 A 主要有两个来源。一类来自动物性食品中的维生素 A。各类动物的肝脏都含丰富的维生素 A，其次是肾、心，乳类、禽蛋也含有一定量的维生素 A。

维生素 D（钙化醇）

A. 维生素 D 的生理功能：

a. 促进钙的吸收。维生素 D 可促进小肠黏膜对钙的吸收，同时可以促进肾小管对钙、磷的重吸收。

b. 促进骨组织的钙化。促进和维持血浆中适宜的钙、磷浓度，满足骨钙化过程的需要。

B. 维生素 D 缺乏和过量的影响：

婴幼儿维生素缺乏可引起佝偻病，成人则表现为骨质软化症。

维生素过量会引起中毒。最主要的表现为精神方面的改变，烦躁、睡眠不安，同时食欲减退，继而出现恶心、呕吐、烦渴、多汗等。严重时可损害心、肾功能。

C. 维生素 D 的食物来源：

经阳光中紫外线的照射，皮肤中的 7-脱氢胆固醇可变为维生素 D，这是人体获取维生素 D 的主要来源。天然食物来源的维生素 D 不多，主要集中在海鱼、动物肝脏、蛋黄、奶油和干酪中。

维生素 B1（硫胺素）

A. 维生素 B1 的生理功能：

a. 构成辅酶。维持体内正常代谢。

b. 促进肠胃蠕动。维生素 B1 有促进肠胃蠕动作用，对增进食欲也有重要作用。

c. 对神经组织的作用。人体生命活动，尤其是神经系统所需要的能量主要依靠糖类的氧化供应。维生素 B1 对维持神经系统正常的功能起着重要作用。

B. 维生素 B1 缺乏的影响：

维生素 B1 缺乏症又称为“脚气病”（人们常说的“脚气”是指霉菌所致的脚癣，与维生素 B1 缺乏症无关）。临床上根据年龄差异分为成人脚气病和婴儿脚气病。患脚气病最初的症状是乏力，腿无力。病情进一步发展，可出现肢体麻木、水肿、感觉迟钝，严重时因心力衰竭而死亡。

C. 维生素 B1 的食物来源：

维生素 B1 广泛分布于天然食品中。最为丰富的来源是葵花籽仁、花生、大豆粉、瘦猪肉；其次为小麦粉、小米、玉米、大米等谷类食物。粮谷类是主食，也是维生素 B1 的主要来源。在麸皮和糠中维生素 B1 的含量很高，但在加工过程中损失较多。因此，建议食用碾磨不太精细的谷物，防止食物维生素 B1 缺乏。

维生素 B2（核黄素）

A. 维生素 B2 的生理功能：

a. 参与蛋白质、糖和脂肪的代谢。

b. 参与细胞正常生长。损伤后细胞的再生需要核黄素，如果核黄素缺乏，小的损伤也不易愈合。

B. 维生素 B2 缺乏的影响：

维生素 B2 缺乏时主要表现为口角炎及舌炎。口角湿润、发白、糜烂，渐生裂缝，唇部纵裂增多，在张大嘴或哭时，裂缝可出血，舌面光滑，呈鲜艳的红色。

C. 维生素 B2 的食物来源：

乳类、肝、肉、蛋、鱼、绿叶蔬菜、豆类、粗粮等含较丰富的维生素 B2。

维生素 C（抗坏血酸）

A. 维生素 C 的生理功能：

a. 促进胶原合成。维生素 C 有促进胶原合成的作用，有益于伤口愈合、止血。

b. 还原作用。可以使高价铁再还原为低价铁，从而促进铁在肠胃中的吸收。

c. 增强机体抵抗力。可缓解某些有害物质的毒性。

d. 抗氧化作用。可清除体内的自由基，起到抗氧化作用。

B. 维生素 C 缺乏的影响：

维生素 C 缺乏症又称为坏血病，是一种以多处出血为特征的疾病。坏血病除可引起皮下出血（出现瘀斑）、牙龈出血等多处出血外，还可引起骨膜下出血，以致肢体在出血局部疼痛、肿胀。坏血病患者若得不到及时治疗，发展到晚期，会因发热、水肿、麻痹而死亡。维生素 C 的缺乏还可引起胶原合成障碍，使骨有机质形成不良而导致骨质疏松。

C. 维生素 C 的食物来源：

膳食中的维生素 C 主要来源于新鲜的蔬菜和水果。某些野果如酸枣、猕猴桃含维生素 C 丰富。母乳含丰富维生素 C，可保证乳儿获得足够的维生素 C。人工喂养儿因牛奶煮沸后维生素 C 极少，需早添加富含维生素 C 的橘汁、番茄汁、菜水等，以预防维生素 C 缺乏症。

表 6-5　幼儿常见维生素供应量

年龄（岁）	VA（微克）	VD（微克）	VB1（毫克）	VB2（毫克）	VC（毫克）
0~0.5	400		0.2	0.4	40
0.5~1	500	10	0.3	0.5	50
1~4	600		0.6	0.6	60
4~7			0.7	0.7	70

维生素的种类很多，化学结构差异很大，通常按溶解性质将其分为脂溶性和水溶性两大类：脂溶性维生素顾名思义是溶于脂肪，主要包括维生素A（视黄醇）、维生素D（钙化醇）、维生素E（生育酚）、维生素K（凝血维生素）；水溶性维生素则是溶于水，主要包括维生素B族和维生素C。一般来说，水溶性维生素对热的稳定性较差，遇热易分解。脂溶性维生素对热比较稳定，但容易被氧化分解，特别是高温照射下，氧化速度加快，在酸性和碱性溶液中也易遭到破坏。在膳食加工的时候，要注意针对其各自特性进行合理加工。

水

A. 生理功能：

a. 构成细胞和体液的必要成分。

b. 参与人体新陈代谢。水是机体物质代谢所必不可少的溶液媒介，机体内一切化学反应都必须有水参加。

c. 调节体温。

d. 润滑作用。比如泪腺分泌眼泪，避免眼角膜干燥。关节腔里有滑液，避免骨与骨之间的摩擦。

B. 水缺乏的影响：

水摄入不足或水分丢失过多，可引起体内失水亦称脱水。

C. 儿童对水的需要量：

人是一个水的生命体，年龄越小体内水分所占的比例越高：新生儿身体水分占体重的80%；婴儿为70%；幼儿为65%；成人为60%。年龄越小水的相对需要量越多：幼儿新陈代谢旺盛，体表面积相对较大，水分蒸发多，所以水的需要量也多。若按每天每公斤体重计算，0~1岁120~160毫升；1~3岁100~140毫升；3~7岁90~110毫升。此外，水的需要量与小儿的活动量、气温和食物的种类有关。活动量大、气温高、多食蛋白质和无机盐时，水的需要量增加。

（2）幼儿的食物选择。

①粮谷类及薯类食品。进入幼儿期后，粮谷类应逐渐成为小儿的主食。谷类食物是碳水化合物和某些B族维生素的主要来源，同时因食用量大，也是蛋白质及其他营养素的重要来源。在选择这类食品时应以大米、面制品为主，同时加入适量的杂粮和薯类。食物的加工应粗细合理，加工过精时，B族维生素、蛋白质和无机盐损失较大；加工过粗时，存在大量的植酸盐及纤维素，可影响钙、铁、锌等营养素的吸收利用。一般以标准米、面为宜。

②乳类食品。乳类食品是幼儿优质蛋白、钙、维生素B_2、维生素A等营养素的重要来源。奶类钙含量高、吸收好，可促进幼儿骨骼的健康生长。同时奶类富含赖氨酸，

是粮谷类蛋白的极好补充，每日适量饮用有益营养合理。但奶类中铁、维生素 C 含量很低，过量的奶类会影响幼儿对其他食物的摄入，不利于饮食习惯的培养。

③鱼、肉、禽、蛋及豆类食品。这类食物不仅为幼儿提供丰富的优质蛋白，同时也是维生素 A、维生素 D 及 B 族维生素和大多数微量元素的主要来源。豆类蛋白含量高，质量也接近肉类，价格低，是动物蛋白的较好替代品，但微量元素（如钙、铁、锌、铜、硒等）低于动物类食物，所以在经济条件允许时，幼儿还是应进食适量动物性食品。

④蔬菜、水果类。这类食物是维生素 C、β-胡萝卜素的重要来源，也是维生素 B_2、无机盐（钙、钾、钠、镁等）和膳食纤维的重要来源。一般深绿色叶菜及深红、黄色果蔬、柑橘类等含维生素 C 和 β-胡萝卜素最高。蔬菜水果还具有良好的感官性状，可促进小儿食欲，防治便秘。

⑤油、糖、盐等调味品及零食。这类食品对于提供必需的脂肪酸、调节口感等具有一定的作用，但过多摄入对身体无益，食用应适量。

（3）合理膳食

①营养齐全、搭配合理。幼儿膳食应包括上述五类食物。膳食蛋白质、脂肪、碳水化合物的总量比接近 1：1：4~1：1：5；占总能量比分别为 12%~15%、25%~35%、50%~60%。动物蛋白（或加豆类）应占总蛋白的 1/2。平均每人每天各类食物的参考量为粮谷类 100~150g，鲜牛奶不低于 350ml 或全脂奶粉 40~50g，鱼、肉、禽、蛋类或豆制品（以干豆计）100~125g，蔬菜、水果类 150~250g，植物油 20g，盐 0~20g。此外应注意在各类食物中，不同的食物轮流使用，使膳食多样化，从而发挥出各类食物营养成分的互补作用，达到均衡营养的目的。

在具体配膳的过程中，可以按照以下方法进行搭配。

A. 粗细粮搭配：细粮容易消化，口感好；粗粮富含维生素 B1，耐嚼。婴儿期不宜吃粗粮，因为粗粮中含有麸质，不易消化，容易引起婴儿的消化不良。2~3 岁以后随着肠道功能的逐步加强，即可食用。但是在食用粗粮的过程中，要粗粮细作，兼顾儿童的食欲和营养需求。

B. 米面搭配：米比面耐嚼，多嚼有益。但面食花样多，巧做、细做可以引起食欲。

C. 荤素搭配：动物性食物含有优质蛋白，蔬菜类食物富含维生素和矿物质，荤素搭配不仅不油腻，还可以使摄入的营养平衡，有益健康。

D. 谷类与豆类搭配：豆类蛋白质为优质蛋白，谷类中的蛋白质营养价值较低。豆类与谷类混合使用，可起到“蛋白质互补的作用”。

E. 蔬菜五色搭配：一般，“观菜色，知营养”。绿色、红色、黄色的蔬菜，所含的胡萝卜素、铁、钙等优于浅色蔬菜。

F. 干稀搭配：主食有干有稀，或有菜有汤，吃着舒服，水分也充足。

②合理加工与烹调。幼儿的食物应单独制作，质地应细、软、碎、烂，避免刺激性强和油腻的食物。食物烹调时还应具有较好的色、香、味、形，并经常更换烹调方法，以刺激小儿胃酸的分泌，促进食欲。加工烹调也应尽量减少营养素的损失，如淘米时次数及用水量不宜过多、避免吃捞米饭，以减少B族维生素和无机盐的损失。蔬菜应该整颗清洗、焯水后切，以减少维生素C的丢失和破坏。

③合理安排进餐。幼儿的胃容量相对较小，且肝储备的糖原不多，加上幼儿活泼好动，容易饥饿，故幼儿每天进食的次数要相应增加。在1~2岁时每天可进餐5~6次，2~3岁时可进餐4~5次，每餐间隔3~3.5小时。一般可安排早、中、晚三餐，午点和晚点两次点心。

④营造幽静、舒适的进餐环境。安静、舒适、秩序良好，可使小儿专心进食。环境嘈杂，尤其是吃饭时看电视，会转移幼儿的注意力，并使其情绪兴奋或紧张，从而抑制食物中枢，影响食欲与消化。另外，在就餐时或就餐前不应责备或打骂幼儿，发怒时，消化液分泌减少，会降低食欲。进餐时，应有固定的场所，并有适于幼儿身体特点的桌椅和餐具。

⑤注意饮食卫生。幼儿抵抗力差，容易感染，因此对幼儿的饮食卫生应特别注意。餐前、便后要洗手；不吃不洁的食物，少吃生冷的食物；瓜果应洗净才吃，动物性食品应彻底煮熟煮透。从小培养小儿良好的卫生习惯。

（二）日常护理

1. 重点

季节变化巧护理，正确擤鼻很重要。

2. 具体要求

（1）季节更替的护理。

季节交替的时期，气温变化不稳定，是婴幼儿感冒的多发时期。因此，护理宝宝要多加注意，对抵抗力本身就比较弱的孩子，更需要看养者精心呵护，减少诱发生病的几率。

①保暖要适宜：在衣着方面，最好不要太着急地增减衣物，如秋冬交替不必过早加衣，冬春交替不必过早减衣。中国有句俗话：春捂秋冻，说的就是这个道理。

②依据四季变化安排饮食：在春季，新鲜蔬菜陆续上市，虽价格都比较贵，但应适当地为小儿调剂一些新鲜的蔬菜。豆类及豆制品便于存放又富有营养，可以给小儿多吃一些。鸡蛋自3月份开始大批上市，此时可充分利用鸡蛋为小儿提供优质蛋白。在夏季，由于气温较高，小儿食欲欠佳。在一日三餐中，清晨是小儿胃口最佳的时候，应加

强早餐的质量，安排牛奶或鸡蛋等蛋白质含量高的食物，以补充从汗和尿中排出的氮量；同时要增加膳食中维生素的含量，以弥补因出汗造成的体内水溶性维生素的损失。在秋季，水果与新鲜蔬菜是一年中最丰富且价格最便宜的时候，此时气候也较适宜，小儿的胃口也随着暑气的消退而好转。所以可为小儿安排一些绿叶蔬菜，还可制作一些既有肉又有菜的带馅的主食，如饺子、包子等。在冬季，为了增强小儿机体的御寒能力，应为小儿选择一些高热量、高蛋白的食物。在日常生活中，能被一般家庭所接受的这类食物有：瘦猪肉、猪肉松、牛羊肉、鱼、鱼松、虾米、芝麻酱、豆制品等。由于冬季蔬菜品种较少且价格较贵，可考虑给孩子安排一点豆芽菜，此外，由于冬季的日照时间短，所以还应为小儿安排一些富含维生素 D 的食物，如鱼、蛋、乳类及动物肝脏等。

③提高免疫力：除了饮食的合理安排，多吃富含蛋白质类的食物提高免疫力之外，还要加强锻炼，每天保证 2 小时左右的户外活动时间。同时，保证充足睡眠。此外，还可以适时注射疫苗，如在夏秋交替之际注射流感疫苗，就可以有效保护婴幼儿。

（2）雾霾时期的护理。

近几年城市中雾霾天气发生频繁，当雾霾发生时大雾笼罩能见度很低，PM2.5——可吸入肺颗粒大量浮游于空中，对于呼吸系统尚未完善的婴幼儿来说，易引发各种呼吸道疾病，容易诱发佝偻病，还是引起婴幼儿情绪不稳定的重要原因，因此雾霾天的防护必不可少。

①要注意房间通风的时间。很多人知道室内要经常开窗通风，这样有助于空气的净化，但雾霾天气下不主张早晚开窗通风，最好等太阳出来再开窗通风。

②要注意卫生、保湿。要保证房间的卫生，雾霾天气下卫生很重要，否则极易引发呼吸道疾病；其次要保湿，保证房间相对的湿度，让漂浮的粉尘易于沉淀和吸附在地面，尽量使用湿的抹布擦拭干净灰尘，以免被吸入呼吸道。

③宝宝要减少户外活动。在雾霾天气时最好不要带宝宝进行户外活动，尤其早晨空气质量特别差，要等能见度高的时段进行，地点以树多草多的地方为好；另外也不要带宝宝到人多的地方活动，人多容易交叉感染，引发疾病。

④要给宝宝合理饮食，多喝水，补充维生素 D。PM2.5 通过呼吸作用进入人体后，呼吸道首当其冲受到影响。多喝水是预防患上呼吸道疾病的要诀；另外要给宝宝多吃清肺的食物，如黑木耳粥、猪血菠菜汤等；由于雾天日照减少，儿童紫外线照射不足，体内维生素 D 生成不足，对钙的吸收大大减少，严重的会引起婴儿佝偻病、儿童生长减慢，要注意维生素 D 的补充。

（3）正确地擤鼻涕。

在日常生活中，最常见的一种错误擤鼻涕的方法就是捏住两个鼻孔用力擤，特别是对于婴幼儿而言，这种擤鼻涕的方法很容易将鼻腔中的细菌挤压到耳朵中间引起中耳炎。这与婴幼儿发育过程中耳朵的生理构造有关，婴幼儿的咽鼓管较短，管腔宽，位置平直。当感冒流涕，用力挤压鼻腔时，鼻部的细菌很容易通过短、宽、平直的咽鼓管进入耳朵中，这是婴幼儿患中耳炎的一个重要原因。因此教会孩子正确的擤鼻涕方法很重要。正确的做法是将手绢或卫生纸放在孩子鼻翼上，按住一侧鼻翼，轻轻将鼻涕擤出来，擦干净，然后换另一侧。在教孩子做的过程中，看养者可以先示范，并帮助孩子做几次，让他们了解和熟悉正确的做法，然后自己尝试着做，直到掌握为止。

（三）疾病与意外事故防护

1. 重点

积极预防疾病，防护意外事故发生。

2. 具体要求

（1）龋齿。龋齿是婴幼儿常见疾病，引起龋齿的主要原因是残留在牙齿上的食物在口腔内细菌的作用下产生酸，酸把牙齿腐蚀成龋洞。婴幼儿的乳牙有其自身的特点，如牙釉质薄、牙本质脆、牙髓腔大，更易患龋齿，同时钙化不良、排列不整齐的牙齿也易患龋齿。当出现龋齿时，遇到冷、热、酸、甜的刺激，会有酸痛不适感。当龋洞深入牙髓，可致牙髓炎，脓液集聚在髓腔内，压迫神经末梢从而引起剧烈压痛。

①龋齿预防：A. 注意口腔卫生。1.5岁以前，饭后漱口，及时清除食物残渣。1.5岁后，学习正确的刷牙方法，早晚各一次。为孩子选用刷头小、刷毛柔软的儿童牙刷。采用顺着牙缝直刷的方法，刷上颌牙从牙龈处往下刷，刷下颌牙从牙龈处往上刷，这样可刷净牙缝里的食物残渣，且不损伤牙龈。B. 合理营养，多晒太阳。牙齿的主要成分是钙，多晒太阳可以使牙釉质正常钙化，增强抗酸能力。C. 预防牙齿排列不齐。

②治疗：乳牙患龋，进展较快，不仅会影响咀嚼功能，还会影响恒牙的正常发育，应及时治疗。

（2）铅中毒。铅是一种对肌体多个系统有强亲和力的重金属，在全球工业化和城市化日益加快的今天，环境铅污染度对婴幼儿发育的影响越来越严重，铅中毒直接被认为是婴幼儿的“现代病”，威胁广大婴幼儿的身心健康。影响婴幼儿的生长发育和智力发育。造成婴幼儿机体免疫力下降、反复呼吸道感染。引起婴幼儿注意力不集中、多动、抽动等。同时还会引起厌食、贫血和腹痛等症状。

①铅的来源：A. 含铅汽油的使用：汽油中的铅是铅污染的主要来源，也是造成婴幼儿血铅升高的重要原因。汽车尾气中的铅多聚集在离地面1米左右处，而这恰好是婴幼儿活动和呼吸带，铅会随着婴幼儿呼吸进入人体。通过呼吸道吸收铅也是婴幼儿铅中毒的主要吸收途径。B. 不良的生活习惯：在日常生活中，婴幼儿的手经常接触一些含铅物品。如铅印的文字材料，含铅油漆的玩具、家具等，若婴幼儿没有养成良好的生活

和卫生习惯，经常啃咬手指，啃咬玩具等，就容易吃进铅，小儿消化道对铅的吸收率为42%~53%，高于成人。这是仅次于呼吸道的铅的第二大主要吸收途径。同时如果常吃含铅高的食品，如膨化食品、皮蛋、爆米花、油条、罐装食品等也会导致婴幼儿血铅升高。C. 家庭装修：室内装修装潢中使用了含铅较高的油漆。D. 地区性污染：地区工业中铅排放量高，造成环境污染，引起血铅浓度高。E. 被动吸烟：烟草中含铅多。F. 营养因素：钙、铁、锌摄入不足亦可能导致铅的吸收。同时过量的铅也会导致钙、铁、锌吸收减少。

②铅中毒预防：A. 环境干预：这是防止铅中毒的根本手段，如推广使用无铅汽油治理、关闭铅排放量高的工厂等。B. 加强教育：开展以家庭为单位的健康宣教，向家长及儿童宣传环境中的铅来源，以及铅危害，引起家长及儿童的重视。C. 少食爆米花、罐装饮料、皮蛋等含铅食物。D. 改变吸吮手指的坏习惯，进食前洗手，可以洗掉沾染在手上 90%的铅。F. 实行公共场所禁烟，避免被动吸烟。

（3）溺水。溺水是婴幼儿意外死亡的主要原因之一，在城市里小儿溺水大多在家中浴缸或江河游泳时，郊区和农村儿童大多数发生在沟、塘、水池、河流。溺水造成窒息缺氧，如果呼吸停止 3 分钟以上，大脑就会发生缺氧而造成损伤，是非常危险的。

①溺水急救：A. 如果孩子从水中拉出时能大声哭泣，表示没有发生窒息，不必担心。B. 如果孩子还在水中或浮在水面上，要尽快把孩子捞出来。大声地呼喊孩子的名字或摇动他的身体，观察有无反应。如果有反应，说明还有意识，窒息时间不长。如果没有反应，面色苍白或青紫，两手下垂，表示窒息很严重。这时一边要急救一边要拨打120。急救的方法为心肺复苏。

②溺水预防：A. 城市家中有浴缸的家庭，浴缸平时不能储水，高度不低于 50cm，以防孩子跌入。要随时关闭卫生间门，预防孩子独自进入浴室发生意外。B. 在洗衣机周围不能放置踩踏物，以防孩子掉入洗衣机中。C. 孩子不能独自到江河、池塘下水游玩。D. 尽早教会婴幼儿游泳。

三、25~30 个月幼儿的教育

（一）运动能力培养

1. 重点

激发运动兴趣，引导幼儿进行多向走、跑、钻、跳、攀爬等综合运动，发展身体控制力、平衡力、协调性；提供材料训练幼儿双手推、滚、转、拧等手部动作，促进手部控制及双手灵活配合能力的发展。

2. 具体要求

(1) 独自上、下楼梯练习。随着楼房居住的普及，幼儿满 2 周岁以后，应将练习独自扶栏杆双脚交替上、下楼梯作为幼儿运动能力培养的重点内容。通过玩具、活动逗引提供上下楼练习的机会，让幼儿逐渐摆脱依靠大人牵手或双手抓握栏杆，两步一台阶上、下楼梯的窘境，实现独自单手扶杆，双脚交替上下楼梯的自如与自主。相应的活动有：自己上楼回家、下楼找朋友玩、不用牵手上下楼、快快上下楼等。

(2) 双足跳练习。跳跃是两腿用力蹬地，使身体腾起的一种活动方式。跳跃不仅能增强幼儿腿部肌肉的力量、发展弹跳力和灵活性，同时也能促进动作的协调性、稳定性和平衡能力，对视觉运动能力的发展有着积极促进作用。幼儿跳跃是其大脑发育能准确控制身体运动的标志。生长发育正常的 2 周岁左右的幼儿能双脚离地跳。在 25~30 个月阶段，看养者应有意识地引导幼儿练习双脚行进跳。通过模仿性的游戏活动，让幼儿逐渐感知跳跃落地要屈膝的动作要领，有序地提高他们行进跳的运动技能。相应的活动有：双手牵着宝宝跳、学习小兔蹦蹦跳、小兔采蘑菇、跳过小沟捡果果等。

(3) 爬攀登架。攀登是手脚交替支撑身体上下爬行的一种动作练习。幼儿过了 2 岁，就可引导他们尝试着玩儿童攀登架。25~30 个月阶段应从练习上、下攀爬开始，通过具体的攀爬指导，帮助幼儿掌握四肢配合的动作要领，增强幼儿四肢的肌肉力量，尤其是双手的握力和臂力。在发展身体平衡能力、灵敏性和协调性的同时，培养幼儿的勇敢精神、独立性和自信心。相应的活动有：学爬攀登架、攀爬乐、自己爬上攀登架、从攀登架上慢慢下等。

(4) 玩球活动。25~30 个月阶段，幼儿的玩球可增添按方向的投掷、滚等技能练习，通过提供与幼儿数量相同的充气皮球，引导幼儿与伙伴一起玩指定方向投球、滚球游戏，锻炼幼儿手的控球能力，感受玩球的快乐。相应的活动有：把球滚回家、投球追球、把球投过来、滚来又滚去等。

(5) 学做主动模仿操。主动操能促进幼儿主动地进行全身运动，2 岁以后幼儿就可学做主动操。25~30 个月阶段，幼儿可适当做简短的生活模仿类主动操。通过相应的儿歌内容提示，边念儿歌边做模仿性动作，在看养者的示范和领做下，来带动幼儿跟样学做。逐步训练幼儿按节奏、有顺序地完整跟做全套操节。相应的模仿操有：天天锻炼身体棒、宝宝爱劳动、玩球模仿操等。

(6) “两指对捏”的抓握。2 岁以后幼儿抓握物体的精准性越来越高，抓握方式由“三指捏”过渡到“两指对捏”。25~30 个月阶段，应将“两指对捏”地抓握物体作为幼儿精细动训练的重点内容，通过串珠子、夹夹子、折纸等活动，练习幼儿用拇指与其他四指对捏抓握的能力，促进幼儿五指间的进一步分化与独立。相应的活动有：拾豆豆、简单的折纸活动、不同材料的串珠子系列活动、夹夹子系列、学做手指操活动。

（7）双手拧、转动练习。有力量的双手配合拧、转动，是 2 岁以后精细动作练习的重点内容，25~30 个月阶段，应充分结合生活活动给幼儿提供练习拧和转动的机会。如，让幼儿拧瓶盖取物、学习转动把手开门等，提高幼儿手的力量和双手配合能力。相应的活动有：拧螺丝、拧瓶盖取物、开门关门、拧毛巾、挤干海绵的水等。

3. 注意事项

（1）幼儿练习独自爬楼梯时，从爬短距离楼梯开始，逐渐增加爬的距离，以便每一次幼儿都能够较顺利地上完楼梯，体验到成功的快乐。

（2）由于此阶段幼儿脚弓没有形成，不应让幼儿过多地迷恋跳跃，过多的跳跃有可能形成扁平足。

（3）此阶段幼儿攀爬以练习向上攀爬为主要内容，初学时应做好一对一的安全指导与保护。

（4）此阶段幼儿滚球、投球的方向还做不到精准，练习时应做到定方向而不定位置。

（5）此阶段幼儿学做模仿操，应采用现场念儿歌领操的方式，根据幼儿做动作的快慢来适时调整念儿歌的速度。

（6）此阶段的精细动作练习材料要分类存放，应每天进行；注意针对幼儿的练习情况适时调整练习难度，保证每一次幼儿都能顺利完成，获得成功的体验。

（二）语言能力培养

1. 教育重点

丰富对人称代词、连词、形容词的理解与记忆；鼓励幼儿运用新词组成简单的完整句来进行表达与交流；引导幼儿分清图画和文字，自主地看书、听故事，促进幼儿口语表述习惯的养成。

2. 具体要求

（1）听说活动。25~30 个月阶段的幼儿，基本上能听懂成人简单的日常用语，词性的理解呈现出不断地多样化的趋势。除了常用的名词、动词之外，开始理解大量的形容词、代词及连词。此阶段幼儿听说活动，应注意不断丰富多种词性的词汇量，增加人称代词、形容词及连词的表述频率，继续加深幼儿对母语表述习惯的感知。相应的活动有：这里有谁、需要当心的物品、参观新环境、每日天气预报等。

（2）对话活动。2 岁以后的幼儿正处于学习使用词语来说话和思考的时期，他们很喜欢与成人进行对话活动。25~30 个月阶段，对话活动的重点是引导幼儿学习按照母语表述习惯，运用“我”“我们”等代词说完整的简单句来进行口语对话。通过提供不同的对话情景，逐步理解各个代词的指代关系，鼓励幼儿在模仿对话语言的同时，进行同质化的仿编。如，我在开汽车——他在开红色的汽车——我们在开五颜六色的汽车等类似活动，逐步帮助幼儿进行表述语句的拓展，提高运用新词汇的能力。相应的活动有：游玩中的语言对话、游戏后的对话、打电话、吃食物说感受、“今天有谁没来”等。

（3）阅读活动。随着幼儿认知能力的提高，2 岁后的幼儿就可以开创幼儿图书角，进行自主阅读活动了。25~30 个月阶段，幼儿能看懂带有彩色图画的生活情境再现的简单小故事图书，专注地进行 3~5 分钟的阅读活动。看养者可提供带有 3 个以内重复性情节的小故事，采用幼儿自发阅读+提升性引导阅读+提示性复习阅读组织模式，重点引导幼儿逐渐分清图书中的文字与图画，观察画页之间不同点，理解图书内容。相应的活动有：看图讲述、集体阅读教学，边看书边听老师讲故事等。

（4）念儿歌听故事。结合 2 岁以后幼儿的认知和语言发展，25~30 个月阶段，看养者可选择 5~7 字句的儿歌和具有重复性的生活小故事开展幼儿语言欣赏活动。通过采用木偶剧的形式，引出欣赏内容，让幼儿感受语句表述的习惯，帮助幼儿提高运用词语组句的能力。相应活动有：生活经验介绍、卫生习惯养成的小故事；儿歌有：香蕉像小船、水龙头不哭、带数字的儿歌、顺口溜等。

3. 注意事项

（1）此阶段的听说活动，讲述者应注意使用完整的短句和简单的复合句来表述，并可将语速调整到自然状态。

（2）此阶段应充分地结合具体活动来展开对话内容，应注意提供能复制性的对话场景，有意识地提高幼儿同质化仿编语句的能力。

（3）此年龄段的阅读活动增加了看图讲述的环节，重点引导幼儿运用新词汇组成句子来讲述的能力，可进行集体阅读教学活动，人数应控制在 6 人以内。

（4）从此阶段起，语言欣赏活动应固定时间和地点进行开展，可采用动物木偶导入提高欣赏兴趣。

（三）认知活动

1. 重点

激发幼儿对自然的感知与探究兴趣。鼓励他们积极比较物体形状、长短、记数认数、物体归类等活动；引导幼儿认识常见的自然现象，理解物体一物多用及事物间的因果关系，促进其认知能力和思维灵活性的发展。

2. 具体要求

（1）认知活动。满 2 周岁的幼儿对周围的一切事物充满着兴趣与好奇，25~30 个月阶段，看养者在不断扩大幼儿认知范围的同时，可将一些常见的自然现象、事物间的因果关系作为此阶段幼儿认知的重点内容。结合生活活动，引导幼儿感知日出日落、白天黑夜、刮风下雨等各种自然现象及人们不同活动，帮助幼儿理解人们日出出门、日落回家，白天工作、晚上睡觉等生活中更多因果关系的事物，丰富幼儿的感性生活经验，激发幼儿关注自然环境的兴趣。相应的活动有：带幼儿去旅行、看日出、星星和月亮、爬山活动、白天和黑夜、看蚂蚁搬家等。

（2）判断物体的空间位置和量的不同。随着幼儿视觉辨识度的不断发展，25~30个月阶段，已能观察到物体的显著特征和物体之间细小差别。此时，看养者可结合具体实物，重点让幼儿学习用比较的方法来观察物体的空间位置和量的不同，让幼儿感知物体形状、远近、长短。通过引导幼儿对物体进行比较，教幼儿学会先观察周围总体的概况，再集中观察某一特定的事物，提高幼儿观察的全面性，培养幼儿注意力的持久性、集中性和观察能力。相应的活动有：比较三种不同的图形、比较物体的长短、比较物体的远近等。

（3）背数、记数。在感知1~3数序的基础上，25~30个月阶段，看养者可将感知生活中数字作为幼儿数概念启蒙的重点，通过引导幼儿认识门牌号、记住电话号码、车牌号等活动，让幼儿感知数字的存在，增强幼儿机械性记忆数字的兴趣和能力。相应的活动有：认识数字、记住自己的门栋号、家里的电话号码、认识公交车车次等。

（4）按物体的特征归类。在前期按物体一个特征分一类物体的基础上，25~30个月阶段，可重点训练幼儿按一个特征同时对物体进行2~3种的归类。通过引导幼儿对常见物体听指令进行颜色、形状、大小的归类，提高幼儿的动手操作能力和思维的灵活性。相应的活动有：按物体颜色、大小分成两类、按物体颜色形状分两类、按三种颜色分类、按三种形状分类等。

（5）玩角色游戏。随着幼儿生活经验的积累和想象力的萌发，25~30个月阶段，可引导幼儿玩简单的角色游戏。通过玩“过家家”等角色游戏，引导幼儿发挥一定想象来仿编角色对话，模仿扮演不同的角色，有意识地解决游戏中的一些小问题，发展幼儿想象力、解决问题的能力和社会性。相应的活动有：好玩的娃娃家、模仿老师点名游戏等。

（6）感知物体的一物多用。随着幼儿认知内容越来越丰富，25~30个月阶段，看养者可将引导幼儿感知物体的多种用途作为促进思维灵活性的重要内容。结合物体在不同场景的不同使用方法，有意识地引导幼儿感知生活中的一物多用。如：用钥匙可以开锁，也可以撬开奶粉罐上的铁盖，捅开饮料瓶口的纸封，还可以当笔在泥地上画画等。筷子是用来吃饭的，但偶尔也可用它搅拌糨糊、药液，甚至当灯笼的提手等。通过日常生活中有意识的引导，帮助幼儿积累生活经验，更全面了解事物的特性，促进思维灵活性的发展。相应的活动有：感知雨伞的作用、认识削皮器、感知纸的不同作用等。

3. 注意事项

（1）此阶段所有的认知活动应结合生活活动的具体场景、实物来进行。并注意结合听说活动来引导幼儿储备更多的词和语句的表述方式。

（2）此阶段的比较活动，适宜开展两种实物同一特征的比较。并注意引导幼儿将比较的结果用完整的简单句进行表述。

（3）此阶段的角色游戏，适宜开展角色任命性的游戏，并注意提供仿真度高的游戏操作材料来引发幼儿想象与模仿。

（4）此阶段感知物体的一物多用，应注意帮助幼儿生活积累，通过物体不同场景的不同运用，来有意识地训练幼儿记忆、表述及归纳能力。

（四）生活能力培养

1. 重点

引导幼儿自主学习解衣扣、入厕排便的技能，鼓励幼儿按要求独立就餐、正确地穿脱鞋袜；进一步加强幼儿生活技能及自理能力的培养，激发幼儿的自主意识。

2. 具体要求

（1）按要求独立完成就餐。幼儿独立就餐技能需要一段较长时间进行训练与培养。在前期幼儿练习独立用勺吃饭的基础上，25~30个月阶段，可将按要求将独立就餐作为幼儿生活习惯与能力培养的重点，鼓励幼儿按要求和提示做到：餐前主动洗手，主动找位置就餐；餐中不下位、不挑食，基本将一份食物吃完；餐后独立擦嘴、送餐具等一整套环节，持之以恒地引导幼儿逐步养成文明、自主、快乐就餐的习惯。相应的活动有：高高兴兴来就餐、自主就餐吃得香、不挑食长得壮、我能吃干净等。

（2）正确地穿脱鞋袜。幼儿刚学穿鞋袜时，由于注意力主要集中在穿的动作上，因而时常表现出穿反鞋袜的现象。从25~30个月阶段起，看养者就应引导幼儿学习正确穿脱鞋袜的技能。通过具体的示范与指导，让他们掌握先分清袜子的正反、鞋子的左右，再穿袜子、鞋子的顺序，同时，还应训练幼儿正确地摆放鞋袜，在固定地方穿脱的习惯，逐步培养幼儿穿脱鞋袜的秩序感。相应的活动有：分清正反来穿袜、分清左右来穿鞋、听指令穿鞋袜、看图穿鞋袜、不穿的鞋子摆摆好等。

（3）学习解衣扣脱衣服。2岁左右的幼儿能双手配合脱掉带拉链、纽扣的背心、上衣。25~30个月阶段，可开始训练幼儿学习解衣扣脱衣服技能。通过先帮他人、后自己解衣扣脱衣服的训练顺序，结合示范讲解和图示提示，帮助幼儿掌握解衣扣脱衣服的动作要领，逐步提高幼儿穿衣的能力。相应的活动有：给娃娃解衣扣、帮奶奶解衣扣、自己解衣扣、我会脱背心等。

（4）自己入厕坐便盆排便。在幼儿养成有规律排便的前提下，25~30个月阶段，可开始训练幼儿独自坐便盆排便的生活能力。看养者通过引导和协助，让幼儿逐渐实现脱裤子、找便盆排便全过程的完全独立，促进幼儿体知觉和排便自理能力的发展。相应的活动有：自己上厕所、不能尿裤子、我会自己坐便盆等。

3. 注意事项

（1）从此阶段起幼儿就餐应定时、定点，注意创设良好的就餐环境，可采用与幼儿共同就餐的方式，适时提醒幼儿按要求自主完成就餐环节中的每一步骤。

（2）此阶段应提供坐的地垫来训练幼儿坐在地垫上正确地穿脱鞋袜，注意同步培养幼儿讲卫生不随地坐穿鞋的好习惯。

（3）幼儿解衣扣脱衣服练习可分开进行，应按“先他人、后自己”的练习顺序逐步进行。最好从夏天练习脱简单衣服开始。

（4）从此阶段起，幼儿的坐便盆应放在厕所里，以便幼儿形成自己如厕的意识，每次排便的时间控制在 5 分钟左右。

（五）情感与社会性培养

1. 重点

为幼儿提供独立做事、主动交往和适应新环境的机会，引导他们感知自己的性别，学习主动交往的方法、遵守生活中简单的行为规则，培养其良好的自我意识、独立性和道德感。

2. 具体要求

（1）情感培养。25~30 个月阶段幼儿开始形成最基本的道德情感，对成人的赞许会表现出满意的情感，对成人的谴责会产生羞耻的情感。开始能辨别简单的是非行为。此阶段，看养者应将引导幼儿辨别日常简单的是非行为作为情感培养的重点，通过成人以身作则的具体行为示范及幼儿亲身体验，教育孩子爱护玩具，有礼貌，不乱扔果皮，主动收拾玩具，公园的花不能摘，不随地大小便等。结合故事、儿歌及艺术作品的欣赏让幼儿辨析日常生活中行为的好与坏，激发幼儿对符合社会道德的行为产生愉快、自豪、羡慕和向往的情感，而对违反社会道德的行为表示厌恶、羞耻、蔑视的情绪体验。相应的活动有：好宝宝有礼貌、玩具玩具我爱你、花儿好看我不摘、好哭的宝宝没人爱等。

（2）自我意识。满 2 岁以后的幼儿，逐渐走出了自我意识的“混沌期”，他们逐渐感知到自己的力量与特征，喜欢表现自己，愿意独立做事。25~30 个月阶段，看养者应将引导幼儿进一步感知自己的性别及特征，独立做一些简单事作为自我意识培养的重点。从穿着入手让幼儿认识自己的性别特征，引导其参加与性别吻合的游戏活动；结合生活能力训练提供独立做事的练习机会。鼓励幼儿独立完成力所能及的生活自理活动，逐步帮助幼儿完成自我意识的积极构建。相应的活动有：幼儿自我介绍、男孩与女孩、我会这样做、我有一双小小手等。

（3）规则意识。25~30 个月阶段，幼儿规则意识培养的主要内容是引导幼儿遵守日常生活中简单的行为规则，如吃饭要洗手、玩具不玩了要送回原处、画笔不能到处乱画等，结合幼儿生活内容和环境，通过具体情境中的示范与适时的引导，帮助幼儿了解并遵守简单的规则，体验遵守规则后被人赞许和肯定的自豪感与愉悦感。相应的活动有：这样看书、画笔不能墙上画、坐在地垫来穿鞋、饭后要漱口、做礼貌的好宝宝等。

（4）交往能力。随着幼儿交往意识的不断增强，25~30 个月阶段，看养者可将引导幼儿主动发出与同伴交往的积极信号，能友好地参与同伴间的活动作为交往能力培养的重点内容，通过引导幼儿尝试运用微笑、请求、邀请等交往信号，引导幼儿根据伙伴的反应来调整交往行为，结合儿歌、故事、歌曲等活动逐步引导幼儿掌握与同伴交往的技能。相应的活动有：看望好朋友、你能跟我一起玩吗、好朋友见面握握手、“对不起”“没关系”等。

（5）环境适应。25~30 个月阶段，可将帮助幼儿不断认识新的环境，较快地融入新环境的活动作为幼儿环境适应能力培养的重点内容。通过不断让幼儿坐车、坐船出行，提高适应坐交通工具的能力；通过多带幼儿逛公园、亲子园等公共场所，引导幼儿较快地认识新环境；通过不怕生自主参与新环境的活动，逐步提高新环境的融入能力，为幼儿入园做好准备。相应的活动有：快乐游公园、亲子园里朋友多、高高兴兴做游戏等。

3. 注意事项

（1）让幼儿辨别简单的是非行为应从幼儿身边具体的行为开始，重在让幼儿辨别行为的好与坏。并及时做到对幼儿的好行为鼓励肯定，对不好的行为抑制批评、防微杜渐。

（2）此阶段幼儿自我意识的培养，看养者应多对幼儿使用正面语言进行鼓励引导。尽可能减少说“不可以”次数，避免幼儿产生抗拒行为。

（3）此阶段规则意识的培养应从幼儿最能遵守的行为规则入手，做好榜样示范，幼儿每一次成功遵守后，应及时给予鼓励与赞许。

（4）此阶段幼儿交往能力的培养，应鼓励幼儿用语言来代替动作，激发幼儿大方表达的交往需求。

（5）幼儿刚介入新环境时，应引导幼儿通过“由见习到实习”的过程认识新环境，逐步延长介入时间和范围，适当地给予身体的拥抱，帮助幼儿建立对新环境的安全感。

（六）艺术能力培养

1. 重点

能感知音乐节奏的快与慢，能完整地跟唱简单的歌曲，按歌词的提示作相应的动作；能按要求感知色彩进行定位涂鸦，完成美工活动；能自主地参与艺术活动并能大胆地进行表现。

2. 具体要求

（1）音乐。

随着幼儿音乐节奏感的不断增强，25~30 个月阶段，可将让幼儿感知音乐节奏的快与慢、能按歌词的提示做相应动作作为音乐活动的重点内容。选用快、慢对比性强的音乐节奏，通过游戏的方式来让幼儿区别节奏的快与慢；在欣赏简单欢快的儿歌基础上，引导幼儿完整跟唱，根据歌词提示来做相应的肢体动作，发展幼儿韵律感和音乐想象力。相应的活动有，音乐游戏：兔子与大象、捏拢放开、小手爬呀爬等；韵律活动：吹泡泡、找朋友、打电话、日常生活模仿律动等。

（2）美术。

①涂鸦：25~30 个月阶段的幼儿，适宜开展双色为主的定位涂鸦活动，重点引导幼儿在指定的地方放置竖线、曲线色块等大胆表现简单的事物，体验涂鸦活动的快乐。此阶段幼儿能参与的涂鸦活动形式有添画、点画、印章画。相应的活动有：添画——老虎笼子、小鸡栅栏，印章画——喂动物、一篮水果，点画——苹果树、草地上的小花，涂色——格子布等。

②美工：随着能进行“两指对捏”抓握小物体，适宜 25~30 个月幼儿的手工形式，除了前阶段的撕纸、穿珠、搓泥以外，还有揉纸球、撕贴等手工活动。此阶段的美工活动重点是引导幼儿按示范步骤及要求进行自主操作、完成定位美工作品，感受作品的色彩美感和参与美工的乐趣。相应的活动有：撕贴画——下雪了、包糖果、一罐彩纸球、水果项链、装饰太阳帽等。

3. 注意事项

（1）此阶段幼儿韵律活动应选择有歌词的儿歌作为韵律音乐，看养者应注意用饱满的热情带动幼儿随音乐歌词做肢体动作。

（2）此年龄段的宝宝选择唱音域在 C 调的 duo—la、歌词 4 句以上的欢快儿歌。

（3）此阶段起，幼儿的美术作品应展示出来，并引导幼儿进行作品欣赏。

（4）此阶段的艺术活动可以用小组的形式来开展，人数控制在 8~10 个为宜。

资源链接

1. 小链接《1~3 岁喂养指南》

根据中国营养学会妇幼分会于 2007 年颁布的《1~6 岁幼儿喂养指南》，该指南由 1~3 岁喂养指南和 3~6 岁喂养指南两部分组成。本书将在幼儿营养和学龄前儿童营养两部分分别介绍。

《1~3 岁幼儿喂养指南》

（1）继续给予母乳喂养或其他乳制品，逐渐过渡到食物多样；

（2）选择营养丰富、易消化的食物；

（3）采取适宜的烹调方法，单独加工制作膳食；

（4）在良好环境下规律进餐，重视良好饮食习惯的培养；

（5）鼓励幼儿多做户外活动，合理安排零食，避免过瘦与肥胖；

（6）每天足量饮水，少喝含糖高的饮料；

（7）定期检测生长发育状况；

（8）确保饮食卫生，严格餐具消毒。

2. 如何为 25~30 个月幼儿选择适宜的玩具？

25~30 个月幼儿的语言发展迅速，他们对颜色和图形的识别能力有所提高，大动作和精细动作趋向灵活和协调。在这个时期，一些拼图游戏、带乐器的玩具、彩色带文字的玩具、婴儿玩具、电动玩具、机械玩具有利于幼儿认知范围的扩大。

3. 适合 25~30 个月阶段的儿歌欣赏 9 首：

宝宝学说话

小狗说话，汪汪汪。小猫说话，喵喵喵。小鸡说话，叽叽叽。小鸭说话，嘎嘎嘎。

小青蛙说话，呱呱呱。我家小宝宝，刚刚学说话。一会叫爸爸，一会叫妈妈。

小兔谣

小兔小兔走——走，小兔小兔跳——跳，小兔尾巴短——短，小兔尾巴摇——摇。

吹泡泡

吹泡泡，吹泡泡，大的大，小的小；太阳公公照一照，红红绿绿飞得高。

香蕉像只月亮船

香蕉香蕉甜又甜，香蕉香蕉弯又弯；摇一摇、晃一晃，好像一只月亮船。

新年到

新年到，真热闹，挂灯笼，放鞭炮；换新衣，戴新帽，小朋友们哈哈笑。

宝宝不怕冷

冬天到，天气冷，好宝宝，做运动；跑跑跑，跳跳跳，不怕冷，身体好。

洗脸歌

小毛巾手中拿，洗洗脸，洗洗眼，洗洗鼻，洗洗嘴，我的小脸洗干净。

水龙头不哭了

滴滴答，滴滴答，水龙头，掉泪了；好宝宝，拧紧它，水龙头，不哭了。

讲故事

月光下，摇篮旁，宝宝听，妈妈讲；小猴子，捞月亮，月亮和它捉迷藏。

4. 如何应对幼儿心理发展的“第一反抗期”？

2~3 岁的幼儿一般都要经过一个“反抗期”，叫作“第一反抗期”。本来温顺听话的幼儿，一到这个时期就会变得调皮、不听话。比如天气凉了，妈妈让孩子穿外套，孩子硬是不穿；客人来了，妈妈让他有礼貌地招呼客人，他就是不理不睬。这些孩子常常固执地坚持自己的主张，这样一来，成人就会生气，以致于可能打他一顿。

其实，从幼儿生理和心理发展的角度看，这种“反抗期”的表现是一种正常的现象。随着幼儿活动能力的增强，知识的不断丰富，幼儿心理急剧变化，特别是他们的需要发生了很大的变化，而成人往往还是用老眼光去看待、要求他们，因而引起幼儿的种种反抗行为。但是，从另一个方面看，如果幼儿的个性得不到发展，反倒会影响他今后的成长。所以说经历“反抗期”是幼儿正常发育的必然阶段。怎样才能帮助孩子渡过这一特殊阶段呢？

（1）教育是关键。在这段时期里，看养者要放弃那种不分青红皂白的强硬态度。应该看到，宝宝的“反抗”行为正是促进他们能力发展的心理动力。成人应及时抓住这一时机对宝宝某些行为给予适当的鼓励，以促进幼儿自我意识的形成和动作技巧、能力的发展。

（2）看养者要助幼儿发展一臂之力，对宝宝的反抗行为既不能一味地满足，也不能过多地限制。一味地满足容易造成宝宝任性和执拗，过多地限制会挫伤其自尊心，从而变得顺从和依赖，缺乏自立能力。

（3）在了解幼儿“反抗期”的特点以后，最重要的是从旁协助，给予正确合理的教育。比如：宝宝喜欢独立行走，看养者就不要硬去搀扶他，可以在旁注意保护；宝宝要自己吃饭、穿衣，就可以让他自己动手，看养者在旁加以指导，以此促进幼儿心理健康发展，帮助他们顺利渡过“反抗期”。

5. 怎样为婴幼儿选择适合的绘本图书？

给婴幼儿选择图书，要使他们喜欢，主要考虑三个方面——图画、文字和内容。婴幼儿不认识字，他拿到一本书，首先是看图画。一本婴儿读物能否受到小读者的欢迎，图画是关键。给婴幼儿看的图画，需要做到三点：（1）画面要大，要清晰；（2）形象要真实可爱；（3）颜色要鲜明。有的书，一页上有很多幅图画，每幅图画都很小，包含很多内容，是不适合婴儿的。

其次是语言文字。给婴幼儿看的图画书的文字，是供大人“讲”或“念”给婴儿听的，用来“讲”和“听”的文字就要让人一听就明白，而且爱听。图画书的文字应该是：句子短，句式简单，象声词多，重复句多，有音乐感。一本书，应该是大部分的词汇孩子都能懂，但也有几个他不会的，大人一讲，他就明白，这样他学起来才有味道。

再次是内容。现在的婴幼儿读物大体上有两种，一种是教材式的，像教孩子说话、识物、画画；一种是文学性比较强的，如童话、生活故事、儿歌。这两种都可以，关键是要程度适中，能引起兴趣。婴幼儿很喜欢图文并茂的图画故事，以动物为主人公的童话和以婴幼儿为主人公的生活故事，孩子都喜欢。孩子也非常喜欢儿歌；一两岁的孩子，特别喜欢三个字一句的“三字儿歌”，他可以学着说。作品要贴近孩子的生活，特别是要用孩子的眼光描绘世界。

——中国少年儿童出版社编审　胡建中

思考与练习

1. 了解 25~30 个月阶段幼儿的关键事件和幼儿身心发展特点。

2. 如何在幼儿喂养过程中做到合理膳食？

3. 溺水的急救实操与预防。

4. 25~30 个月阶段幼儿语言发展有何特点？请设计一个该月龄段幼儿看图讲述的阅读活动并演练。

5. 请结合 25~30 个月幼儿情绪与社会性培养的要点与内容，谈一谈如何应对幼儿的“第一反抗期”。

第二节 2.5~3 岁幼儿保育与教育

一、2.5~3 岁幼儿的发育与发展

案例开启

宝贝做好了入园准备！

满 2 岁半的宝贝，在大人的精心呵护下，各方面都变得越来越能干啦！瞧：他会记住家的位置自己扶栏杆上下楼回家，能准确地控制身体完成走、跑、跳、钻、攀爬等运动，能灵活地骑三轮车，独立地玩滑梯，还能变着花样进行玩球活动。一双小手变得越来越灵巧！能自己独立洗手、擦手、用勺吃饭；能穿鞋袜和简单衣服、独立漱口、刷牙；还会握笔进行简单的定位涂鸦。

宝宝知道的事情也越来越多！能说出常见动物、用品、食物的名称特征；能认识物体的多种颜色和图形；区别“一个”和“许多”，手口一致点数 1~5 以内的实物；能区别冬天和夏天及人们在该季节的活动；还知道早、晚、前、后、上、下等概念，能自己解决简单的问题。此外，还会经常歪着脑袋向你提出“为什么”“是什么”等许多的问题。

最令人惊讶的是宝贝飞速发展的口语表达能力！快 3 岁的宝贝一下子能掌握 1000 个以上的词语，能很快将新学的词组成句子进行表达，能运用“我家住在很远很远的地方”这种复杂的修饰语来和你拉家常，会有问必答地回答你提出的诸多小问题。

宝贝已成为一个懂事的小大人，再也很少见到他大吵大闹发脾气！在家里，口渴了知道从小水壶里倒水喝，能独自安静地看书、玩积木，按要求收拾玩具和取放物品。外出玩时，见到熟人会主动打招呼，能把自己的玩具、食物与大家分享，能做到不随地大小便，不弄丢自己带的物品。若看见家人做家务，他不会袖手旁观，主动帮忙帮你送拖鞋、拿撮箕、搬运买回的物品……

越来越能干的宝贝，渴望有更广阔的生活天地，他们期待着上幼儿园，已经做好入园的一切准备啦！

（一）2.5~3 岁幼儿的主要发展特点

（1）动作发展：

①大动作发展：能双脚交替灵活走楼梯，能走直线；单脚站立 5~10 秒，能双脚离地连续跳跃 2~3 次，跨越一条短的平衡木；能手脚基本协调地攀爬，能将球扔出 2~3 米，能随口令做简单的操。

②精细动作：能叠高 8~10 块积木，会用积木（积塑）搭（或插）成较形象的物体；会用剪刀剪东西，会折纸。

（2）语言发展：能回答简单的问题，会问“这（那）是什么?”等问句，能说出物体及其图片的名称，词汇量增加 1000 个左右，能说出 5 个字以上的复杂句子；知道并能恰当使用一些礼貌用语，理解简单故事的主要情节，会“念”熟悉的图画书给自己或家人听。

（3）认知发展：能认识区别多种颜色和图形，尝试画代表一定意思的涂鸦画，能记忆和唱简单的歌；能口数 1~10，知道数字代表数量，会区分大小、多少、长短、上下、里外，能给物体归类；知道家里主要成员的简单情况。

（4）生活能力发展：学会使用筷子，能独立用勺就餐；能独自完成洗手、擦手、漱口、刷牙等；能正确地穿鞋袜裤子，会穿脱开口的上衣；知道口渴了找水喝，会主动大小便，自己上床睡觉；能保管好自己的物品，能独自回家；会整理玩具、模仿做简单的家务。

（5）情绪与社会性发展：能较好地调节情绪，发脾气时间减少，会用“快乐”“生气”等词来谈论自己和他人的情感，开始会隐瞒自己的感情；对成功表现出积极的情感，对失败表现出消极的情感，会表现出“骄傲”“羞愧”“嫉妒”等复杂的情绪；知道自己的性别及性别特点，能正确使用性别短语，开始出现玩属于自己性别的玩具和参加属于自己性别群体活动的倾向。能和同龄小伙伴分享玩具，能遵守游戏规则，知道等待、轮流但不够有耐心，能辨别简单的是非行为。

（二）该年龄的关键事件

（1）语言丰富：学会使用代词，出现复合句。

（2）入托入园：做好入托入园的准备。

（3）分离焦虑：婴幼儿因与亲人分离而引起的焦虑、不安或不愉快的情绪反应，又称离别焦虑。随着孩子开始入园入托造成生活环境发生巨大改变，此时分离焦虑尤为明显。

（4）性别意识：大部分孩子在 3 岁左右开始具有初步的性别意识，需要正确引导。

(三)生长发育的指标

(1)体重:处于该月龄段的幼儿平均体重,男孩为14.73千克,女孩为14.22千克。

(2)身长:处于该月龄段的幼儿平均身长,男孩为97.26厘米,女孩为96.28厘米。

(3)头围:处于该月龄段的幼儿平均头围,男孩为49.63厘米,女孩为48.65厘米。

(4)胸围:处于该月龄段的幼儿平均胸围,男孩为50.80厘米,女孩为49.91厘米。

二、2.5~3岁幼儿的保育

(一)营养与喂养

1. 重点

关注托幼机构饮食卫生与安全。

2. 具体要求

(1)托幼机构的饮食卫生。托幼机构应加强对饮食卫生的管理。食品要选购营养丰富、保证热能的供给而又易消化的食物;烹调制备时尽量保存食物中的营养;食物贮存应避免有利于细菌生长繁殖需要的条件等,各个环节保证食物的新鲜卫生;同时托幼机构的食堂要接受当地卫生主管部门的卫生监督,申领卫生许可证;厨房炊事人员在制作和供应食物时,应避免细菌等病原微生物的污染。炊事人员必须要保证身体健康并注意操作规范,接受卫生知识培训,其次还要加强对保教人员和炊事人员的卫生监督,确保学前儿童身体健康。

(2)良好饮食习惯的培养。饮食习惯是生活习惯的重要组成部分,对于幼儿来说,良好的饮食习惯是身心健康的必要条件。良好的饮食习惯如下:①进餐前,告诉幼儿要吃饭了。1~2岁的孩子,要求他们洗好手,戴上围嘴,坐在自己的小椅子上。3岁左右可以在吃饭前做一些就餐准备,如擦桌子,摆碗筷,放好自己的小勺、小盘、小碗。切忌放任幼儿端着饭碗到处吃,边玩边吃。每顿饭应有大致的时间限制,既要求幼儿细嚼慢咽,又不要拖得太久,应该专心吃饭。②饮食定量,控制零食。除了三顿饭,一两次点心之外,要控制零食。在餐前1小时内不宜吃零食,同时要控制零食的数和量,使幼儿养成吃好三餐的好习惯。另外也要防止幼儿贪食,以免消化不良。③不偏食。偏食是一种不良的饮食习惯，不仅影响幼儿的健康，而且形成固定的口味以后，长大成人也难再适应多样化的膳食。而多样化膳食才能为人体提供全面的营养。④注意饮食卫生和就餐礼仪。注意饮食卫生，如饭前洗手，饭后漱口，不吃不清洁、不新鲜的食物，不喝生水，不捡掉在桌上或地上的东西吃，使用自己的水杯和餐具等。幼儿上桌开始，就应该培养良好的就餐礼仪，如咀嚼、喝汤不发出大的声响，夹菜不可东挑西捡，不浪费饭菜等。特别是要懂得谦让和分享，不独占食物。

（3）婴幼儿营养评价。营养评价是运用科学手段来了解某一人群或个体的膳食和营养水平，以此判断其膳食结构是否合理和营养状况是否良好的重要手段。全面的营养评价工作，一般由四部分内容组成，即膳食调查、体格测量、营养缺乏病的临床检查、营养状况实验室检测。这四部分调查检测工作是互相联系和互相验证的，一般同时进行。

①膳食调查方法：膳食调查的目的是通过各种不同的方法对膳食摄入量进行评估，从而了解在一定时间内人群膳食摄入状况以及人们的膳食结构、饮食习惯，借此来评定营养需要得到满足的程度。

在儿保门诊中可以采用 24 小时膳食回顾法，一般采用 3 天连续调查方法。24 小时是指从最后一餐吃东西开始向前推 24 小时，食物量通常用家用量具、食物模型或食物图谱进行估计。该方法一般需要 15～40 分钟即可完成，可以面对面进行调查，应答率较高。负责调查的调查员一定要认真培训，因为信息是通过调查员引导性提问获得的，而且要有诚恳的态度，才能获得较准确的食物消耗资料。

膳食调查结果评价：可以根据中国居民平衡膳食宝塔中提出的膳食模式数据对儿童的膳食模式进行评价，有条件的地方可使用营养评价软件进行评价。

②体格测量：体格测量的数据越来越被认为是评价群体或个体营养状况的有用指标，特别是学龄前儿童的体测结果，常被用来评价一个地区人群的营养状况。常用指标有身高（身长）、体重、上臂围、头围、皮褶厚度、腰围、臀围、坐高、胸围、膝高。常用评价方法有平均值法、中位数百分比法、标准差法、百分位法、体质指数法、腰臀比、体脂含量。

③营养缺乏病的临床检查：

儿童常见的营养缺乏病有蛋白质——能量营养不良、维生素 A 缺乏病、维生素 D 缺乏病、叶酸缺乏病、维生素 B12 缺乏病、锌缺乏病、碘缺乏病等。在体检中发现的许多症状和体征的病因并不是专一的，同时，营养素缺乏往往为多发性，发现一种营养素缺乏的表现时，常提示亦伴有其他营养素不足的可能。

④实验室检查：

营养状况的实验室检查指的是借助生化、生理实验手段，发现人体临床营养不足症、营养储备水平低下或营养过多，以便较早掌握营养失调征兆和变化动态，及时采取必要的常用的预防措施。

（二）日常护理

1. 重点

养成良好的习惯，为入园做准备。

2. 具体要求

（1）入园适应。

新入园的小朋友，由于他们在生活环境、生活方式和人际交往等方面存在很大的差异。因此，一些孩子在入园之初会出现不同形式、不同程度的适应困难。其突出的外在表现形式就是哭，此外还会出现憋大便、喝水少、吃饭难、拒绝玩幼儿园的玩具、不参与教师组织的游戏活动等多种不适应行为。帮助孩子们度过这一适应期，将会对他们的心理健康和社会适应能力产生深远的影响。以下几个方式有助于孩子入园适应。

①拉开距离。分离最好能有一个渐进的过程。在入园前半年妈妈就要有计划地把视线从孩子身上移开，逐渐拉长离开的时间，让孩子慢慢适应。有意识地让孩子独立地玩、看书、看电视等，或多让家里其他人帮助照看宝宝。让他知道，妈妈只是短时间离开他，一定会回来的。这个过程能够帮助孩子建立对妈妈的信任感。

②结识同伴。入园代表着集体生活的开始，和小朋友的交往关系会帮助孩子适应一个新的环境。邀请一两个幼儿园同班的小朋友到家里来玩或一起去户外玩。在家长的陪伴下，孩子之间相对容易发展起较良性的关系，在幼儿园的新环境中就会更容易适应一些。

③接纳情绪。尽管作了很多准备，但是孩子还是可能会哭。如果这时候批评他或者讲道理："哭有什么用?"其实一点儿也没用，只能让孩子觉得，家长一点儿不理解他的难处。还不如抱一抱他，告诉他，你知道他很难过，好多事情还不知道怎么办，但你相信，他会找到办法，一切都会好起来的。家长的态度和你给他的信心，就是一种情绪上的安慰，孩子会感觉得到的。

④设计仪式。设计一个熟悉的道别仪式。有的妈妈分别时会依次亲亲孩子的额头、脸和手；有的妈妈会和孩子约好在大门口时会转身向他挥手道别。当孩子出现分离焦虑时，不如和他一起设计一部分告别仪式。

⑤找到归属。在幼儿园里为孩子提供一些"属于"他自己的东西。比如，有自己的椅子，放自己书包、杯子、毛巾的地方；有自己的照片，自己的画；幼儿园里有自己的好朋友；有支持、帮助自己的老师等，让孩子感到自己不是局外人。

（2）运动的护理。

①运动前：首先要检查活动的场地、设施与幼儿的着装。应先排除活动场地上的异物和积水等不安全因素。查看一下活动实施是否定期检修，避免发生意外。运动服装要轻便、舒适，避免过多、过厚的衣服限制幼儿活动。幼儿也不宜穿过硬、过厚的皮鞋，以免扭摔伤。其次，掌握好适宜的活动时间。上午10时和下午3时为幼儿户外活动的最佳时间。研究表明，上午10时和下午3时是全天中空气较清洁的时间。上午9时后，地面受阳光照射，温度升高，空气对流迅速，积聚在人呼吸带的空气污染物稀释、扩散。午后3时，气温较高，风速快也有利于空气净化。所以这两个时间段为幼儿最佳活动时间。最后，选择合适的天气。雾天不宜让幼儿外出活动，因为雾气空气湿度大，雾中不仅带有煤烟、粉尘、病菌等有害物质，而且雾可以阻止废气向空中扩散。雾天湿度大，相对缺氧，幼儿会感到胸闷、心慌、气促、无力。雾天视物不清，也易造成幼儿碰伤、跌伤。而烈日当空时，幼儿在户外活动容易中暑；饭前、饭后半小时内活动则易吸入冷空气，产生胃痉挛，对幼儿身心造成不利影响。

②运动中：首先，家长要观察、了解幼儿的活动状况。一般可以采用观察法和脉搏法测定。活动量适宜时，幼儿面色红润，汗量不多，呼吸中速稍快，动作不失常态，情绪愉快，注意力集中。幼儿在游戏中的平均心率能保持在130~140次/分。反之，幼儿出现一副很疲劳的样子，表明活动量过大，应适当减少。其次，应注意幼儿活动中运动量的比例安排。根据幼儿人体生理机能活动上升——稳定——下降的一般规律，家长要掌握活动量由小到大逐步上升，活动结束前又逐步减少这一原则，以便在活动结束后的较短时间内，很快恢复正常。最后，加强幼儿活动时的护理，要做到既保护好孩子，又使孩子得到充分的锻炼，同时也要及时给幼儿穿衣、擦汗。对于出汗量大的幼儿和体弱儿，活动时可给他们背后垫一块干毛巾，以便于汗水的吸收，避免活动后着凉。

③活动后：首先，活动后不可以短时间内喝大量的水，因为幼儿在活动后，全身各部分脏器血液流量大大增加，饮用大量水分会给心脏增加很大的负担，长此下去会影响心脏的功能。最好休息一会后，慢慢喝点淡盐水。千万不可在活动前后食用冷饮。如：喝冰冻汽水等。其次，活动后不可马上让孩子洗冷、热水澡。若幼儿在浑身是汗时马上去洗冷水澡，冷水刺激皮肤神经感受器，使皮肤毛孔突然关闭，全身毛细血管包括肾脏毛细血管会骤然收缩，在临床上会产生畏寒、发热、渴、尿少等症状；若毛细血管强烈收缩，更会引起血压升高，出现头晕、头痛、头胀、眼花、恶心呕吐等不良反映。

（三）疾病与意外事故防护

1. 重点

常见心理问题及其干预、传染病预防、运动伤害。

2. 具体事项

（1）婴幼儿常见心理问题及预防干预。0~3 岁婴幼儿心理尚未发育成熟，易出现心理偏差和问题行为，进行心理保育是保障其健康成长的必要手段。

①过度哭吵：

哭吵强烈，一次持续数小时，经常发生于午后近傍晚时分。产生的原因主要是：第一，器质性因素如疾病。第二，婴儿的先天素质。即婴幼儿先天的气质类型以及情绪反应。第三，父母不当的养育方式。父母不懂得适当地应答婴幼儿的需要，也会增加婴幼儿哭吵的频率。

干预：明确症状，即哭吵的强度、持续时间和频繁程度，排除器质性疾病，使父母知道哭吵不是病，给予更多更及时的关爱。

②情绪障碍：

A. 儿童焦虑症：焦虑症是指一组以恐惧与不安为主的情绪体验。儿童焦虑症有三种类型：其一是分离性焦虑，儿童与依恋对象、家庭或其他熟悉环境分离时出现过分焦虑；分离焦虑最早发生于6~8 个月婴儿。当 3 岁后，儿童能够理解与亲人的分离是暂时的，这种焦虑就消失了。其二是社交性焦虑，儿童与陌生人接触时出现持续的过分退缩，妨碍与同伴正常交往；其三是恐怖性焦虑，患儿总是提心吊胆地害怕可能遇见有害的事物或情景。

干预：首先对有焦虑倾向的父母，要帮助他们认识自身的个性弱点可能对婴幼儿造成的不良影响。其次对于儿童的焦虑主要采取心理支持，接纳他们的情绪、消除他们的顾虑、消除环境中的不利因素。

B. 儿童恐惧症：恐惧情绪是儿童比较常见的一种心理问题，几乎每个儿童在其心理发展的某个阶段都曾出现过恐惧反应。婴儿在任何强烈、突然的刺激下或失去支持时都会出现恐怖。6 个月以后的婴儿对陌生人或环境产生恐惧感。2~3 岁的幼儿开始怕动物、黑暗、生人等。

干预：婴幼儿的恐惧症一般症状比较轻微，常可不治而愈。对严重者可在看养者的积极协助下，采用行为疗法，如系统脱敏疗法，对婴幼儿说恐怖的事物有意识地使其逐步升级地接触，并在此过程中给予热情的鼓励和保证，使恐怖情绪逐渐减轻，甚至面临真实事物或情境也不再恐惧。

③言语和语言发展障碍：

A. 语言发育障碍：语言障碍是一组由中枢神经发育迟缓引起的语言障碍，患者自理相对正常。分为两类，第一，表达性语言障碍，表现为表达语言能力显著低于其智龄水平，如 2 岁还不会说单词，3 岁还不会说双词句等。第二，感受性语言障碍，表现为对语言的理解显著低于其智龄水平。如 1 岁时对叫喊自己的名字没有反应，2 岁还不能执行简单的指令等。

干预：进行特殊语言训练，为每个幼儿自动特殊的言语训练计划。看养者也要进行培训，对伴有情绪障碍的孩子同时给予支持性心理治疗。

B. 口吃：口吃是一种言语节律异常的语言障碍，婴幼儿乃至学前阶段是高发年龄段，主要在2~3岁。表现为发音或单词的重复、停顿或发音延长，明显影响说话的流畅性，每句话在说第一个字之后即停顿，或重复第一个字，或拖长第一个字的发音。对于2~3岁的幼儿表现出的口吃要正确对待，大多数幼儿是因为语言和智力发展不同步造成的，待语言发展逐步完善，口吃会自然消失。有些幼儿是受生物学遗传因素影响，如口吃家族中患口吃的几率高于正常人群，或神经病理学因素影响如语言的侧偏化不完全所致。

干预：如果是正常发育过程中由语言与思维发展不同步而引起的口吃，可不必治疗，重要的是看养者乃至旁人都不可以嘲笑、模仿孩子的口吃，以免形成强化。同时也不要指着孩子，或催促他说话，以免过度关注而造成孩子心理紧张。病理性的就需要及早治疗，及早纠正。

④攻击性行为：

指故意的攻击。婴儿期可表现为频繁咬、踢、哭、拉头发。幼儿可表现为抢夺他人玩具，叫喊、猛击他人，伴有言语攻击等。

干预：寻找孩子压力来源，适当减压。使用正面的行为治疗方法，如暂时隔离法。让孩子学会亲社会行为的一些技巧，帮助孩子控制冲动情绪以及情感表达，减缓他们的攻击性行为。对孩子的亲社会行为进行奖励，减少环境中不良影响因素，强化生活中的亲社会因素，如不看有暴力情节的动画片等。

⑤睡眠障碍：

指幼儿在临睡时不愿上床睡觉，即使躺在床上，也不容易入睡，在床上不停地翻动，或反复地要求父母给他讲故事，直到很晚才能勉强入睡。

干预：帮助孩子建立睡前程序。睡前帮助孩子放松情绪如洗个热水澡、播放舒缓的音乐，避免过于激烈的游戏等。培养孩子独立入睡的能力，同时可以制作一些卡片奖励孩子积极的睡眠行为。

⑥重复性行为：

A. 吸吮手指：婴儿早期吸吮手指行为高达90%，属于正常行为，随着年龄增长逐步下降。婴儿期引发吮吸手指的原因是多方面的，主要有：第一，自我分化不良，婴儿还不能将自己从周围环境客体中分化出来，将自己的手指视为和乳头一样的外部客体进行吸吮。第二，心理忽略，如因饥饿而哭闹时未能得到及时的哺乳等回应，婴儿就会将手指作为进食对象吸吮，逐渐形成习惯。第三，睡眠习惯不良，没有睡意时让其入睡，在此过程中将手指含在口中，并逐渐形成固定的睡眠习惯。

干预：除去病因，如看养者及时给予回应，不让孩子在没有睡意时过早躺在床上，同时给予孩子一些磨牙棒、磨牙饼干来转移对吸吮的要求。

B. 屏气发作：是婴幼儿在剧烈哭闹时突然出现的呼吸暂停现象。当恐惧、疼痛、情绪受挫或者严重愤怒时发作。表现为突然出现剧烈的叫声，随即深吸气后呼吸暂停，伴有口唇发紫，全身僵直，意识丧失，抽搐发作，随后哭出声来，持续时间 30 秒到 1 分钟，严重者持续 2 分钟，发作后孩子常常疲倦。多见于 6~18 个月的婴幼儿，被视为语言表达能力低下时发泄愤怒的一种方式，3~4 岁以后缓解。

干预：解决婴幼儿与父母及环境之间的冲突，消除家长的紧张情绪，帮助家长分析引起发作的原因，有效地消除、避免各种诱发因素，纠正不良的育儿方式。避免对患儿的发作过度关心，可取代之以暂时冷却法。

（2）传染病的预防。传染病是由病原体引起的，能在人与人、动物与动物或人与动物之间相互传染的疾病。由于婴幼儿对疾病的抵抗力较弱，当入托入园后，在集体生活中，孩子之间接触密切，易发生传染病，且可造成流行。因此，预防和管理传染病，是集体儿童机构中的一项重要保育工作。

①传染病的特性：

A. 有特定病原体：我们生活中所遇到的每一种传染病都有其特异的病原体。比如：水痘的病原体是水痘病毒、猩红热的病原体是溶血性链球菌、禽流感的病原体是 SARS 病毒等。病原体主要分为细菌、支原体、病毒、立克次体、螺旋体、真菌、原虫、蠕虫等。

B. 有传染性：病原体经过一定的途径进入易感者体内，引起传染病的发生。所有传染病都具有一定的传染性。

C. 有免疫力：传染病痊愈后，人体对该传染病产生不感受性，称为免疫。人体的免疫状态因病而异，个体之间也有差别。如麻疹、水痘等，一次得病后几乎不再感染，称为持久免疫。而有些疾病者只能产生暂时性免疫，如流行感冒痊愈后，经过一段时间后可再度感染。

②传染病发生和流行的三个环节：

A. 传染源：传染源是指体内有病原体生长、繁殖并能排出病原体的人或动物。传染病患者、病原携带者和受感染的动物都是传染源。

a. 传染病患者：传染病患者体内有大量病原体，可随着一些症状如咳嗽、腹泻等排出体外，污染外环境，因此病人是最重要的传染源。

b. 病原携带者：病原携带者简称携带者，是指无症状而能排出病原体的人（或动物）。携带者分为健康、潜伏期和病后携带者三种。因携带者在人群中数量较多，且可以自由行动，故其作为传染源的作用不容忽视。

c. 受感染的动物：由受感染动物所传播的病成为人畜共患病，如狂犬病、流行性乙型脑炎等。

B. 传播途径：指病原体离开传染源到达另一机体所经历的路程和方式。主要传播途径有以下几种：空气飞沫传播、水传播、饮食传播、接触传播、虫媒传播等。

a. 空气飞沫传播：病原体由传染源通过咳嗽、喷嚏、谈话排出的分泌物和飞沫，使易感者吸入受染。流脑、猩红热、肺结核、百日咳、流感、麻疹等病通过空气飞沫的方式传播。

b. 饮食传播：病原体污染了食物或饮水，经口进入易感者体内，形成新的传染。例如：细菌性菌痢、伤寒、霍乱、甲型病毒性肝炎等病就通过此方式传播。

c. 通过虫媒进行传播：传染病的病原体在昆虫体内繁殖，完成其生活周期，通过不同的侵入方式使病原体进入易感者体内。经虫媒传播的疾病主要有：蚊→流行性乙型脑炎、疟疾；白蚁→白蚁热；蚤→鼠疫；虱→斑疹伤寒。

d. 日常生活接触传播：病原体随同病人或携带者的排泄物或分泌物排出以后，污染周围的日常用品，如衣被、毛巾、玩具、食具等，在这些杂物上的病原体再通过人的手或其他方式传播到易感者的口鼻或皮肤上，而使之受染。

e. 医源性传播：医源性传播是由医务人员在检查、治疗和预防疾病时或实验操作过程中造成的传播。如输血员带有乙型肝炎表面抗原时，输血可传播乙型传染性肝炎。药物或疫苗注射时不换枕头，注射器亦可传播乙型传染性肝炎。

f. 母婴传播：包括胎盘传播、哺乳传播和产后母婴密切接触传播。母婴传播是艾滋病的重要传染途径。

C. 易感者传染病易感人群：指的是缺乏免疫力，在接触了传染源后容易发生传染病的人。例如：出生后6个月以上、未做预防接种的幼儿，很容易感染上许多传染病，这是因为在他们体内缺乏特异免疫力的缘故。

③托幼机构传染病预防：

A. 管理传染源：对于传染病患者和病原体携带者要实施管理，要求三早：早发现、早隔离、早治疗。集体托幼机构要落实晨间制度，及早发现患病儿童，采取积极措施。对于传染病的病原携带者进行管理与必要的治疗，比如办理健康证。对于传染病接触者，也必须进行医学观察、有效隔离、集体检疫，必要时进行免疫或药物预防。

B. 切断传播途径：根据传染病不同的传播途径，要采取不同的防疫措施。例如：肠道传染病要做好床边隔离，吐泻物消毒，加强饮食卫生及个人卫生，做好水源及粪便管理；呼吸道传染病，应开窗通风，使空气流通，进行空气消毒，个人戴口罩；虫媒传染病，应该有防虫设备，并采用药物杀虫、防虫、驱虫。同时在托幼机构要教会孩子们养成良好的卫生习惯，如不随地吐痰、注意手部清洁卫生等。

C. 保护易感者：提高人群抵抗力，保护易感者最佳的途径就是有重点、有计划地预防接种，提高人群特异性免疫力。除此之外，对于易感者还要注意均衡饮食，加强营养。同时加强户外活动以及体育锻炼，从而增强免疫力和抵抗力。

（3）运动伤害。婴幼儿运动伤害大多发生在户外游戏场所，因此良好的安全措施，能够减少意外事故发生的频率和严重性。看养者应该了解婴幼儿能力发展程度，为婴幼儿选择合适的游戏器材、建立游戏规则、监督游戏活动。运动场地是容易发生意外伤害的场所，因此要随时注意场地的大小、平坦性，大型户外活动器材是否有软底或软垫保护。对于托幼机构而言，运动安全的防范就更加重要了。首先，托幼机构应该对玩具、游戏设备进行定期检查。尤其是教室的门锁，破损的门窗、栏杆，磨损的楼梯，用电的情况，修缮工作以后的场地清理等，要随时发现随时修复。其次，当室内外购置新的器材和玩具时，托幼机构应慎重考虑活动及设备可能存在的危险性，制定和执行相应的安全计划。最后，不同活动区域、年龄段、活动内容和活动方式都应该有一套适合的、有针对性的活动安全规则。在制定规则时，应该考虑以下因素：年龄、人数、器材和设备、产地活动类型、监督看管的人数等。一般来说，年龄越小制定的规则就应该越细致；活动越激烈或者难度越大，制定的规则就越严格。需要注意的是，规则的制定不是最终目的，帮助孩子建立规则意识并遵守规则，保证运动安全才是终极目标。

三、31～36 个月幼儿的教育

（一）运动能力培养

1. 重点

创设条件激发幼儿进行单脚站、跳高跳远，玩球、骑滑板车等活动。发展幼儿综合运动能力；提供剪刀、镊子等小工具引导幼儿大胆使用，逐步掌握小工具使用的要领，发展幼儿手的灵活性及手眼协调。

2. 具体要求

（1）单脚站立练习。随着幼儿腿部力量及平衡能力增强，31～36 个月阶段的幼儿可进行单脚站立练习。从让幼儿扶着人或物抬起一只脚进行单脚站立开始练习，逐渐引导幼儿不依靠人和物将双手侧平举保持身体平稳，单脚站立几秒钟，通过比赛的形式鼓励幼儿不断延长单脚站立的时间，使幼儿逐步掌握控制身体平衡单脚支撑身体的运动技能。相应的活动有：扶物单脚站、走过梯子、跨过轮胎沼泽地、学仙鹤站立等。

（2）跳高、跳远练习。在幼儿能进行离地跳的基础上，31～36 个月阶段，可引导幼儿进行跳高、跳远的练习。通过提供 20cm 左右高度的平衡木，让幼儿练习站在平衡木上往下跳。当他们掌握了从高处往下跳的动作时，还可利用鞋盒盖、小垫子等让幼儿进行 20cm 左右距离的跳远练习。帮助幼儿逐步掌握起跳、落地的动作要领。增强腿部力量和控制身体的能力。相应的活动有：小鸭跳水、青蛙跳荷叶、跳进小圈、小兔采蘑菇、跳过小沟摘果果等。

（3）骑滑板车。骑滑板车是身体、腰、臂和腿的整体配合运动。在幼儿能灵活骑三轮童车基础上，31~36 个月阶段，看养者可训练幼儿学骑滑板车。应选择宽敞、地面平整没有陡坡的空地，从练习骑三轮的滑板车开始，逐步引导幼儿由慢及快练习，来掌握方向控制及刹车技巧，能肢体协调配合进行骑车运动，发展幼儿的运动视觉、平衡感、灵敏性和协调能力。相应的活动有：看哥哥姐姐骑滑板车、牵着幼儿骑滑板车、练习骑直线、幼儿自由骑车等。

（4）玩球活动。在前期玩球的基础上，31~36 个月阶段幼儿的玩球活动，又可增添有距离地投，用工具赶滚等一些新的内容，通过变换玩球花样，让幼儿进行走、跑、弯腰、转身等综合运动，提高玩球技能，增强幼儿体质。相应的活动有：用纸棍赶球回家、把球投过来、用力投球、3 米内的定方向滚球等。

（5）学用剪刀。在幼儿五指能独立分工与双手配合之后，31~36 个月阶段，看养者可开始训练幼儿学习使用剪刀。通过提供幼儿专用剪刀，教幼儿进行“一剪没”剪纸练习，逐步指导幼儿掌握用剪刀剪“一下直线”的动作要领，了解幼儿安全使用、取放剪刀的正确方法，进一步训练幼儿双手配合及手眼协调能力。相应的活动有：让剪刀张嘴巴、剪短线、暗线剪小票等。

（6）学用小工具。在幼儿能“两指对捏”取物的基础上，31~36 个月阶段，看养者可训练幼儿学着使用小工具来取物体的能力。如让幼儿用勺子舀玻璃珠、用镊子捏泡沫小球、用夹子夹画册等。通过提供一些常见小工具，指导幼儿使用，提高幼儿手的灵活性，发展幼儿思维的灵活性。相应的活动有：舀豆豆、捏小虫喂燕子、夹画册、捏棉球、舀豆豆喂瓶宝宝、用夹子找朋友等。

（7）玩拼板、积塑。拼板、小积塑是提升幼儿“两指对捏”抓握能力的经典玩具。随着幼儿智力的发展，31~36 个月阶段看养者可为幼儿提供拼板、积塑玩具，引导幼儿按图示范例来拼摆出一定物体、形状，练习“两指对捏”取放物体的精准度。相应的活动有：5 块板以内的动物拼图、万象积木、大号“雪花片”积塑等。

（8）学习做手指操。手指操是一种配合美妙的音乐、儿歌来发展幼儿小肌肉群的健身活动。31~36 个月阶段，随着幼儿五指的完全分化与独立，看养者可有意识地让幼儿学习做简单的手指操，通过镜面示范，结合图和音乐可以让幼儿边念儿歌边做相应的手指运动，促进幼儿五指的独立性及大脑、眼、手同时协调运动。相应的手指操有：手指变变变、五只小猴荡秋千、宝宝的小手真好看、手指碰碰头等。

3. 注意事项

（1）此阶段幼儿练习单脚站，应引导幼儿两脚交替练习，使双下肢力量均衡。

（2）此阶段的幼儿跳高、跳远练习，适宜在草坪或软的土地上进行，应注意创设活动情景综合练习，注意不要让幼儿过度练习跳跃。

（3）幼儿刚开始练习骑滑板车时一定要做好安全保护，应选择高矮适宜的三轮滑板车，练习时最好让幼儿穿过膝的裤子和适宜运动的鞋子。

（4）此阶段幼儿玩球一定要控制好活动量和时间，每次玩球时间应控制在15分钟左右。

（5）幼儿刚开始使用剪刀之前，看养者应先让幼儿掌握安全使用、取放剪刀的正确方法，并进行逐一的示范与练习。在剪纸的过程中应进行一对一的指导和帮助，循序渐进地提高幼儿剪纸的难度。

（6）幼儿开始使用工具时，应将工具的使用方法与良好的使用习惯同步训练。

（7）此阶段每天都应组织幼儿进行多次的大动作和精细动作的练习，并注意动静结合交替进行。

（二）语言能力培养

1. 重点

丰富对连词、量词、人称代词的理解记忆。鼓励幼儿大胆运用新词组成复杂的完整句进行表达与交流；引导他们感知不同语言的表述方式，促进幼儿良好表述与倾听习惯的养成。

2. 具体要求

（1）听说活动。31~36个月阶段，幼儿听说口语的能力已逐渐接近成人水平，能完全听懂成人所说的日常用语。对词性的掌握也越来越丰富，开始理解并记忆连词、量词及大量的代词。此阶段幼儿的听说活动应提高连词、量词、代词等不同词性新词汇出现的频率；让幼儿听大量带有定语、状语修饰的复杂句。引导幼儿安静地倾听来理解和记忆，掌握母语语句表述的秩序。相应的活动有：餐前食物介绍、去游乐场前讲要求、坐公交车上介绍沿途风景、听家人说每日见闻等。

（2）对话活动。31~36个月阶段，幼儿用语言说话和思考问题的能力越来越强。他们很乐意围绕某个“问题”与大人进行谈话，此阶段对话活动的重点是引导幼儿按照母语表述的秩序，模仿着运用“因为”“所以”“和”等连词及人称代词组成的复杂句子，回答“为什么”“是什么”等问题。培养幼儿有问必答的对话习惯。相应的活动有：你是怎样做的、关于“在哪里”的故事、幼儿集合时的谈话、说反义词、谈论昨天做过的事情等。

（3）阅读活动。31~36 个月幼儿能看懂有简单重复情节的多幅画面的图片、图书，能做到边看图书边听故事，还能进行阅读后的复述活动。此阶段看养者可为幼儿提供软皮类图书，训练他们进行先“整书粗读”后“逐页精读”的阅读活动，鼓励幼儿看页码数字、逐页观察每页画所表达的内容，学会找出前后画页之间相关联的信息，帮助幼儿提高阅读的技能。相应的活动有：根据问题找相关画页、看书讲故事、边听故事边翻书等。

（4）儿歌、故事欣赏。依据幼儿身心发展特点，31~36 个月阶段可选择生活技能练习的儿歌、简单的谜语、古诗及经典的带有重复情节的故事作为幼儿语言欣赏的内容，结合认知、生活自理训练及社会性培养等活动多途径地开展欣赏活动，为幼儿提供丰富的语言感知环境，让幼儿感受语言的不同表述方式。相应的活动有：动物谜语猜谜活动、锄禾、穿衣歌、穿鞋歌、小雨点、小蝌蚪找妈妈、谢谢小猴子等。

3. 注意事项

（1）此阶段开展听说活动，应注意抓住幼儿的有效注意力，通过眼神交流和身体接触等策略来培养幼儿倾听的习惯。

（2）对话活动应注意调动幼儿想说、敢说、主动说的愿望。鼓励幼儿恰当地运用词汇、多种句式完整表达。若幼儿表述不恰当，在鼓励的同时应及时帮助他们进行“更正性表述”。

（3）此阶段的阅读活动，应引导幼儿掌握按页码来有序翻书的方法。重点引导幼儿找出画页之间相关联的信息。

（4）此阶段应充分结合各种活动开展儿歌、故事欣赏，重在引发幼儿感知不同语言表述的多种方式，培养安静倾听的能力。

（三）认知能力培养

1. 重点

激发幼儿对生活环境的探究与关注兴趣，鼓励他们积极参与感知物体多种特征、用途，区别“1”和“许多”及 3 以内实物点数等活动；引导幼儿在感知的同时用语言进行完整的表述，促进幼儿认知能力的发展。

2. 具体要求

（1）认识 5~7 种颜色。随着幼儿视觉辨识清晰度的不断提高，31~36 个月阶段，幼儿已能准确地辨别红、黄、蓝、绿、黑、白等多种颜色，并且能辨识红、蓝、绿等同色的深浅度。此阶段看养者应充分结合幼儿认知能力的培养，教幼儿认识物体的各种颜色，通过多种物体颜色的对比，重点引导幼儿区别同色物体颜色的不同深浅，并用完整的语句表述。如，国旗——大红、桃花——粉红；树冠——深绿、小草——浅绿等，从区别物体的多种颜色入手，结合美工等活动让幼儿区别巩固，发展幼儿的观察力。相应的活动有：指认彩虹的颜色、颜色变变变、按要求找颜色、找出相同的颜色、玩彩虹伞等。

（2）认识物体多种图形。在幼儿能正确辨别三角形、圆形和方形物体的基础上。31~36 个月阶段，可引导幼儿认识心形、椭圆等多种形状。结合具体物体的形状认知，帮助幼儿更准确地感知物体的特征。相应的活动有：指认心形椭圆形、按要求找形状、玩图形匹配盒、猜图形等。

（3）比较物体厚薄。在前期感知物体不同长、短之后，31~36 个月阶段，养看者可结合具体物体的认知引导幼儿感知厚、薄，通过比较不同物体，让幼儿区别厚薄、长短所指代的不同物体量。能恰当使用长短、厚薄词汇组成语句表述。相应的活动有：说相反词、指认不同厚薄的物体、找出厚厚的书来、哪条裤子长等。

（4）感知物体的里外位置。在感知物体上下、远近位置之后，31~36 个月阶段，可引导幼儿感知物体的里外位置。结合幼儿认知、运动活动，来感知理解里、外位置。如，把球放进框子里面、把椅子放在筐子的外面等。通过躲猫猫、听指令取放物体等活动，让幼儿区别判断物体的上下、里外位置。相应的活动有：说说你躲在哪、找小猫、玩具放在哪儿、听指令走远近、所有关于物体位置的反义词等。

（5）区别“1”和“许多”的物体。让幼儿区别“1”和“许多”是在不教给幼儿集合术语的前提下，让幼儿感知集合及其元素，对什么是集合和元素有一个感性认识，它是让幼儿正确区别物体量的多、少、一样多的前提与基础，也是帮助幼儿建立数概念的重要训练内容。31~36 个月阶段，看养者应将引导幼儿感知物体的“1”和“许多”作为此阶段数学活动的主要内容。通过游戏活动，结合具体实物，让幼儿多种感官参与来区别“1”和“许多”。相应的活动有：认识“1”和“许多”、找出“1”和“许多”的物体、区别“1”和“许多”等。

（6）练习手口一致点数 3 以内的实物。幼儿能进行手口一致地点数实物并说出总数，才标志着幼儿数概念的初步建立。31~36 个阶段，在幼儿能进行唱数 1~10 的基础上，看养者可以让幼儿进行 3 以内实物的点数活动。充分结合幼儿生活活动，提供常见的实物，引导幼儿按“数一下、拿一个”的取放物体方式，训练幼儿做到口头数数和实物点数的一致。当幼儿能逐一进行实物点数后，再引导幼儿说出总数，帮助幼儿逐步建立数概念。相应的活动有：数一数皮球有几个、我家有几口人、按数字喂动物实物、给客人分礼物等。

（7）按物体的用途分类。随着幼儿认知能力的发展，31~36 个阶段，可引导幼儿在认识物体用途的基础上，按用途对物体进行分类，以此帮助幼儿建立相同类别的概念。相应的活动有：找出能吃的东西来、宝宝的玩具有哪些、找出自己的鞋子等。

（8）感知小工具的作用。31～36个月阶段，在幼儿用手练习使用工具的基础上，还可结合日常生活让幼儿认识生活中常见的小工具，如：削皮器、打气筒、开瓶器、开壳器等。通过有意识地引导幼儿观察成人在日常生活中如何使用工具的场景，让幼儿在认识每种小工具的不同功能时，能够了解工具能帮助人们做事情的作用，帮助幼儿积累生活经验，促进幼儿创造性思维的培养。相应的活动有：神奇的削皮器、能给气球充气的打气筒、这些工具叫什么名字、小工具大作用等。

3. 注意事项

（1）此阶段让幼儿感知物体的颜色、图形、空间位置及量的不同等，均应充分结合具体实物，采用比较观察法，来引导幼儿进行整体性感知，并注意引导幼儿将自己的感知用完整的语言进行表述。

（2）培养幼儿初步数概念活动一定要结合生活活动来进行，充分结合实物让幼儿在操作活动中亲身感知。

（3）此阶段按用途进行物体分类，适宜让幼儿听指令从提供的物体中找同一类用途的物体。

（4）此阶段的认识内容，应根据幼儿实际情况适时调整每一次的教育目标，进行循序渐进的实施。

（四）生活能力培养

1. 重点

引导幼儿进行自主穿简单的衣裤、取水喝等生活自理活动，鼓励幼儿按要求正确地刷牙、分餐具。巩固幼儿已掌握的生活技能，培养幼儿生活的独立性和自主性。

2. 具体要求

（1）学习正确地刷牙。随着幼儿乳牙的全部长出，31～36个月就应训练幼儿学习正确地刷牙。此时看养者应从幼儿的生活经验出发，通过听故事、欣赏儿歌和阅读绘本等活动，让幼儿了解不刷牙的后果，引发幼儿积极主动刷牙的兴趣，再结合具体的示范与指导帮助幼儿记住刷牙的几个步骤，学习刷牙的具体方法。相应的活动有：不爱刷牙的小熊、早晚要刷牙、刷牙歌、宝宝的小白牙等。

（2）学习独立取水喝。随着幼儿动手能力越来越精准，31～36个月阶段，看养者可放手让幼儿自主独立，完成自己拿杯、将杯口接水后，关上龙头然后自己拿杯取水喝。通过提供带有水龙头的保温桶盛装饮水便于幼儿自主取水，逐步引导幼儿做到按需饮水、按量取水，培养幼儿良好的饮水习惯。相应的活动有：自己接水喝、将水杯里的水喝完等。

（3）学习穿简单的衣裤。在幼儿练习脱简单衣裤的基础上，31～36个月阶段，应着手训练幼儿穿简单衣裤的技能。从学习穿裤子入手逐步训练，结合示范、儿歌等耐心指导幼儿逐步掌握穿裤子和开衫的正确方法。相应的活动有：看哥哥姐姐穿衣裤、学着穿裤子、这样穿衣服、听着儿歌来穿衣、起床自己把衣穿等。

（4）学习发餐具。随着幼儿自主就餐意识的增强，31~36 个月阶段，可结合数概念培养让幼儿学习按要求分餐具。指导幼儿按就餐人数将餐具用重叠、并置等方法进行一一对应的摆放，协助大人做好餐前准备。相应的活动有：分类放餐具、这样摆餐具等。

3. 注意事项

（1）此阶段幼儿生活自理能力的培养，除了运用示范、讲解、练习等多种方法外，应充分发挥环境的教育作用，可将上述自理内容练习的步骤进行分解，用图片的形式展示出来，以便幼儿直观地模仿练习。

（2）幼儿刷牙应提供专用的儿童牙刷和牙膏。

（3）此阶段训练幼儿独自取水喝应做好相应的安全防护措施。应注意给幼儿提供温度适宜的足量白开水。

（五）情绪与社会性培养

1. 重点

鼓励幼儿主动适应环境，与人礼貌交往，表达自己的情感；引导他们耐心遵守游戏规则，友好参与和自己的性别相吻合的活动；为幼儿提供良好的行为示范，不断提高幼儿辨别日常是非行为的能力。

2. 具体要求

（1）情感培养。在幼儿经过了心理发展“第一反抗期”后，31~36 个月阶段，看养者可将引导幼儿辨别日常行为的好与坏、学会控制和表达自己的情绪，作为此阶段幼儿情感培养的重点内容。通过故事、儿歌、情景表演等方式，让幼儿辨析行为的好与坏，鼓励幼儿表达自己的情感，控制好自己的情感，做一个不惹大人生气的宝宝。如，在商店看到自己想要的玩具，要听从妈妈的建议；遵守作息时间，晚上按时洗漱、睡觉，不打闹等。相应的活动有：我的好妈妈、在家不吵闹、我是乖宝宝、给爷爷奶奶打电话等。

（2）自我意识。随着幼儿性别意识的增强，31~36 个月阶段，看养者应将引导幼儿了解自己的性别特征，积极参与和性别吻合的活动，作为此阶段幼儿自我意识培养的重点内容。通过提供与性别相吻合的玩具，如布娃娃、小汽车等，鼓励幼儿按照性别合理地选择玩具玩。引导幼儿产生与性别相匹配的意识行为，如，男孩不穿裙子，女孩不站着拉尿、光胳膊等。相应的活动有：说说我的性别、我能穿什么衣服、说说我最心爱的玩具等。

（3）规则意识。31~36 个月阶段幼儿规则意识培养的主要内容是引导幼儿理解和遵守简单的社会规则，如，排队玩滑滑梯，看红绿灯过马路、垃圾扔到垃圾桶、伙伴睡觉不吵闹等。通过具体活动中的行为辨析和具体的指导，结合儿歌故事欣赏来帮助幼儿逐渐理解和遵守规则，积极地促进幼儿体验遵守规则后被人称赞的自豪感和愉悦感。相应的活动有：踩着脚印上楼梯、不推不挤玩滑梯、垃圾不乱扔、我的小鼓响咚咚、等汽车等。

（4）交往意识。31~36 个月阶段，幼儿在与伙伴的交往中，不仅能玩在一起，而且产生了分享的意识。此阶段看养者应在鼓励幼儿主动交往的同时，重点引导幼儿进行玩具、食物的分享，以此促进伙伴间良好情感的表达，提高交往的技能。相应的活动有：好朋友一起分享、一起尝味道、我们一起玩皮球、我来发礼物等。

（5）环境适应。31~36 个月阶段，看养者可将引导幼儿适应生活环境及季节变化作为环境适应的重点内容。通过引导幼儿认识四季的环境变化，让他们了解不同季节中人们的生活活动，在大人的帮助下穿戴好相应的服饰，积极参与相应活动。如，春天看花开、夏天游泳、秋天摘果子、冬天堆雪人等。通过幼儿亲身体验了解季节的变化，提高幼儿适应自然环境变化的能力。相应的活动有：放风筝、在树荫下乘凉、夏天游泳乐、摘橘子、一起堆雪人等。

3. 注意事项

（1）此阶段幼儿情感培养，施教者应结合具体实例调动幼儿爱的情感释放，并积极地引导幼儿用语言来表达情感。

（2）此阶段幼儿自我意识的培养重在引导幼儿分清自己的性别，玩与性别相吻合的玩具及游戏，看养者应为幼儿提供良好的榜样示范。

（3）此阶段规则意识的培养，应充分与游戏结合，对幼儿在遵守规则中的不良行为一定要予以积极引导，做到防微杜渐。

（4）此阶段幼儿情绪与社会性内容的培养可同时实施，并应根据幼儿实际情况适时进行调整。

（六）艺术能力培养

1. 重点

感知音乐的节奏和旋律，能跟音乐完整地唱歌词、打节奏、跳舞；能感知不同色彩进行定位的组图涂鸦，参与多形式的美工活动；能积极大方地参与艺术活动，体验参与艺术活动的快乐。

2. 具体要求

（1）音乐。

在前期幼儿音乐节奏感训练的基础上，31~36 个月阶段，重点引导幼儿学习按音乐旋律完整唱儿歌，并进行有节奏地敲打乐器活动。培养幼儿的韵律感和音乐的表现力。相应的活动有：律动：猪八戒吃西瓜、摘果子、手指变变变；节奏：叮咚响、小铃碰一碰；歌表演：我的好妈妈、两只老虎、哈巴狗、我爱我的小动物；舞蹈：泡泡飞上天等。

（2）美术。

①涂鸦：31~36 个月阶段，幼儿能进行简单的图形组合，也会认识很多的颜色。此阶段适宜开展多色彩的定位组合涂鸦活动。重点引导幼儿在指定位置，大胆地用线条和色块组合成简单的物体形状表现事物的特征。相应的活动有：汽车滚画——彩虹马路、拓印画——水果屋、快乐的小鱼，涂色——彩虹伞、西瓜，棉签点画——柳树发芽、一串红，添画——小狗的家、大树小树等。

②美工：31~36 个月阶段，随着幼儿剪刀及小工具的学习使用，适合本阶段的美工活动形式增添了剪贴、剪纸、折纸粘贴等手工表现形式。重点引导幼儿按要求有序地进行美工材料操作，积极完成组合美工作品，体验作品的色彩与图形美。相应的活动有：折纸粘贴——小兔吃萝卜，剪纸——面条、小雨点，剪贴——带花点的太阳帽、爸爸的领带，粘贴——灯笼。

3. 注意事项

（1）此阶段音乐活动增加舞蹈韵律活动，应注意动作的夸张性，重点激发幼儿随音乐大胆做动作的意愿。

（2）选择音域在小字组的 a——小字一组的 g、歌词四句以上的中外经典的歌曲让幼儿学唱。

（3）手工活动增加了使用剪刀折纸的活动，应注意剪刀使用常规的培养。

（4）此阶段幼儿的折纸活动，可用布来代替纸张进行折的练习。

（5）此阶段适宜开展小组形式的活动。活动结束后，应将幼儿的作品展示出来，并引导幼儿学习欣赏和评价。

资源链接

1. 常见传染病传染源、传播途径及隔离预防（详见附录 1）
2. 适宜 31~36 个月阶段的儿歌、谜语推荐。

穿衣歌

小宝宝、学穿衣、两手伸进衣袖里；

扣子穿进小扣眼，一个一个坐整齐；
拉拉衣襟和袖子，再把领子理一理。

洗澡歌

小宝宝、洗洗澡、冲冲头来冲冲脚；
搓搓肥皂起泡泡，洗出一个香宝宝。

穿鞋歌

拿起这个鞋宝宝，找到那个鞋宝宝，
小脑袋靠一靠，小脚丫钻进去，
鞋儿弯弯往里靠，两边搭扣要扣好。

脱鞋歌

脱下这个鞋宝宝、脱下那个鞋宝宝；
小脑袋靠一靠，放在一起摆摆好。

红绿灯

哥哥走，我也走，我和哥哥手拉手；
手拉手，慢慢走，一起走到马路口；
看见红灯停一停，看见绿灯开步走。

迎春花

迎春花，开黄花，朵朵张开像喇叭，嘀嘀哒，嘀嘀哒，告诉我们春天来了！

谜语

脸皮厚，肚里空，打他三棍子，它叫痛痛痛。（鼓）
一座桥，地上架，爬着上，滑着下。（滑梯）
方方一块糕，洗洗吹泡泡，越洗越变小，洗完不见了。（香皂）
像鸟不是鸟，比鸟飞得高，飞起轰隆隆、不飞静悄悄。（飞机）

3. 如何引导幼儿学会使用剪刀？

幼儿学习使用剪刀不仅可以让手部小肌肉灵活地发展，更能训练良好的手眼协调性，同时还能够认识形状，增加方位感，对于兴趣爱好、自信心等的培养都有一定的帮助。此外还有助于锻炼他的专注力和耐心。

幼儿练习使用剪刀一般分以下步骤：

（1）先教幼儿将拇指和中指穿入剪刀两个小洞内，向幼儿示范推剪刀片使两片贴紧才能将纸剪开，然后让他们空手练习开合剪刀。

（2）成人先在纸上画直线、曲线，然后为幼儿剪开个小口，让他们继续按线剪下去。先学会剪纸条。

（3）当幼儿能按线剪后，让他们练习剪图形。激发他们的兴趣，提高技巧。

（4）引导宝宝把剪下的图形贴在图画纸上。

注意事项：

（1）用塑料套把剪刀套上并收好，不要让宝宝轻易拿到。

（2）宝宝用剪刀是要由成人监护，防止宝宝碰伤自己或伤及他人。

（3）宝宝身体控制能力不强时，不要提早训练精细动作。

4. 如何为 31~36 个月幼儿选择适宜玩具？

31~36 个月的幼儿已经可以学习语言和音乐了。因此，需要自己装配的玩具，简单的卡片游戏和大型拼图、乐器等类型的玩具较适合这个时期的宝宝。

5. 2~3 岁婴幼儿能力发展表现

月龄	正常表现 （多数宝宝都能做到）	突出表现 （半数宝宝做得到）	超常表现 （少数宝宝才能做到）
25	能用四块积木搭成塔 会扔球	可自己穿 T 恤衫 会自己刷牙	直接叫他朋友的名字 会洗手、擦手
26	能指明身体上多个部位 能用四块积木搭着玩	能在他人帮助下刷牙 大部分语言变清晰	语言完全清晰 能画竖线
27	能指明一种颜色 能说两三个词的短句	能用八块积木搭成塔 能用前置词，如在、里、上	白天时自己会上厕所 能转动（摆动）拇指
28	大部分语言变清晰 会穿衣服 能跳起（离地）	能用好几块积木搭成塔 语言完全清晰	能画竖线 能用单脚站立
29	能在他人帮助下刷牙 会洗手、擦手	语言完全清晰 能用单脚站立	可自己穿 T 恤衫 能指明一种颜色
30	能在他人帮助下刷牙 会洗手、擦手	能画竖线 能用单脚站立	可自己穿 T 恤衫 能说出一个朋友的名字

续表

月龄	正常表现（多数宝宝都能做到）	突出表现（半数宝宝做得到）	超常表现（少数宝宝才能做到）
31	能用四块积木搭成塔 至少能指明六个身体部位	可自己穿 T 恤衫 能用单脚站立一秒钟	直接叫他朋友的名字 会洗手、擦手
32	用四块积木搭成塔 能指明六个身体部位 会扔球	可自己穿 T 恤衫 能单脚站立一秒钟 会自己刷牙	直接叫朋友的名字 会洗手、擦手 能用两个形容词
33	能指明一种颜色 能说短句 能命名四个图片	用八块积木搭成塔 能用前置词 语言完全清晰	白天自己会上厕所 能转动拇指 会表达多种情感
34	能指明一种颜色 能说短句 能命名四个图片	用八块积木搭成塔 能用前置词 语言完全清晰	白天自己会上厕所 能转动拇指 会表达多种情感
35	能说物品的用途 句子中有四到五个词 能命名动作	单脚站立三秒钟 能完成两到三项要求 能区别父母	能用单脚跳 能画圆 能自己穿好衣服
36	能说物品的用途 句子中有四到五个词 能命名动作	单脚站立三秒钟 能完成两到三项要求 能区别父母	能用单脚跳 能画圆 能自己穿好衣服

思考与练习

1. 了解 31~36 个月龄段幼儿的关键事件和幼儿身心发展特点。

2. 作为幼儿园老师，你将如何向家长提供帮助孩子适应幼儿园的有效建议？

3. 如何做好托幼机构传染的预防工作？

4. 31~36 个月幼儿运动能力培养的要点与内容有哪些？请结合美术活动来设计一个幼儿练习使用剪刀的教育活动方案并演练。

5. 31~36 个月阶段幼儿认知、语言发展有何新变化？请结合实际设计一个让幼儿进行整体性的学习保教活动？

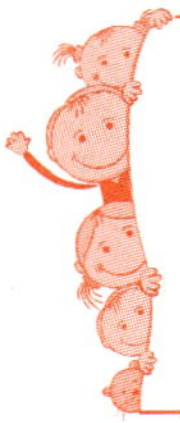

共 育 篇

第七章 0~3岁婴幼儿教育的组织与实施

本章导读：自从有人类以来，便有了早教活动形式的存在，早教最初的表现形式是家庭个别散养，这种主要模式在整个古代社会处于主导地位。近代，随着大工业时代的发展，妇女必须走出家庭，这种社会现状推动了幼儿园的产生，早教出现了托幼机构的集体教养模式。随着现代教育发展的需要，出现了亲子示范教育活动的模式，这种模式正日益引起世界各国的广泛重视与提倡。

第一节 0~3岁婴幼儿教育的内容、特点与方法

0~3岁婴幼儿教育简称为早教。经过多年的争议，目前较一致的观点是：早教指成人有目的、有计划、系统地给0~3岁儿童的感官以丰富的刺激，对他们的认知、情感和行为进行培养，促进他们在生理、心理和社会适应方面的发展，为其多元智能的发展和健康人格的建立打下良好基础的一切教育行为。此外，早教还用于训练发展偏离正常或可能偏离正常的6岁以下的儿童，特别是3岁以下的婴幼儿（又称早期干预），通过采取一系列的措施，促使这些儿童的智力有所提高，或赶上正常儿童的水平。

一、0~3 岁婴幼儿教育表现形式与价值体现

（一）0~3 岁婴幼儿教育表现形式

我国《三岁前小儿教养大纲（草案）》教养原则中提出：在婴儿的每一项生活内容中都有保健和教育两重任务。基于 0~3 岁婴幼儿身心发展的特点和规律，对他们的教育必须与培养密切配合起来，这种特殊的教育形式即称为教养结合，这种教育的方式是在对婴幼儿的生活照料、护理和潜移默化的过程中完成的，教育的目的在于从小培养婴幼儿在体、智、德、美各方面的全面发展，为造就体魄健壮、智力发达、品德优良的未来公民打下良好的基础。

（二）教育对 0~3 岁婴幼儿发展的价值体现

婴幼儿大脑优先于身体发育的特征显现出这一时期具备了接受早期教育的生理基础，而大脑、言语、感觉及自我意识形成等发展的关键期的出现，则为婴幼儿实施教育提供了广阔的空间，早期教育对婴幼儿发展的价值体现在以下两个方面：

1. 对婴幼儿成长具有导向作用

研究表明：0~3 岁的婴幼儿不仅能够适应环境的要求，而且还可以向外界环境提出自己的要求，遇到问题时能主动去探索寻找解决问题的方法。这说明婴幼儿从出生起就需要教育，也能够接受教育，良好的教育能促进婴幼儿身心的健康发展。

婴幼儿智力发展水平是依赖其生长环境因素的，创设和提供与婴幼儿成长同步环境和条件，及时抓住大脑敏感期接受外界的刺激，是直接决定婴幼儿智力发展水平状况的要素，而接受教育的时间和程度是决定婴幼儿个体差异的主要原因。

教育的职能是帮助婴幼儿发展强健的体魄、健康的心理和健全的人格，把激发人的兴趣和培养良好的行为习惯作为重点，为人的终身发展奠定良好基础。按照国际 21 世纪委员会的观点，判断最初的教育是否成功的基本标准，是看它是否“提供了有助于终身继续学习的动力和基础”。大量的实验研究均证明：每一个婴幼儿，如果得到适时的科学教育，都可以成为不凡的人，早期教育是高回报“投资”，为人的一生发展在教育上起到重要的导向作用。早期教育的目的是让婴幼儿在快乐中学习、在快乐中体验、在快乐中生活、在快乐中成长。而这种快乐生活与体验影响着他们的一生。

2. 有利于全民素质提高和社会和谐发展

研究表明，对婴幼儿实施科学早期教育不仅有利于其个性发展，使个体人都能在社会中找到被需要的存在价值，而且能有效地提高义务教育效益，减少和消除社会贫困

(包括物质贫困与精神贫困) 现象，促进社会的稳定与和谐发展。

我国是人口大国，有着近亿数量的 0~3 岁婴幼儿，对他们实施科学的早教，对提高整个中华民族的素质，抢占人才培养的制高点，促进国家经济和社会的持续发展，实现中华民族伟大复兴的“中国梦”均具有重要的战略意义。

二、0~3 岁婴幼儿教育的特点和内容

(一) 0~3 岁婴幼儿教育的特点

1. 通过感官来进行学习

在 3 岁以前，婴幼儿是没有抽象思考和逻辑思维能力的，他们主要是通过感官和肢体运动来探索事物进行学习的，即通过味觉、嗅觉、视觉、听觉和触觉等途径来观察和判断事物，利用感官直接接触来获得基本经验，形成概念，并以此来作为想象、思考和创造的基础。为此，婴幼儿的教育应该做到自然化、生活化。教育的重点应是发展婴幼儿的感觉和运动技能，以不干涉的态度尽量让婴幼儿自己去看、去听、去摸、去操作来获得实际经验体验。

2. 主动与环境互动进行学习

婴幼儿用眼、耳主动地听别人说话和接触各种复杂的声音，通过多次的接触，逐渐学会了分辨不同的声音；学说话时从大人的腔调、表情和动作中来了解语言，并尝试和练习说话的技巧，这些活动完全是在成人无意识的状态下，婴幼儿主动与周围环境互动的结果。通过主动性学习来习得经验、发展智能，从而逐渐适应社会生活的。

3. 注意力不集中的“储备式”学习

婴幼儿大脑发育不成熟，注意力专注的时间很短暂，因此在看书、做事等学习上时常表现为左顾右盼、难以专注，看书、看图片等是一晃而过，接受信息在瞬间完成。

婴幼儿处在各种生理机能迅速发展的时期，身体各项机能发育不够完善，导致他们在接受教育时，不能像成人一样“立竿见影”地将学习的效果反馈出来，时常表现为“对牛弹琴”。但这不代表婴幼儿就没有学习，他们会把接受的教育信息储备着，在某一个时机突然地显现反馈，这就是婴幼儿“储备式学习”特征的重要表现，这种储备来自婴幼儿生活环境中曾经获得的刺激，储备在他们大脑中，由于当时还不具备反应出来的生理机制而无法表现出来，经过了若干时间后的机制成熟，他们会在突然间引发而显现。针对这一特点，在实施早期教养中，早教人员应关注婴幼儿在活动过程中的感悟和体验，而不是将目光仅仅停留在活动的结果上，并要时刻注意自己的言行举止，时时处处做婴幼儿模仿的榜样，让他们储备更多有益的经验。

4. 需要反复教育的学习

与其他阶段的教育不同，婴幼儿对已有的但并不熟悉的经验有一种本能的迷恋。为了满足婴幼儿对活动和材料的迷恋，让婴幼儿进行适当的重复学习对婴幼儿发展是很有价值的。

婴幼儿潜意识的学习是通过大量看书、画画、图片、文字来完成的，如阅读、听歌曲等活动都要有规律地进行，要逐步培养婴幼儿的良好习惯。如果每天在同一时间做同样一件事，反复训练会帮助婴幼儿建立良好的神经通路，大脑会配合这种规律进行自动调适，婴幼儿也会把不间断地学习作为一种乐趣。

（二）0~3 岁婴幼儿教育内容及实施要求

婴幼儿教育内容主要包括动作技能、口语表达、认知能力、社会行为和情感培养、人格发展和艺术感受能力等几个方面。各领域应均衡发展，如果特别关注或忽视某一个领域，都不利于婴幼儿的健康成长。

1. 动作技能发展

动作发展是婴幼儿机体生长发育的重要标志，也是生存和发展不可缺少的基本能力，婴幼儿有强烈的运动欲望。

身体动作为主的活动，能够带动肌肉运动，促进机体新陈代谢和各个器官的正常发育，神经系统也会传递各个感官所接受的信息，有利于增强婴幼儿体质，提高健康水平。手眼协调的动作训练是帮助 0~3 岁婴幼儿发现问题和解决问题的主要方式，也是开发智力、促进心理发展的有效手段。运动为主的教育活动可以使婴幼儿有选择多种角色的机会，接触更多的人际关系，有利于婴幼儿的身心发展。因此早教人员要根据婴幼儿的身心特点、健康水平、季节特征和身体条件，有针对性地科学选择运动内容，合理安排运动量，注意做到安全运动、循序渐进、区别对待、动静兼顾。

2. 口语表达能力

语言是传递和表达情感的工具，它是一种特有的社会现象，是婴幼儿思维的外在表现。婴幼儿语言能力是在实际社会生活中，在交流和运用的过程中发展起来的。

营造便于婴幼儿语言习得的环境，给婴幼儿提供丰富的语言刺激，鼓励婴幼儿在日常生活中大胆运用语言表述与交流，是婴幼儿学习语言的主要方式。通过开展一系列听说活动、讲述活动和阅读活动，促使婴幼儿在不知不觉中学习新的词汇，掌握口语表述方式，并鼓励他们大胆运用与表达。

为此，早教人员要特别注重在一日生活中与婴幼儿进行的听说活动，坚持用正确的口语与婴幼儿进行面对面的交谈，并注意通过多种活动，拓展婴幼儿的生活经验，丰富语言的内容，增强理解和表达能力。

3. 认知能力

婴幼儿时期的认知能力是所有能力、情感、行为习惯获得与发展的基础，也是今后学习求知的基础。婴幼儿出生时就有探索周边世界的强烈动机，且认知能力的发展有其自身发展的规律。例如，在玩玩具的过程中，婴儿不仅要了解玩具本身的特征（颜色、形状、大小、质地等），还要获得操作玩具的经验。为此，在发展婴幼儿认知能力的过程中，早教人员要善于激发和保护婴幼儿对周围事物的好奇心和求知欲，注重婴幼儿的求知过程，尤其要注重婴幼儿在认知活动中自主发现、自由探索、自行解决问题等多种学习品质的培养。

4. 情感与社会性行为

0~3 岁阶段的情感与社会性行为的培养，主要是引导婴幼儿如何在群体中与别人相处，培养他们健康而稳定的情绪。3 岁之前是社会行为和个人情感培养的最佳时期。良好的教育能够帮助婴儿建立自我意识，获得各种生活技巧；能够培养婴幼儿社会交往能力，建立良好的人际关系；能够发展婴幼儿的健康情绪，鼓励婴幼儿主动探索事物；还能够孕育婴幼儿的道德情操和美感，为塑造良好的人格奠定基础。

0~3 岁阶段，婴幼儿情感与社会性行为表现为情绪不稳定，对语言的理解能力差、与同伴交往能力弱等特点。为此，早教人员应将教育的重点放在拓展婴幼儿生活范围，提高他们语言理解能力等方面。为婴幼儿提供与同伴交往的机会，理解他们的情绪变化，尽量让他们在愉快的情绪中获得更多的体验，以促进婴幼儿社会性经验的积累，培养他们的自主意识、爱心、信任感及活泼开朗的性格。

5. 艺术感受能力

婴幼儿的认知具有直觉行动、具体形象的特点。情绪情感具有易感性、易转移的特点，艺术的存在和表现形式非常符合婴儿的认知和情绪情感的特点。如倾听优美的旋律，注视鲜艳的色彩和图像等，能有效地刺激婴幼儿对色彩、线条、节奏、旋律的敏感性，同时可以激发他们初始的想象力，使其获得自由表现的愉快体验。为此，早教人员要为婴幼儿创造一些富有艺术氛围的环境，培养婴幼儿对艺术的关注和兴趣，以此来发展他们的节奏感、乐感和初步的艺术审美情趣。

三、0~3 岁婴幼儿教育的原则和方法

（一）0~3 岁婴幼儿教育的原则

1. 尊重婴幼儿发展权利的原则

婴幼儿是社会的基本成员。婴幼儿教育必须遵循《儿童权利公约》《未成年人保护

法》《教育法》等法律、法规，切实履行法律所赋予他们的合法权利。无论每一位婴幼儿身心发展是否健全，在教育上都应该获得尊重并平等对待。没有对婴幼儿的尊重就谈不上真正的教育。因此，早教人员要尊重婴幼儿发展的权利，应体现在尊重婴幼儿的人格，尊重他们活动的兴趣和自主选择活动的权利等多方面。

2. 促进婴儿全面和谐发展的原则

多元智能理论的提出，揭示了每一种智能都是以大脑的生理机制为依据的，每个人身上表现出不同智能的组合，显示了人类能力的多样性。科学的教育必须符合婴幼儿身心发展的规律和学习特点，在本质上应当是为人的终身发展奠定良好基础的素质教育，是促进婴幼儿体、智、德、美各方面健康和谐发展的教育。为此，高质量的早教要适合婴幼儿的年龄特征，尊重婴幼儿的发展差异，早教人员应设法为婴儿的全面发展创造出合理的空间和环境。

3. 以情感体验为主的原则

婴幼儿的情绪是他们生理需要的“显示器”。要密切关注他们的情绪变化与反应，使之处于最佳的生理状态。婴儿通过成人的情绪、声调、姿态和表情来辨别是非和对错，成人通过观察婴幼儿的各种反应去引导他们的情绪和行为，做到以情“治”情。如通过拥抱、微笑等动作减少婴幼儿的负面情绪，让婴幼儿在愉快的交往过程中体验教育的快乐。为此，早教人员应注意创设婴幼儿情感体验与社会性发展的机会与情境，让婴幼儿在生活过程中获得“酸甜苦辣”等多种情感体验，并逐步增强婴幼儿适应社会生活环境变化的能力，促进他们乐观、自信和坚强性格的养成。

4. 保教并重的教养原则

保教并重的教养方式是婴幼儿教育的基本原则。两者是互为前提和基础，辩证统一的关系。

婴儿从出生起，就拥有一种以积极、能动的方式主动从环境中学习各种事物的能力。婴幼儿的教育蕴含在养育的过程之中，培养良好的性格和生活习惯是早期教育的重要任务之一。为此，早教人员应将激发婴幼儿对周围环境的兴趣，培养良好的生活卫生习惯，遵守一定的活动规则和与同伴友好交往等教育内容有机地融入婴幼儿一日生活之中，使早教工作生活化、无痕化。

5. 关注个体差异、实施多样化教育的原则

婴幼儿个体存在着差异性，0~3 岁婴幼儿个体差异性呈现年龄越小差异越大的特点，早期教育是以尊重婴幼儿的个体差异、促进婴幼儿个性化发展为前提的个别化教育。因此，0~3 岁的婴幼儿早教，切忌从预先设立的目标出发，进行“一刀切”或“拔苗助长”。

教育的多样性体现在根据婴幼儿的发展需要来确定教育目标，根据每个人的兴趣来

确定活动内容。让婴幼儿置于多种活动之中，通过与周围环境中的人和物的交互作用获得认知和发展，通过在各种活动中接触事物和现象来获得体验，并观察、发现和思考问题，逐步积累知识和社会经验。为此，早教人员在设计、组织与实施早教活动中应做到：创设丰富而适宜的教育环境，针对不同年龄阶段的婴幼儿，提供适宜的教、玩具，组织丰富多样的活动，满足他们多样性的需求，激发但不强迫婴幼儿学习知识与经验，从而培养良好的生活习惯。

（二）0~3 岁婴幼儿教育的方法

0~3 岁婴幼儿的教育在“亲爱儿童、满足需求、以养为主、教养融合，关注发育、顺应发展，因人而异、开启潜能”教养理念的指导下，主要采用创设环境、拓展生活范围、实施全面平衡的教育等方法来实施的，具体要求如下：

1. 创设安全、卫生、整洁有序的物质环境，培养婴幼儿的安全感和秩序感

要注意家具摆放的位置，使儿童远离刀、热水瓶、电器、药物等危险物品，保证阳台、门窗、栏杆等设施的牢固，以确保儿童的安全；提供温度适宜、空气流通、光线柔和的睡眠环境及方便、卫生、易消毒的生活设施和玩具，为儿童选购透气性强、宽松舒适的棉织衣物；给儿童留有足够的活动空间，提供数量充足的、满足多种感知需要的玩具和材料，以满足儿童的活动需要。

2. 营造温暖、尊重和支持的精神环境，培养良好的依恋感

家长、抚养人和学前教育工作者应以关爱、尊重和接纳的态度对待每一位婴幼儿，用适当方式与婴幼儿进行身体接触，满足儿童爱抚、亲近、搂抱等情感需求，培育良好的依恋感；坚持正面教育，积极主动地与婴幼儿交往，耐心倾听、努力理解儿童的想法与感受，支持、鼓励并及时赞许他们的大胆探索与表达；提供与成人、同伴积极交往的机会与条件，保证每日与同伴交流、共同游戏的时间，消除其怕生、退缩等心理，克服分离焦虑。

3. 创设良好的生活条件，培养婴幼儿良好的卫生习惯

提供适宜婴幼儿生长发育的卧具，保证充足的睡眠时间，逐渐帮助婴幼儿形成有规律的睡眠；提供干净卫生的便器，细心观察护理，教会婴幼儿主动表示大小便，逐步养成定时排便的习惯；设置婴幼儿“保健药箱”，及时处理突发的小事件。

4. 实施科学喂养，培养婴幼儿有节律的生活起居

提供新鲜优质、多样化的食物和卫生的餐具，确保婴幼儿饮食的安全；按月龄及时添加辅食及生长发育所需的营养补充剂，引导婴幼儿吃各种适宜的食物，注意个别差异；合理安排喂养时间，提供充足的奶量和水分，引导他们逐步适应各种食物，满足其生长发育的需要；合理安排饮食、睡眠、运动、游戏等各项活动的时间，培养婴幼儿良

好的作息规律。

5. 加强卫生保健，实施婴幼儿养成教育

保持婴幼儿仪表整洁，结合一日生活培养儿童漱口、洗手、剪指甲、洗头、洗澡、排便等良好的个人卫生习惯；维护环境的卫生，适时引导婴幼儿，不随地大小便，不随便吐痰，不乱扔废弃物等；按时体检和预防接种，了解儿童的生长发育状况和身体基本机能状况，帮助儿童提高对传染病的抵抗能力。

6. 制定全面平衡的教育计划，开发婴幼儿多种潜能

计划内容应包括婴幼儿生长发育、动作、语言、认知、情感及社会性发展等多方面，全面、平衡地安排实施，避免重身体而忽略心理，重认知而忽略动作、情感和社会性发展的倾向；实施中还应注意做到“心中有目标、眼中有孩子”因时、因势利导，适度开发潜能。

7. 实施多元评价，共促早教质量的提升

实施由教师、家长、教育管理人员参与，内容丰富、方式多样的多元评价，早教人员应从多维度全面了解婴幼儿的发展水平，反思教育过程中方法与手段运用的适宜性和有效性并适时调整与改进。及时与家长沟通、交流与反馈，以达成教育共识、形成教育合力，共促婴幼儿教育质量的提升。

思考与练习

1. 0~3岁婴幼儿早教的定义、表现形式是什么？

2. 早期教养活动对0~3岁婴幼儿发展的价值体现在哪些方面？

3. 了解0~3岁婴幼儿教育的特点、内容及实施要求，结合实际谈谈如何促进婴幼儿整体性的学习与发展？

4. 掌握0~3岁婴幼儿教育的原则、方法，结合实际谈谈如何创设适宜的教育环境？

第二节 0~3岁婴幼儿早期教育活动设计与组织实施

一、早教设计与实施的指导思想

如何开展早教活动一直是学前教育界关注的焦点，经过近二十年的实践与研讨，逐

渐形成共识，即：回归自然，遵循天性，认同差异，顺应 0~3 岁婴幼儿成长和心理发育的自然法则；关注 0~3 岁婴幼儿情绪情感、语言、动作、智能四大块的发展和成长环境的科学设计；建构有序的、整体的、可操作的活动。共识是我们开展早教活动的指导思想，它对如何设计与实施早教活动指明了方向。早教人员在贯彻早教活动设计与实施指导思想时应做到以下几点：

（一）突出婴幼儿教育主体

早教的最终目的是促进婴幼儿个体的健康发展，早教活动的设计与实施都应体现婴幼儿教育的主体地位，婴幼儿的主体地位体现在：他们是教育和评价对象，教育要关注和顺应主体的发展，做到四“多”四“少”，即“多满足，少要求；多关注，少教育；多自然，少刻意；多个别，少集体”。

（二）突出婴幼儿的年龄特征

年龄特征决定了婴幼儿教育方式的独特性。在设计与实施早教活动中，要把握婴幼儿年龄特征，顺应儿童的天性，以“短”“频”“快”的方式组织，让婴幼儿在参与中感知体验，在操作中自主探究。创设婴幼儿经验获得和发展潜能的机会。让他们在丰富、适宜的环境中自然发展，和谐发展，充实发展。

（三）强调生活化的学习

与生活内容同步的特殊早教形式，要求在设计与实施早教活动时应以婴幼儿一日生活为载体，以基本的生活经验积累为学习内容，以自然的生活学习为主要方式。通过“吃”“喝”“拉”“撒”“睡”和“玩”等生活活动来实现婴幼儿的“开心”“开口”“开窍”！

二、早教活动设计与实施的原则

早教活动设计是教养者为促进婴幼儿的身心健康发展而有计划、有目的开展的一项创造性工作。作为整个教育活动的一部分，应和其他教育活动设计一样，为了促进早教人员科学、有效、规范地设计与实施早教活动，我们在设计早教活动时应遵循以下原则：

（一）保教结合、相互渗透原则

婴幼儿的早教活动伴随他们的一日生活，不能孤立地实施教育活动。应保中施教，教中重保，保教不分家，教养合一，自然渗透。保教结合是早教活动设计的最基本原则。

（二）适应性与发展性相结合原则

早教活动内容的选择和目标的制定应符合婴幼儿的年龄特征、认知水平和已有生活经验，同时还应有助于他们当前及今后的发展，即符合婴幼儿“最近发展区”的水平。

（三）全面性原则

早教活动内容的选择范围应包括婴幼儿身心发展的各个方面。语言、动作发展两方面是重点，但不是全部。同时还应有认知、情感、艺术、社会性等各方面的内容，并注重各领域教育的整合。

（四）活动性原则

早教活动设计与实施，应充分尊重婴幼儿的认知特点，以调动婴幼儿的各种感官，用身体参与活动的方式来组织教育活动，让婴幼儿在活动中感知和体验以建构生活经验，实现在“玩中学”的目标。

（五）操作性原则

早教活动的设计应满足婴幼儿与材料互动的欲望，通过提供“有准备”的材料，激发婴幼儿积极地与材料互动的兴趣，让他们在乐此不疲的操作活动中，实现材料从不熟练到熟练的操作过程。

（六）游戏性原则

在设计与实施早教活动的过程中，施教者应创设相应的情境，以游戏的形式和游戏的口吻来组织婴幼儿的活动，注意调动他们的学习兴趣，让他们在活动中得到情感上的满足。游戏既是活动的内容也是实施的方法与手段，游戏性原则是早教活动实施的重要原则，0~3 岁的婴幼儿教育活动应贯彻“游戏、游戏、再游戏”的理念。

（七）安全卫生原则

设计和实施早教活动时，始终将保证婴幼儿的安全放在首位。早教人员应注意提供安全卫生的环境、场地及操作材料，防止婴幼儿在活动中出现不应有的“伤害”，确保婴幼儿身心健康发展。

（八）因地制宜原则

早教活动的材料应从婴幼儿生活环境中选取，注重民族性、地域性特点，尽可能兼顾经济、适用、多变的教育功能。

以上原则是我们设计早教活动必须遵循的基本准则，也是评价早教活动实施是否科学合理的重要依据。

三、早教活动实施的目标

0~3 岁是人一生中大脑迅速发展的重要时期，也是可塑性最强的时期。科学的早期教育，不仅要着眼于婴幼儿发展的“今天”，还更应关注他们发展的“明天”。因此，0~3 岁婴幼儿早教课程的总体目标是：健康的身心、积极的情感、广泛的认知、粗浅的技能。各种形式的早教活动应围绕这个总体目标来开展，有机地将总目标分解渗透于各个领域之中，特别要重视婴幼儿在以下四方面的训练和培养，促进婴幼儿各方面的整体发展。

（一）动作的训练

（1）发展大动作：保证婴幼儿每天有一定的户外活动时间，循序渐进地发展婴幼儿的坐、爬、站、走、跑、跳、平衡等大动作。

（2）发展精细动作：提供机会，让婴幼儿操作适宜的材料，发展婴幼儿的精细动作。

（3）重视体格锻炼：利用阳光、空气、水等自然因素，选择空气新鲜的绿化场所，开展适合不同发展阶段婴幼儿身心特点的户外游戏和体格锻炼，提高其对自然环境的适应能力。

（二）语言的培养

（1）创设良好的语言环境，在生活活动中随时随地与婴幼儿多讲话，让婴幼儿感知和理解语言。

（2）注意成人正确的语言示范，坚持用普通话与婴幼儿交流，注意发音正确、语速适中、词语简洁。

（3）选择适合 0~3 岁婴幼儿的图书和有声读物，多给婴幼儿讲故事、念儿歌，经常一起阅读与交谈，发展婴幼儿的语言能力。

（4）丰富婴幼儿的生活内容，扩大婴幼儿的眼界，丰富婴幼儿的词汇，提高婴幼儿语言表达能力。

（三）认知能力的培养

（1）布置适宜的视听环境，促进婴幼儿与环境的良好互动，发展婴幼儿的感知能力。

（2）提供丰富的可操作的材料和符合 0~3 岁婴幼儿年龄特点的玩具，经常和婴幼儿一起游戏，让婴幼儿运用多种感官、多种方式摆弄、操作物品，获得各种感性经验。

（3）鼓励婴幼儿观察周围事物，提供应答性的环境，正确对待婴幼儿的问题，满足婴幼儿的好奇心，支持其探索活动。

（4）提供自由表现的机会，鼓励婴幼儿用自己的方式大胆地表达自己的想法，培养婴幼儿的创造力。

（四）情感和社会性的培养

（1）引导婴幼儿倾听，感受轻柔、欢快的音乐，开展肢体律动等音乐游戏，经常与婴幼儿一起唱童谣、歌曲；鼓励婴幼儿大胆涂鸦，表达自己的情感。

（2）引导婴幼儿主动与人打招呼，鼓励他们多与同伴共同游戏、积极交往，引导婴幼儿理解基本的社会行为规则，让他们感受交往的愉悦，发展其社会交往能力。

（3）鼓励婴幼儿自己动手，学习吃饭、穿脱简单的衣裤和鞋袜、整理玩具等，培养他们力所能及的生活自理能力，为适应幼儿园的集体生活打下良好的基础。

（4）引导婴幼儿参加各种活动，适应集体环境，让他们体验与他人共同生活的乐趣。

四、早教活动实施的途径

根据婴幼儿身心发展的特点，结合早教课程的实践经验，早教课程实施有以下四种主要途径。

（一）生活活动

把握婴幼儿发展的特点，从婴幼儿的需要出发，有针对性地提供生活照料是婴幼儿课程的重要特色，也是婴幼儿课程的重要任务。

生活活动主要是指满足婴幼儿生活需要和发展婴幼儿生活能力的活动。婴幼儿的生活活动包括进餐、盥洗、睡眠、如厕、饮水等方面。生活活动是婴幼儿生命成长不可缺少的。合理、科学的生活制度和习惯，适宜的生活内容和设施、材料，有助于婴幼儿的健康成长。婴幼儿的生活护理是婴幼儿课程的重要组成部分，婴幼儿在得到护理的过程中，获得了基本的生活经验，增进了与教师、家长之间的联系和信任，也满足了基本的生理需要。生活活动也是婴幼儿其他学习活动的前提和基础。

（二）教学活动

教学活动是针对婴幼儿的身心发展特点专门组织的学习活动。这类活动明确包含相关的经验，需要教师进行一定的直接指导。教学活动并不是以教师为主的活动，而是教师引导家长协助婴幼儿使用多种感官探究、操作、体验及交往的活动。教学活动并不意味着婴幼儿就是被动的，相反，课程应追求的是婴幼儿的主动学习。

主动学习是指由学习者所引发的学习，而不是教师“交代”或“提出”的学习。主动学习有以下五个基本的要素。

（1）材料：婴幼儿能容易地取得各种有趣的材料。

（2）操弄：婴幼儿能自由地把玩、探索及使用材料。

（3）选择：婴幼儿有机会设定他们自己的目标，并选择材料和活动。

（4）婴幼儿的语言表达：婴幼儿能够讨论他们在做些什么及他们完成了什么。

（5）成人的支持：通过与婴幼儿讨论他们正在做的事情，参与婴幼儿的游戏并协助婴幼儿解决问题，成人可以鼓励婴幼儿努力，并协助其扩展或建构他们的活动。

因此，教学活动是依据一定的经验让婴幼儿主动参与、积极投入的活动。教学不是向婴幼儿灌输的过程，而是教师影响婴幼儿活动的过程。教学活动的形式是多样的，可以是语言和行为的互动，也可以是婴幼儿对客观事物的探究；可以是婴幼儿多种形式的表达，还可以是形式多样、生动活泼的游戏。（具体教学活动可参见本节资源链接“教学活动案例 2 则”）

（三）区域活动

区域活动是指在特定的空间范围内，对婴幼儿所开展的游戏性和操作性的活动。区域活动是教师通过有目的的区域环境创设和材料的分层投放，来实现婴幼儿自由操作、自主体验、自发游戏的学习活动。因此，与教学活动相比，区域活动更适合 0~3 岁婴幼儿认知发展的特点。区域的设置因材料的投放不同而有不同的分类，每类区域具有特定意义和功能。针对 0~3 岁婴幼儿的认知特点，教师应创设以下区域。

（1）图书区：给婴幼儿创造早期阅读的机会，营造安静、无干扰的阅读环境，提供适宜的读物，促进婴幼儿阅读习惯和阅读能力的发展，让婴幼儿感受到阅读的愉快。

（2）积木区：给婴幼儿提供各类适宜的积木，提供有助于积木搭建的环境和条件，促进婴幼儿建构能力的发展，满足婴幼儿建构的乐趣。

（3）益智区：给婴幼儿提供各类能拼、插、摆的益智材料，满足婴幼儿操作的愿望，发展婴幼儿的动手能力和创造能力。

（4）扮演区：给婴幼儿提供有助于其扮演特定角色和履行角色行为的物质材料，

创设有助于角色行为发生的物质和心理环境，促进婴幼儿的交往能力、创造能力及语言能力的发展，使婴幼儿能体验扮演的乐趣。

（5）美劳区：给婴幼儿提供适宜的绘画、纸工、泥工等物质材料和辅助工具，给婴幼儿动手、创造、表达和表现的机会，让婴幼儿体验创造的愉悦。

（6）发现区：给婴幼儿创设探究、发现的环境和条件，满足婴幼儿的好奇心，促进婴幼儿动手能力、观察能力等的发展。

（7）律动区：给婴幼儿提供适当的音乐及相应的音乐活动器材，促进婴幼儿的音乐感受能力和表达能力的发展，体验音乐活动的快乐。

（8）户外区：给婴幼儿提供适宜的活动器材，促进婴幼儿运动能力的发展，使婴幼儿有运动的习惯，发展运动能力，感受运动的愉快。

实践证明，区域活动是很适宜 0~3 岁婴幼儿在操作中、活动中学习的一种有效的教学形式，是早教重要的课程活动，对婴幼儿来说每天都需要区域活动。

（四）亲子活动

亲子活动即家长和幼儿共同参与的教育活动，是当下早期教育活动的重要形式。家长参与活动有三种不同的类型。一是家长参与婴幼儿活动过程，作为志愿者、作为辅助活动人员与婴幼儿在活动情境中发生相互作用。这种相互作用是具体的，与婴幼儿教育要求一致，可以是一对一的，也可以是一对多的。二是家长以提供材料或经验准备的方式，间接地参与婴幼儿活动，这种参与是经常发生的，也是家长基本的参与活动方式。三是婴幼儿课程活动在家庭的延伸，这是家长参与活动的重要方式。由于活动内容的不同，家长的作用是多种多样的，有直接的指导，也有间接的帮助等。家长参与婴幼儿的教育活动能促进婴幼儿的积极情绪，同时能使家长了解早期教育的特点和基本的内容、方法，促进家庭教育与早期教育机构教育的一致性，增进家长与婴幼儿之间积极的相互作用。

五、 个别化早教计划的组织实施

每个婴幼儿都是一个独特的个体，都有自己独特的成长与发展规律，对婴幼儿来说，最好的教育就是适宜他个性发展特点的教育！

（一）个别化教学计划的含义

世界上没有相同的两片树叶，这种个体之间的差异性存在，对婴幼儿来说也不例外。个体之间和个体内部差异的存在，使得每个人的特点与需求不同。只有对个体特点与需求进行有针对性的教育训练，才能最大限度地挖掘每个人的潜能。个别化教学就是这一思想观念的体现。

所谓个别化教学计划就是指根据每个婴幼儿的特点和需要而制定的促使婴幼儿个性发展的教学计划。个别化教育也是当今世界教育发展的潮流和趋势。（具体参见本节资源链接“个别化教学计划的编写实例”）。

（二）实施个别化教学计划的组织形式

根据婴幼儿教育的特点，实施个别化教学的形式主要有一对一的个别化教学、小组教学和团体教学等三种形式。

（1）一对一的个别化教学，主要适用于家庭。是对婴幼儿进行教育训练不可缺少的方式，其优点表现在此类教学具有很强的针对性。在实施一对一个别化教学计划时应按以下步骤实施：

①熟悉个别化教学计划的内容及操作方法；

②准备教学过程中必备的玩教具；

③按约定的时间准时等候婴幼儿，如果是入户教学，要在约定时间准时到达婴幼儿的家庭，注意避开婴幼儿的睡眠时间；

④按常规要求接待家长，如果是入户，进门后要主动换鞋、洗手；

⑤按照个别化教学计划的要求进行操作，5 个月以内的婴幼儿可以根据其特点直接进行训练，年龄稍大的婴幼儿要先与家长进行沟通，再与婴幼儿交流，与婴幼儿熟悉之后再操作教学计划；

⑥注意做好个别化教学计划实施的记录。

（2）团体教学和小组教学（3 人以上为小组，7 人以上为团体），主要适用于托幼机构，也是婴幼儿教育不可缺少的组织形式，可以根据教学对象的数量与年龄等综合因素来选择运用。其优点表现在教学可以为婴幼儿之间相互模仿和交流提供条件，有利于婴幼儿的社会性发展，在实施团体教学或小组教学计划时应按以下步骤实施：

①熟悉个别化教学计划的内容及操作方法；

②准备教学过程中需要的玩教具；

③向家长讲解注意事项和配合教学的方法；

④安排小组练习；

⑤安排个别婴幼儿的训练；

⑥不同的练习内容在同一时间内进行；

⑦组织家长与婴幼儿进行一对一的练习并进行个别指导；

⑧做统一的团体游戏训练；

⑨活动后安排家庭延伸练习内容；

⑩记录教学训练的结果，对婴幼儿的进步进行评估；

⑪选择实施个别化教学的游戏。

（三）个别化教学内容的安排与分类

在实施个别化教学中，内容安排分领域教学和综合教学两种方式。

（1）领域教学：是指根据婴幼儿在大动作、精细动作、语言、认知、社会行为等几大领域的发展水平和发展目标，选择相应的教育内容，制定促进婴幼儿发展的游戏方案，并依照方案实施教学。这种教学适合年龄较小的婴幼儿。

（2）综合教学：是指教学活动和游戏方案涵盖婴幼儿发展的各个领域，在教学和游戏活动的过程中，各领域的内容要相互联系、相互渗透，各方面的教育要综合组织为一体。这种教学适合 2 岁以上的幼儿。

无论内容安排上采用哪种方式，在实施教学计划时都应采用游戏的手段来组织实施。游戏根据教育功能可分为主动性游戏和教学游戏两大类。

主动性游戏，是婴幼儿创造性地反映生活的游戏，主要包括以下四种：

（1）操作性游戏，是婴幼儿需要用四肢大小肌肉的活动来完成的游戏。如：攀、爬、抛、扔、捉等运用手脚协调进行的游戏，可选择推拉玩具、搓泥胶、拼插图形等玩具配合训练。

（2）建筑造型游戏，是婴幼儿利用不同的建筑材料进行建筑活动来反映周围生活的游戏。如：玩积木、玩塑料玩具、玩沙、玩水等游戏。

（3）创作性游戏，是婴幼儿凭借自己的生活经验，用简单材料制作物品的游戏。如：绘画、折纸、剪贴、编织、泥塑等美工活动。

（4）想象性游戏，是婴幼儿利用现有的物件或玩具，再加上自己的想象力进行的游戏。例如：反映婴幼儿生活的角色游戏、根据童话故事改编的扮演角色的表演游戏。

教学游戏，是教师为完成某一教学目标而编制的游戏，主要包括语言游戏、数学游戏等。

游戏既是内容也是方法，它能有效地促进各种能力的综合性训练，为婴幼儿各种能力的发展提供了机会。

资源链接

1. 教学活动案例 2 则：

（1）精细动作：小鱼穿衣服　适宜月龄：19~24 个月

活动目标：练习颜色配对，发展视觉分辨能力；初步学习按照一定的方向镶嵌。

活动准备：小鱼嵌板玩具

指导要点：

1）教师示范玩法

①教师出示嵌板，将嵌板竖起展示："宝宝看，这是一块嵌板。上面有各种颜色的小鱼。我们一起来认识这些颜色吧！"依次介绍嵌板上小鱼的颜色。"这些小鱼真漂亮，可是它们没有穿衣服。"教师边说边抠嵌板上的小鱼。

②出示装有小鱼拼板的盒子："看，它们的衣服在这儿！我们来给小小鱼穿上衣服吧！"教师取出一块一块小鱼拼板，向宝宝介绍："这是×色的衣服，要给×色的小鱼穿。"

③教师示范正确的嵌入方法："穿衣服的时候，可以尾巴对尾巴，好看的衣服要露在上面。若放不进去的时候可以转一下，转成和小鱼一样的方向。"教师重复示范几次，每次强调"×色的衣服给×色的小鱼穿"，强化宝宝的配对意识。

2）温馨提示。

①宝宝操作过程中，家长可以反复说出颜色的名称，并强调"×色的衣服给×色的小鱼穿"，加深宝宝的印象。

②本阶段的宝宝对色彩很感兴趣，对色彩的反应也更加敏锐，在家中家长可以运用生活物品或者玩具，引导宝宝认识各种颜色。

大动作：拖拉拉　适宜月龄：19~24 个月

活动目标：学习有目标地走步，会拉着玩具走。

活动准备：人手一个拖拉玩具

指导要点：

1）教师示范玩法。

①教师出示小蜗牛拖拉玩具，说："小蜗牛爬呀爬，宝宝快来追小蜗牛呀！"引导宝宝上前抓住"小蜗牛"。

②教师注意出示小鸭子、小蜜蜂、小狗的拖拉玩具，说"又来了这么多的朋友，谁愿意和他们做朋友，就请带它一起玩吧！"

③教师选择一个拖拉玩具在规定的场地内示范拖拉。

2）温馨提示。

①家长和宝宝自主选择一个拖拉玩具在规定的场地拖拉。

②家长先拖着拖拉玩具在前面走，让宝宝在后面追。追到了，家长给予鼓励。

③宝宝拉着玩具在前面走，家长在后面追，激发宝宝独立行走的兴趣。

2. 个别化教学计划的编写实例

婴幼儿基本资料	姓名： 性别： 出生： 年 月 日
	填写时间： 年 月 日 实际年龄：
目前个体能力水平状况	大运动：能够独自走，但不十分自如 精细动作：可以自发乱画，翻书不能一页一页翻 语言表达：知道并指出五官，能说出 3~5 个字的句子 认知能力：能记住玩具的位置，能按要求拿“1”个物体 社会性行为：会脱袜子，自己玩一下玩具

3. 确定发展目标和教学、游戏策略

领域	长期目标	短期目标	教学、游戏、策略
大运动	加强行走和平衡能力	不需别人扶助，走 5 步左右 踩脚印走，不跌倒	教学或户外活动时，设计走一定距离的亲子游戏
精细动作	促进手眼协调	画一个太阳或小蝌蚪等 一页一页地翻书连续 3 次以上目标的练习	利用墙壁画画，开展亲子阅读活动，进行翻书
认知能力	分辨左右	知道使用哪只手写字 能分辨自己的左右手	拿笔画或吃点心时进行 排队或围成圆圈时
语言表达	能用简短的句子表达	模仿别人说 5 个字以上的长句子 说出熟悉物品的名称 说出自己的五官	利用话外活动，组织认识五官的游戏 用比赛方式，看谁说得又多又快
社会性发展	自我照料能力	会脱掉内衣 会帮助大人收拾玩具	利用睡觉前进行练习 帮助老师、家长收拾玩具

思考与练习

1. 早教活动设计与实施的指导思想、原则是什么？结合实际谈谈如何贯彻落实？

2. 熟悉并掌握早教活动实施的总目标和分类目标，能说出 0~3 岁不同月龄段分类目标。

3. 早教活动实施的主要途径有哪些？如何设置 0~3 岁婴幼儿区域活动？

4. 了解个别化早教计划的含义及组织与实施要求，分别设计一对一和小组教学两份个别化教学计划并演练。

第三节　0~3 岁婴幼儿亲子活动组织与指导

亲子活动从广义上说是亲人和孩子的一种教育活动，狭义上说是婴幼儿和家长在教师的指导下有目的、有计划的互动活动。0~3 岁婴幼儿亲子活动是根据 0~3 岁婴幼儿的成长特点和需要，在早教人员的指导下，由婴幼儿和他们父母（或教养人）共同参与的一项有指导性和互动性的活动。

一、亲子活动的教育价值与特点

0~3 岁亲子活动是以 0~3 岁婴幼儿和家长（或教养人）为教育对象，通过注重婴幼儿和家长（或教养人）情感间沟通与交流，实现教师、家长和婴幼儿三者互相配合与协调，来提高家长（或教养人）科学育儿能力和水平，促进婴幼儿长效发展的教育活动。活动中，教师用教育专业知识影响家长，使家长获得有针对性的育儿经验，通过两者协调一致配合，形成教育合力，共同为婴幼儿创造最佳的教育环境，促进婴幼儿主动的发展。

（一）亲子活动的教育价值

有效开展亲子活动，具有诸多积极现实意义，其价值体现是多方面的，概括起来主要体现在以下三个方面：

1. 对教师的价值

教师可以通过对亲子活动的指导与观察，更清楚地了解婴幼儿个体发展特点和个体需要，及时了解家长的儿童观、教育观和指导其对待孩子的方式与方法，并能根据活动情况及时地调整自己的教育理念与方法，更好地做到因材施教。

2. 对家长的价值

在亲子教育活动中，家长能直接了解自己的孩子在集体中的真实表现，从而能客观地认识与评价孩子的发展水平。通过与孩子的互动，增进亲子间的感情交流与合作，通过参与活动，转变教育观念，提升育儿的技能。

3. 对婴幼儿的价值

家长的参与，能让婴幼儿产生安全感，增强他们参与活动的勇气和自信。能使婴幼儿在身心释然的自然状态下愉快地参与学习活动，从而有效地开发婴幼儿潜能。

（二）亲子活动的特点

亲子活动是一种特殊的、专业化程度较高的新型教育模式，它有别于一般意义上的“家庭教育”和“儿童教育”，具有其独特性，主要体现在以下几个方面。

1. 主体多元性

在亲子活动中，教师、家长和婴幼儿都是活动的主体，三者都参与课程活动。其中，教师是亲子活动的组织者、实施者和指导者；婴幼儿是亲子活动中重要的学习者和参与者，他们在与材料和成人的互动中用自己的方式建构经验、获得发展；家长不仅是学习者，也是活动的传递者和实施者、婴幼儿活动的支持者和指导者。家长在与教师的互动中获得正确的育儿观念和育儿方法，并将这些观念和方法运用到与孩子相处的过程中，来有效地支持孩子们的活动。此外，家长和婴幼儿的活动情况反馈和评价等能促进教师不断调整活动内容，改进指导方式，推进亲子课程的完善。总之，家长和婴幼儿是亲子活动两大主体，他们积极、持续地参与是亲子活动取得成效的有力保障。

2. 多向互动性

亲子活动主体的多元性决定了亲子活动中主体间的互动是多向互动。具体表现在：教师与家长、婴幼儿之间，家长与教师、婴幼儿、家长个体之间，婴幼儿与教师、家长及幼儿同伴之间等都可以产生相互作用和影响。多项互动在亲子活动中是客观存在的。亲子活动追求的就是实现和主体之间的理想互动，形成有效的教育合力，从而提高亲子活动的实效，最终帮助婴幼儿实现最优化的发展。

3. 现场示范性与实践性

亲子活动中，教师需要面对家长和婴幼儿进行现场示范和指导。对教师而言，每一次亲子活动的组织都是一次现场示范教学；对家长而言，每一次亲子活动的参与都是他们将学到的先进教育理念和方法运用于现场指导孩子互动的实践过程。

4. 活动的游戏性

对于 0~3 岁婴幼儿来说，游戏是他们主要的学习方式，因此，亲子游戏是亲子活动最基本的组织形式，通过家长与孩子间互动性游戏的参与，激发婴幼儿参与活动的兴趣，在增进亲子间情感的同时，促进婴幼儿建构新的生活经验、开发潜能。

二、亲子活动设计的原则与具体要求

亲子活动实施的效果，首先应取决于亲子活动设计是否科学合理。由此可见，0~3岁亲子活动设计是实施早教活动过程中必须完成的一项专业性很强的准备工作，它要求设计者不仅掌握相关专业知识，还应牢固树立："顺应发展、满足需要、快乐体验、开发潜能、共同成长"的设计理念，准确把握亲子活动的价值取向。在设计的过程中应遵循以下原则：

1. 适宜性原则

婴幼儿的成长过程包含着自然、特定的规律。教师在设计亲子活动时，要根据不同年龄段婴幼儿的发展特点和水平，选择适宜的活动内容、制定适宜的活动目标、确定适宜的活动方式。在设计早教活动时教师既要考虑婴幼儿某一方面的发展需要，又要着眼于婴幼儿整体发展的需要；既要考虑婴幼儿的整体发展水平，又要兼顾个体差异。

2. 全面性原则

实验研究证明，婴幼儿发展的潜能是多元的、全方位的、综合的。在人生命的头三年，重要的不是知识的灌输，而是提供或创造一种丰富而全面的环境，促进婴幼儿的头脑以全面的方式成熟起来。在开展亲子活动时，每一个亲子活动的内容要有变性化、针对性和侧重点，还要在亲子活动流程中全方位有机渗透对孩子生长、发育、动作、认知、情感与社会性发展等方面的丰富刺激和积极影响，避免训练的片面性和刺激的单一性，促进婴幼儿的全面、和谐发展。

3. 适度性原则

一次亲子活动通常由多个环节或游戏组成，教师在设计时要适度、合理地安排各个环节的活动量和各环节活动之间的衔接。活动设计时应根据家长和孩子的具体情况，合理把控活动节奏和时间。既要防止过度疲劳，又要避免运动量不足，既要防止内容单一、形式单调，又要防止花样繁多、任务过重的问题。

4. 互动性原则

在亲子活动中，家长既是活动的承担者又是活动的第二位教师，这一双重身份，使亲子活动的过程变成了多方互动的过程。而全面、立体、丰富的多方互动过程使同一时空的教育资源显得丰富而复杂。为此，教师在设计亲子活动时，应充分利用亲子活动主体互动多元化的特点，引导和调动多方有效互动，促进婴幼儿、家长、教师共同的成长。

5. 指导性原则

0~3 岁亲子活动是指从事该活动的专业人员有目的、有计划、有组织地面对家长及看养者，开展具体的科学育儿指导活动。亲子活动不是单纯地玩，而应吸收、借鉴国内外先进的育儿理念和教育方法，把新的教育观念、原则、方法融入活动过程中，为家长提供科学的教育指导。

为此，指导性应体现在：既有满足多数家长需求的共性指导，又有满足对个别家长的具体指导；既要考虑对家长的现场指导，又要考虑家长在家庭里的延续指导，以此来让每一位家长都有收获。

6. 开放性原则

亲子活动不可能解决婴幼儿所有的发展问题，也不可能替代家庭教育的全部。因此，组织者不仅要在有限的时间里对家长进行必要的示范和讲解，同时也要考虑活动的指导性向家庭延伸。为此，教师在设计亲子活动时，应选择最有代表性、实操性的内容，布置一些家庭延伸性的任务，并提出具体实施要求。鼓励家长们举一反三，在实践中积累更多更好的经验与方法。此外，亲子活动的方式也应该是开放的，应不受时间和地点的限制，可以根据季节或内容不同适当安排在室内或室外活动，并根据婴幼儿年龄大小来确定活动时间的长短。

三、0~3 岁亲子活动计划的制定与方案的撰写

（一）亲子活动计划的制定

制定亲子活动计划是有序开展亲子活动的前提与保证，亲子活动计划以实施对象的多少分个案性活动计划和集体性活动计划两种。个案性亲子活动计划主要针对 0~1 岁以家庭活动为主的婴儿，集体性亲子活动计划主要针对 1~3 岁可适当参加集体性活动的幼儿。不同年龄段婴幼儿的亲子活动计划的侧重点是不一样的。亲子活动计划应遵循以孩子为主体，父母为主导，家庭为单位的原则，设计多个游戏环节，以轻松愉快的形式贯穿整个教育活动课程。

早教人员在制定亲子活动计划时不仅要遵循设计的理念和原则，还应在具体实际的设计过程中注意做到以下几点：

1. 增进亲情交流，促进宝宝身心健康发展

婴幼儿的各种活动都带有浓厚的情绪色彩，良好的亲子互动对婴幼儿行为有积极直接的影响。父母充满温情的鼓励、爱抚或参与宝宝的游戏活动，会使他们情绪愉快、做事积极、乐于学习。

亲子活动的设计要充分体现亲情的功能，把增进亲情关系放在首位，作为促进宝宝身心健康和智能开发的前提和保证。而肌肤的接触是增进亲情关系的最佳渠道。年龄越小的宝宝，越渴望与亲人的肌肤接触。要多为宝宝和家人提供肌肤接触的机会，如拥抱、抚摸等。

2. 严把婴幼儿成长的时间节点，适度开发早期潜能

婴幼儿成长是有其自然节奏和规律的，亲子活动的设计和其他教育活动一样，也应遵循其年龄特点、顺应他们生长的内在节律。婴幼儿具有高超的学习能力，但不同的年龄段心智发展水平有很大的差异性，要把握好 0~3 岁婴幼儿各种敏感期的时间。如 2~3 岁是秩序感的敏感期，亲子活动的设计应根据这个特点做到有序，一切按程序来，让婴幼儿形成习惯。1~3 岁是动作的敏感期，为了适应动作敏感期的需要，在亲子活动中玩具应始终出现，让婴幼儿反复操作以达到内化过程等。严把敏感期出现的时间节点来实施亲子活动，对婴幼儿内在潜能的开发能起到事半功倍的效果，但要注意合理与适度，切记过度透支。

3. 紧密贴近婴幼儿生活实际，就地取材

亲子活动设计应考虑本地域、民族、气候等多种因素，贴近婴幼儿生活实际为他们积累有益的生活经验。可结合节日、季节等挖掘教育内容开展活动，如春、秋季（天气比较凉爽），组织春、秋游亲子活动，指导家长结合自然景色引导孩子观察感受季节特征、开阔眼界；借助大自然开阔的场地穿插体育方面的亲子游戏（如小脚踩大脚、滚大球、赶小猪等），让家长和孩子尽情地游玩，增进彼此的亲情；“元宵节”组织家长和孩子一起搓汤圆、吃汤圆；“元旦”组织“迎新年联欢会”等。让婴幼儿体验节日民俗文化，感受节日喜庆与欢乐。

亲子活动中所需要的玩具材料最好也来源于生活，就地取材，这样一来便于收集，二来也便于婴幼儿认知，有利于激发婴幼儿运用材料的欲望。如：易拉罐洗干净后让宝宝用两指捏或用汤匙舀进一些豆子，再封好口即可做成“乐器”（响筒）；还可用易拉罐、饮料瓶等玩曲线走、跳、滚等游戏；生活中晾衣服的夹子最不起眼，却可以玩叠叠乐（家长和孩子比比谁叠得高）、变变变（用夹子拼成几何图形或其他形状）、摘星星（把夹子夹在家长衣服上，让孩子用两个手指取下来）等。生活中许多废旧材料经过简单的加工与装饰都可成为亲子活动中很好的玩具，善于利用不仅能有效地利用教育资源，使早教活动更接地气，还可以降低亲子活动的成本，使低成本、高效率的早教活动实践变为可能。

（二）亲子活动方案的撰写

亲子活动的特点决定了亲子活动方案与一般的教育活动方案在撰写上有区别，具体

表现在：

1. 活动目标体现双重主体

目标是活动所要完成的预定任务，亲子活动目标应体现婴幼儿和家长双主体地位。因此，每一次的亲子活动在目标的表述上应有“宝宝发展目标”和“家长成长目标”两个方面，目标制定要做到在情感、态度、知识与经验等三维上要结构完整、表述统一，目标制定要可操作、可检测。

2. 活动准备体现材料操作

0~3岁的亲子活动目标是通过婴幼儿和活动材料的互动为主要途径来达成的。为此，每一次的亲子活动准备中，适宜的活动材料是亲子活动准备工作中的关键要素。材料要具有吸引婴幼儿活动和物化教育目标的多种功能，材料准备要体现公平性，便于小组间婴幼儿能同时平行性参与亲子活动。因此，在材料准备上有体现数量上与婴幼儿活动人数相匹配的“人手一份”，分配上有体现“公平”“公正”的“相同材料”的文字表述。

3. 活动过程体现指导互动

亲子活动是双重主体、多边互动的特殊形式的早教活动。为此，亲子活动方案撰写在活动过程这个环节上，不仅有教师直接指导婴幼儿的指导语体现，还应有“亲子提示”指导语的文字表述，在过程中让亲子活动教育目标的达成得到充分的体现。（具体参见本节资源链接“亲子班活动方案”）

四、亲子活动的组织与实施

（一）亲子活动的组织形式与课程实施模式。

1. 亲子活动从组织形式上可分为集体、小组、个别三种活动形式

开展亲子活动时，选用何种组织形式应根据活动对象、人数及内容等多种因素来确定。当参与亲子活动的婴幼儿年龄差异不大、人数适宜、活动内容相对安静或新授内容时，可采用集体活动形式开展活动；当参与亲子活动的婴幼儿年龄差异较大、人数较多、活动内容相对动态或复习已学内容时，则可采用小组和个别活动形式开展活动。总之，早教人员在活动组织中应视每次活动的具体情况将上述三种活动形式有机结合、灵活运用，以保证每一次亲子活动得到有效的组织与实施。

2. 亲子活动课程实施的模式

0~3岁亲子活动课程实施模式按不同的视角有不同的分类，从亲子活动实施时间长短的视角来分，有小时班、半日班、全日班的课程模式（具体参见本节资源链接“亲

子活动课程模式”）；从亲子活动内容编排的视角来分，有模块教学和主题教学两种模式。无论实施哪种亲子活动课程模式，都应该注意运用多种教育理念，组织各种婴幼儿教育内容，整合各种教育方法、教育手段以及教育环境。

目前亲子活动课程的实施模式一般采取小时班的主题教学模式。这种模式的主要优势在于在有限的时间内，以一个主题将多个活动环节串连在一起，通过老师、家长与孩子多方互动，让孩子通过多种感官参与活动来获得感性经验，便于婴幼儿及家长熟悉与掌握活动流程，建立良好的秩序感，实现婴幼儿整体性的学习，助推婴幼儿主动建构和积累有益的生活经验。

（二）亲子活动的组织要求

一个完整的亲子活动方案，应设计多个游戏环节。亲子活动方案在实施过程中要注意几个基本环节的衔接过渡与组织。

1. 活动开始的组织要求

要用简洁的语言向来参加活动的家长说明活动的主要内容，对他们提出必要的要求。接下来的活动是引起家长与孩子对活动的兴趣，组织者可以利用事先准备好的材料或身边的环境吸引孩子和他们的家长（如点名活动、玩个简单的游戏、进行简短的谈话、播放好听的音乐等），目的是使大家进入活动状态。

2. 活动进行的组织要求

开展指导活动时，要向家长们交代活动的要求，活动可以是面向集体的、也可以是分成小组进行或单独进行。组织者要注意引导家长观察孩子的活动过程，避免包办代替，防止急躁情绪。引导家长积极鼓励孩子完成任务，尊重孩子的差异，体验指导孩子学习的过程和方法。一般情况下，活动内容不要安排太多，大运动量的活动与安静活动要穿插进行，由于孩子年龄小，要充分考虑到适当的放松和休息，可以安排一些喝水、小便、自由活动的环节（这时组织者可以有意识地指导家长如何引导孩子学会基本的生活能力——学会用水杯饮水，有小便知道坐便盆等）；让参加者有自主选择的活动机会，每次活动有自由活动的时间，例如投放一些图书、玩具材料供孩子挑选；在分散活动中开展个别指导，与家长进行一对一、面对面的交流。每一次活动都要求家长和孩子一起收放玩具材料，告诉家长这也是很重要的养成教育过程。

3. 活动结束的组织要求

组织者不仅要小结今天的活动情况，同时也要对家长提出回家后的要求，使亲子活动的指导向家庭延伸，使亲子活动的目标更好地实现，使广大家长的教育能力不断提高。

为了使亲子活动真正成为家长学习科学育儿的重要途径，要注意以下几点：让家长明确活动的目的和要求；鼓励家长提出问题，开展有针对性的指导；对家长回家后完成任务的情况要进行必要的检查，鼓励家长举一反三，鼓励他们创编更新的指导形式和方法。引导家长关注孩子的成长变化，适当安排家长之间的交流，让他们对自己充满信心，对孩子的发展有更充分的认识和理解。

（三）亲子活动的指导要点

1. 活动前的准备

充分的准备是活动成功的开端。每次活动前，教师要有目的地做各项准备工作，具体包括场所的准备、材料的准备和自身的准备。

（1）场所的准备：教师要根据活动的需要创设安全、整洁的活动场地，除了活动室外，还应考虑要为婴幼儿和家长提供休息场所和基本的生活设施，满足亲子活动中等待、如厕、休息、喝水、盥洗等生活的需要。

（2）材料的准备：教师要准备好活动所需的教玩具，提供的材料要注意安全、卫生和环保。确保数量充足、操作材料最好人手一份。

（3）教师自身的准备：包括穿着、备课情况以及精神状况等。教师穿着要大方、得体，便于活动；备课要全面认真，除了设计活动方案外，要熟练把握每个活动的重难点和指导要点，并预设家长和孩子的活动情况，为顺利地组织活动做好准备；要调整好自己的精神状态，力争以饱满的精神状态面对家长和孩子。亲子活动开始前 10 分钟，可先到等候区或休息区亲切地和家长或婴幼儿打招呼、沟通，向家长简单了解宝宝的健康状况、在家表现，观察和安抚他们的情绪，为活动开始做好准备。

2. 活动中的指导

（1）教师的示范讲解。要面向全体进行示范操作、讲解，包括示范游戏玩法，告知家长游戏名称、目标，家长指导要点以及孩子操作注意事项等，使家长在活动中能够根据活动的要求和婴幼儿的自身水平以及当时的身体、情绪状况，给予适当的指导。在示范游戏玩法时要注意以下几个方面：注意坐姿，可以盘腿坐或者跪坐，眼睛平视婴幼儿；用正确的方法取放玩具，爱护玩具，轻拿轻放，用礼貌的言行向家长、婴幼儿表示尊重；示范时，步骤要正确，动作要清晰、要慢，要让婴幼儿看清楚每一环节，尽量不用无关的动作和语言；在示范前要提示家长相互间不要讲话，以免影响婴幼儿的倾听。

（2）教师的观察指导。婴幼儿操作时，教师要进行有目的的巡回观察，并适时对婴幼儿操作行为和家长的指导表现给予个别化指导。通过指导帮助家长树立以下观念：学会欣赏、理解婴幼儿的行为，及时鼓励，帮助婴幼儿体验进步的快乐；尊重婴幼儿的兴趣和意愿，尊重婴幼儿的玩法，不强迫婴幼儿参与活动；要有足够的耐心，不要急于求成、过于干预婴幼儿的操作；每个孩子都是独立的、特有的个体，不将自己的孩子与其他孩子进行横向比较，随意评价孩子的不足；亲子互动时，请家长与孩子面对面做，便于家长与孩子的交流。

(3) 教师的评价。每次亲子活动后教师要及时针对本次活动中家长和婴幼儿的活动情况进行集中点评，并告知家长该活动家庭延伸的方法。点评的内容包括：指出并纠正家长与孩子在互动过程中出现的错误做法，解读婴幼儿在活动中出现的行为表现，解答家长们的提问；介绍推广家长的某些有教育意义的行为和做法等。活动结束时，教师可以对活动情况进行小结，同时也要对家长提出回家后的要求，使亲子活动的指导延伸到家庭，让亲子活动的目标更好地实现。

(4) 教师的语言。教师的语言是影响亲子活动效果的一个重要因素。亲子活动中教师的语言表达应有两种不同的风格，要注意言语对象和说话方式的适时转换。在面对婴幼儿组织亲子活动时，教师的语言要温暖而生活化、活泼而有趣，必要时可以适度地夸张，以增强语言吸引力。面对家长讲解时，教师的语言要简洁明了，深入浅出、通俗易懂，要善于将原本生硬的专业术语指导，转换成易于家长领会的口语化指导，以便于家长掌握亲子活动的具体方法与策略。切忌高声、大声说话，为婴幼儿形成良好的倾听、表述习惯做好示范。

3. 活动后的交流

活动后的及时交流是亲子活动不可忽视的一个环节。交流包括教师与家长间、教师与教师间、家长与家长间三种。教师要热情地与有需要的家长进行个别交谈。交谈时语气要温和、诚恳，要倾听家长的意见，评论婴幼儿时要客观、如实，不可随意评价幼儿不足或贴标签。同时，要与配班教师及时交流活动感想，进行活动反思，认真总结经验，并及时做好个案观察、记录工作。

(四) 亲子活动实施的一般策略

1. 做到“三亲”和“三自”

“三亲”是指亲近、亲切和亲热。亲子活动中教师要从言语和行为上对家长和孩子表示亲近，拉近教师、家长和孩子之间的距离，消除家长的顾虑，帮助孩子克服惧怕心理，使活动更融洽。亲切是指针对孩子在活动过程中表现出来的问题，教师和家长采取的教育态度要亲切，尽量用和善、轻柔的语气对孩子循循善诱，切忌不可急躁，大发脾气，以免让孩子失去对活动的信心。亲热是指教师在活动中要多角度去关心家长和孩子，而且关心要表现出一定的热情，对每个家长和每个孩子要一视同仁，不要让家长和孩子感觉到被冷落，这样才能让家长和孩子产生一种积极向上的情绪，有助于激发家长和孩子参与活动的兴趣。“三自”是指在活动中教师和家长要尊重孩子的兴趣爱好，让孩子自由选择、自己操作、自由取放。

2. 提供学习模仿的榜样

在亲子活动中，教师的示范是很重要的，因为家长要通过“看”才会指导孩子，孩子要通过“看”才会玩。示范不仅要让孩子看得见，也要让家长看得见。最好事先定点，让孩子坐在家长前面，根据人数多少坐成一排、半圆形或∪字形。示范时教师应用优雅规范的肢体动作、简练规范的语言，让家长和孩子了解游戏规则和操作要领，为家长和孩子提供学习模仿的榜样。

3. 善于倾听观察，适时介入指导

在亲子活动中教师要做到善于倾听观察，适时介入指导。不仅要倾听观察孩子的言行，也要倾听观察家长的言行。对家长遇到的麻烦，教师要及时给予帮助，如家长与家长之间发生纠纷，教师要赶紧调解，以免事情闹大；有的孩子不听家长的话，教师要协助家长引导，以免家长尴尬。对孩子遇到的困难，教师要指导家长抓住介入的时机，太早介入，孩子会失去自己锻炼的机会，太迟介入，孩子会失去信心和耐心。对个别不配合的宝宝，教师应指导家长采取顺其自然的原则，不强迫孩子做练习。帮助家长寻找孩子出现这种表现的原因，从而使家长在活动中尊重孩子的选择。对孩子的点滴进步，教师要提醒家长及时给予鼓励和表扬，让孩子体验到进步的快乐。

4. 利用家长资源充分调动亲子互动

教师在组织亲子活动时要充分考虑家长的因素，把活动重点放在指导家长上，利用家长资源调动亲子互动。如指导家长培养孩子的主动性和自信心，即尊重孩子自己选择，自己取放玩具；指导家长培养孩子的独立性，所有活动都让孩子独立去完成，不要依赖家长；指导家长培养孩子的专注力，不要干扰孩子的活动，应在旁边观察……这样不仅让家长掌握了教育的方法，而且能使亲子关系更加和谐平等，并可把所学的教育方法应用到家庭教育中，家园教育才能形成合力，亲子互动才更为有效。

资源链接

亲子班活动方案：好玩的泡泡

适宜年龄：2 岁至 2 岁半　　　设计、执教：张永红、朱珍

活动总目标

1. 宝宝通过系列活动认识泡泡、感知泡泡的特征。
2. 宝宝尝试用各种圆形的物体表现泡泡，大胆印泡泡和完整表达自己的感受。
3. 家长能恰当介入宝宝的活动，与宝宝互动玩追泡泡的游戏。
4. 激发宝宝与家长开展互动的兴趣，体验吹泡泡亲子活动的快乐。

一、“礼帽屋”——我在这

（一）活动目标

1. 能大胆地回应老师的提问。

2. 宝宝尝试与人交往。

（二）活动准备：相应的歌曲

（三）活动过程

1. 教师要求宝宝逐一取地垫，并会使用礼貌用语“谢谢！”

2. 教师一一点名。（如：“豆豆、豆豆你在哪？”）引导并鼓励宝宝说“老师、老师我在这。”

3. 教师与宝宝及家长一起唱《早上好》。

亲子提示：家长鼓励宝宝大方地与人打招呼，并一起参与律动活动。

二、“聪明屋”——好玩的泡泡

（一）活动目标

宝宝在成人的引导下感知并用简单句说出泡泡的特征。

（二）活动准备

泡泡水一瓶

（三）活动过程

1. 教师用泡泡水吹泡泡，引导宝宝说出泡泡的形状以及泡泡像什么。

师：“宝贝们看一看，泡泡像什么呀？”

2. 教师将泡泡吹到每个幼儿的身体上，宝宝必须说出其名称（头发、肩、膝盖、脚）。

亲子提示：家长在家中可与宝宝玩此类游戏。

三、“巧手屋”——泡泡找家

（一）活动目标

宝宝在成人的引导下按泡泡的颜色来分类，将相同的颜色用夹子夹在一起。

（二）活动准备

每个幼儿人手一份：红、黄、绿的圆形各 3 个，方形各 1 个，夹子 3 个。

（三）活动过程

1. 老师出示上述材料并用游戏的口吻来介绍。

2. 示范泡泡找家并讲解步骤。

3. 引导宝宝操作。

4. 讲评宝宝操作的情况。

亲子提示：请家长用语言来指导宝宝，及时地给予支持与帮助。

四、“彩虹屋”——印泡泡

（一）活动目标

宝宝在成人的引导下自己动手尝试印画，培养宝宝作画的常规。

（二）活动准备

瓶盖人手一份、颜料每组一盘

（三）活动过程

1. 教师示范作画的方法，并提示注意事项。

2. 教师给宝宝发材料，宝宝作画，家长给予适当的帮助。

3. 作品展示。

亲子提示：家长尽量让宝宝自己动手尝试作画，培养宝宝的动手能力。不要包办代替。

五、“分享屋”——吃橘子

（一）活动目标

鼓励宝宝自己剥橘子、独立吃完，引导宝宝主动地与伙伴和家长分享食物。

（二）活动准备

橘子人手一个、餐巾纸

（三）活动过程

1. 教师给每个宝宝发橘子，引导宝宝说“谢谢老师！”

2. 宝宝自己剥橘子，安静吃水果。

亲子提示：提醒宝宝保持桌面清洁，主动收拾果皮。鼓励宝宝不吃独食。

六、“运动屋”——吹泡泡

（一）活动目标

鼓励宝宝和同伴手拉手游戏，并能听指令做相应的动作。

（二）活动准备

泡泡水一瓶

（三）活动过程

1. 宝宝和家长在教师的引导下围成圆圈吹泡泡（吹泡泡、吹泡泡，我吹了一个大泡泡，我吹了一个小泡泡，泡泡飞高了，泡泡飞低了，泡泡破了）。

2. 反复进行吹泡泡游戏三次。

3. 教师用泡泡水吹泡泡，引导宝宝用手拍泡泡。

亲子提示：家长鼓励宝宝大胆地参与体育游戏。

七“欢乐屋”——吹泡泡

（一）活动目标

鼓励宝宝和老师一起唱歌，并能跟着音乐做简单的动作。

（二）活动准备

音乐文件一份

（三）活动过程

1. 教师放音乐，引导宝宝和老师一起边唱边跳。

2. 教师示范做动作，并分解教宝宝模仿做相应的动作。

3. 分组表演。

4. 一起表演，引导宝宝大方地表现。

亲子提示：家长在家里可经常复习。

亲子活动方案：摘苹果

适宜年龄：2 岁 7 个月至 2 岁 12 个月　　　设计、执教：张永红、朱珍

活动总目标

1. 宝宝通过参与一系列活动感知、区别“1”和“许多”。

2. 宝宝在成人的鼓励下大方地融入集体与人合作，能初步掌握相应活动规则并遵守。

3. 帮助家长恰当地介入宝宝的活动，有效地与宝宝进行互动游戏。

4. 激发宝宝与家长参与亲子活动的兴趣，感受摘苹果亲子活动的快乐。

一、礼貌宝贝：“我在这”

（一）活动目标

1. 宝宝在成人的鼓励下大方地用完整的语句“老师、老师我在这”在集体中表白。

2. 宝宝能正确使用礼貌用语。

（二）活动准备

小笑脸粘贴若干、小兔一个。

（三）活动过程

1. 今天来了许多宝宝，这些宝宝叫什么名字呢？让我们大家来认识一下吧！

2. 老师逐个用“小贝、小贝你在那里？”的问句来问宝宝，宝宝用“老师老师我在这”的句子来回答。

3. 请个别幼儿站在集体面前大方地介绍自己。

4. 请所有的宝宝一起唱《早上好》的歌。

5. 老师与宝宝互打招呼：“宝宝早上好！”“老师早上好！”

亲子提示：该环节主要是培养宝宝大方地与人交流，若宝宝回答得好，请家长们给予掌声鼓励。

二、聪明宝贝：区别“1”和“许多”

（一）活动目标

通过宝宝操作让他们感知，“1”和“许多”的数量。

（二）活动准备

一棵结了许多苹果的苹果树，小筐一个

（三）活动过程

1. 老师出示苹果树提问“这是什么?”让宝宝看图说话。老师完整总结：这是一棵苹果树。并请宝宝用手指表示“1”。教师讲述树上长满了许多红红的、大大的苹果，并请宝宝将双手放在在胸前并打开来表示“许多”。

2. 请宝宝每人摘一个苹果放到筐中，并告诉大家“我摘了一个苹果”。

3. 老师出示装苹果的筐问宝宝，筐里现在有多少苹果? 让宝宝说出：“有许多苹果。”

4. 老师将筐中的苹果逐个按顺序发给每个宝宝，每人一个苹果，请宝宝说：“我的手上拿了一个苹果。”请他们吃一口和吃许多口苹果。吃完了把苹果喂给小筐吃，并说我：“给你吃一个苹果。”

亲子提示：请家长在日常生活中注意结合实物来让宝宝区别“1”和“许多”的数量。

三、巧手宝贝：串项链

（一）活动目标

1. 宝宝能将两种材料有规律地穿成“项链”，发展小肌肉动作。

2. 宝宝习得专心做事的习惯。

（二）活动准备

每位宝宝操作材料一套：“雪花片”8 个，小木珠 9 个，线一根。

（三）活动过程

1. 老师出示“串项链”的材料让宝宝逐一认识，并说出一根绳子，许多的珠子。

2. 老师示范“串项链”的方法先串珠子，再串雪花片，直到串完。再请家长帮着将项链系好，并让宝宝给妈妈戴上。

3. 宝宝按序取材料进行操作，老师巡回辅导。

4. 展示项链让宝宝说“许多条项链”。

亲子提示：请家长放手让宝宝自己操作完成，引导他们按序串，及时给宝宝鼓励。

四、能干宝贝：粘贴画“许多苹果”

（一）活动目标

1. 鼓励宝宝大胆地将皱纹纸揉成“苹果”，并粘贴在相应的位置上。

2. 让宝宝感受点画的乐趣。

（二）活动准备

1. 红、绿皱纹纸、糨糊、擦手的湿纸巾若干。

2. 画有苹果树轮廓的画纸若干。

（三）活动过程

1. 老师出示苹果树让宝宝认识。

2. 老师示范粘贴许多的苹果，并讲解点画要求。

3. 宝宝制作苹果树，老师个别辅导。

4. 宝宝作品展示。

亲子提示：宝宝在点画苹果时，家长要求宝宝说出“许多”苹果，引导宝宝注意画面的整洁、提醒宝宝使用擦手巾。

五、文明宝贝：苹果真好吃

（一）活动目标

1. 宝宝结合分苹果进一步感知“1”和“许多”。

2. 宝宝在成人的鼓励下主动地将自己的一份苹果与家长分享。

（二）活动准备

洗净的苹果若干，分果刀一个，餐盘人手一个。

（三）活动过程

1. 教师组织宝宝坐好，结合现场分苹果——一个苹果分成许多块的活动，引导宝宝进一步感知“1”和“许多”。

2. 请一名宝宝来帮老师给其他宝宝送苹果。

3. 鼓励宝宝与家长一起吃苹果。

亲子提示：若宝宝主动拿苹果与家长分享时，家长一定要表现出很在乎的样子，并对宝宝的行为给予积极的肯定。

六、健康宝贝：刺猬运果忙

（一）活动目标

1. 巩固“1”和“许多”，宝宝练习协调地爬行。

2. 让宝宝意识到其他宝宝的存在，在成人的引导下萌发相互间的合作意识。

（二）活动准备

爬行的轨道 2 条、苹果树 2 棵、小筐 2 个。

（三）活动过程

1. 组织宝宝分成 2 组，每次宝宝爬行摘 1 个苹果放到小筐，拍后面宝宝的手后再站队到后面排队。每队宝宝合作，直到将苹果树上的苹果摘完。

2. 老师示范游戏。

3. 请宝宝和家长们分组游戏。

4. 检查宝宝摘苹果的成绩并给予讲评。

亲子提示：家长要提醒宝宝按规则来游戏，注意排队，每爬一次，摘一个苹果。

七、快乐宝贝：摘果乐

（一）活动目标

1. 宝宝和家长在老师的鼓励下能随音乐做相应的肢体动作。

2. 宝宝和家长体验大家共同起舞的乐趣。

（二）活动准备

摘苹果的音乐、录音机

（三）活动进行

1. 老师放音乐，并完整示范律动让宝宝们欣赏。

2. 分别教宝宝模仿做摘苹果和倒苹果的动作。

3. 教师带动家长和宝宝一起随音乐有节奏地跳“摘果乐”律动。

4. 引导宝宝和家长们互动、共舞。

亲子提示：用实际行动来调动宝宝随音乐舞蹈的兴趣，指导宝宝找伴跳舞。

亲子教师的职业素养

师资在亲子教育中起着关键的作用，亲子教师面对的教育对象不仅是 0~3 岁的婴幼儿，同时还有婴幼儿的家长，这与幼儿教师有很大的区别。主要表现在：面对的教育对象更复杂，教育任务更重；婴幼儿年龄更小，指导要求更高；互动方式更多样，人际沟通更频繁。一名优秀的亲子教师应具备下列素养：

一、正确的职业价值取向

（一）热爱早教事业，富有爱心，喜欢和婴幼儿亲近，态度谦卑，亲和力较强。

（二）注重自己的一言一行，能够以身作则，为婴幼儿的未来导航。

（三）了解、掌握家长的心理，善于和家长沟通、配合，能与其他教师团结、融洽地协作。

二、全面的知识技能

（一）扎实的基础理论。包括婴幼儿教育的基础理论，亲子综合活动方法，有关单项专业活动的基本原理、教材、教法，婴幼儿跟踪测评指导方法等。

（二）全面的科学知识与技能。懂得婴幼儿教育规律，熟悉婴幼儿身心发展特点，掌握塑造婴幼儿美好心灵的科学方法。

三、必备的专业素养

（一）应具有敏锐、细致的洞察力，能及时观察和调控婴幼儿活动过程，达到预期活动目标。

（二）应具有良好的语言表达能力，即职业语言简明流畅、通俗易懂、生动形象，且富有幽默感与感染力。

（三）应具有动手设计、制作简单教玩具，会布置、美化教育环境的动手操作能力。

（四）应具有组织与沟通能力。能独立组织婴幼儿和家长亲子活动过程，能与家庭、社会联络沟通。

四、充分的心理准备

（一）具备能够承受不同家长参与的“公开课”“观摩课”压力的心理准备。

（二）具有勇于接受亲子教育专业创新挑战的心理素质。

亲子活动课程模式

A. 全日班的课程模式

（每种活动时间在30分钟左右）

上午：8：30~11：30

一、好朋友时间

二、分享阅读时间

三、音乐总动员时间

四、聪明时间

五、亲子蹦蹦跳时间

六、香喷喷时间

下午：3：00~5：00

七、亲子美劳DIY时间

八、彩虹伞时间

九、快乐带回家时间

B. 半日班的课程模式

一、亲子阅读时间（20分钟）

活动目的：等待其他婴幼儿及其家长，发展婴幼儿的语言智能，体验早期阅读带来的乐趣。

活动内容：各种适合婴幼儿阅读的材料（书籍、图片）

二、亲子模仿操时间（20 分钟）

活动目的：锻炼婴幼儿的身体，发展身体运动智能和音乐智能。

活动内容：音乐律动、音乐游戏。

三、亲子 DIY 时间（20 分钟）

活动目的：发展婴幼儿动手操作能力和自我服务能力。

活动内容：蒙台梭利教学活动、美劳活动、生活活动内容、认知活动内容。

四、亲子休息、交流时间（20 分钟）

五、好朋友时间（20 分钟）

活动目的：发展婴幼儿人际交往智能、合作能力，促进小肌肉的发展。

活动内容：结构材料操作活动，适合婴幼儿年龄特征的各种玩具。

六、大手牵小手时间（30 分钟）

活动目的：发展婴幼儿的自然观察智能，体验亲情。

活动内容：亲子手牵手在户外走，观察大自然。

七、亲子共同游戏时间（30 分钟）

活动目的：发展婴幼儿的身体运动智能，训练婴幼儿大肌肉运动，增进婴幼儿与家长的情感，体验亲子运动的快乐。

C. 小时班的课程模式

一、开始部分（8 分钟）

1. 准备活动（1 分钟）

活动目的：吸引孩子注意力，集中孩子与家长，准备上亲子课，养成秩序感。

活动内容：播放固定的、轻松欢乐的音乐。

2. 问候时间（或称 Hello 时间）（7 分钟）

活动目的：训练婴幼儿的人际交往智能、内省智能、语言智能，学会礼貌用语。

活动内容：逐一点名进行相互问候或自我介绍，每次问候都采用不同的游戏形式。

二、基本部分（50 分钟）

1. 亲子节奏快车（8 分钟）

活动目的：训练婴幼儿的音乐智能、语言智能；体验婴幼儿与家长互动的快乐。

活动内容：奥尔夫音乐教学内容、亲子舞蹈、音乐律动、音乐游戏、语言儿歌节奏训练、唱歌表演、手指游戏等活动（任选其一）。

2. 亲子 DIY 时间（12 分钟）（DIY 即 Do It Yourself 自己动手操作）

活动目的：训练婴儿的小肌肉精细动作，发展空间智能、逻辑数理智能和自然观察智能，发展婴儿自我服务能力。

活动内容：美劳活动，蒙台梭利教育内容，生活活动内容、认知活动内容（任选其一）。

3. 亲子休息时间（10 分钟）（上洗手间、喝水等，休息时进行潜课程，广播里或录音机里播放儿歌、故事、轻音乐等）

4. 亲子总动员（10 分钟）

活动目的：训练婴儿的大肌肉运动，发展身体运动智能、人际交往智能，培养婴儿的合作能力。

活动内容：感觉统合训练内容。

5. 彩虹伞时间（10 分钟）

活动目的：训练婴儿的语言智能、音乐智能、身体运动智能，体验亲情。

活动内容：各种亲子游戏、儿歌。

三、结束部分（2 分钟）

1. 活动目的：结束课程，引起婴儿对游戏的愿望。

2. 活动内容：唱欢快的《再见歌》，亲子教师对宝宝当天的活动进行书面总结。

四、家庭教育延伸活动

1. 活动目的：家长能够有目的地在家中进行巩固训练。

2. 活动内容：当天重要的学习内容或宝宝未掌握好将继续训练的内容。

思考与练习

1. 什么是亲子活动？它有什么教育价值与特点？

2. 了解亲子活动设计的制定与方案撰写要求，结合设计一个亲子活动方案并演练。

3. 了解亲子活动课程设置几种模式，结合实例谈谈如何组织与实施亲子活动？

第四节　托儿所（班）幼儿一日活动的设计与组织

托儿所：是针对 3 岁前婴幼儿实施集体教养的场所，用于专门照顾和培养 1~3 岁幼儿生活能力的地方，也指公共场所中因父母不在而由受过专门训练的服务人员临时照顾孩子们的房间或地方。

托儿班，是指2~3岁的幼儿，在上幼儿园之前所上的小小班，它可以设在托儿所中，也可附设在幼儿园内。

综上所述，托儿所（班）都是针对3岁前婴幼儿保育与教育而专设的实施集体教育的场所，属于学前教育的机构，是培养和锻炼婴幼儿基本生活能力和社会交往能力的地方。婴幼儿通过托儿所（班）的集体生活的培养，不仅能掌握一些基本的生活技能，获得情感与社会性等多种能力的发展，为真正意义上的入园适应集体生活做好过渡准备，还能有效地降低婴幼儿教育的成本，帮助家庭解决孩子的托管问题，为他们（特别是母亲）安心参加社会劳动创造了条件。因此，托儿所（班）这种集体教养的组织形式在我国大中城市普遍存在。

托幼机构一日活动的组织与实施，是幼儿体、智、德、美全面发展的重要环节。托儿所（班）幼儿一日活动的安排是以幼儿发展为基础，设计原则和操作要求的制订旨在帮助教养工作做到科学化、规范化和制度化。

一、托儿所（班）幼儿一日活动的主要类型、内容及时间量

（一）活动类型

一般把托儿所（班）幼儿的一日活动分为十大环节。包括晨检进班、体育活动、培养与训练、喝水、如厕、盥洗、进餐、午睡、游戏、离所。为了给托儿所（班）幼儿创设宽松的氛围，根据托儿所（班）幼儿一日生活中各项活动的性质，同时兼顾室内外的因素，把一日活动分为生活活动、户外活动和游戏活动。托幼园/所在实施过程中，可以根据一日活动的内容和时间以及本班幼儿的状况进行适当的安排。

（二）活动内容（以全日制机构的活动为例）

（1）生活活动：包括饮水、吃点心、午餐、穿衣、盥洗、大小便、午睡等。

（2）户外活动：包括做操等各类体育活动，其他适宜于户外的活动等。

（3）游戏活动：分为集体活动和个别活动。集体活动分为全班性的大集体活动和分组性的小集体活动，如谈话、唱唱跳跳、语言活动等。个别活动包括教师指导的区角活动和幼儿的自由活动等。

（三）时间量及其分布

以上午7：30~下午4：30为一日活动范围，共计540分钟，其中生活活动的时间

总量为 300 分钟，户外活动的时间总量为 90~120 分钟，游戏活动的时间总量为 100~120 分钟。2 岁前婴幼儿一日生活中，三类活动的时间安排应根据具体情况，参照执行。寄宿制机构的一日活动应根据园/所具体情况，调整各类活动的时间安排。

二、托儿所（班）幼儿一日活动设计原则

（一）适宜性和发展性相结合的原则

选择适宜的教育内容和组织方式对托儿所（班）幼儿来说是成功教育的关键，适宜的教育内容与方式应符合托班幼儿神经、心理与体格发育的规律，并充分注意其直观性和模仿性等认知特点，以幼儿为中心采取相应正确的教育方法，采用有组织的活动和个别活动相结合、室内外活动相结合、动静相结合等多种形式开展活动，并坚持用启发、诱导和正面教育的方法促进每一位幼儿经验与能力都能在原有基础上得到发展与提高。

托儿所（班）幼儿一日活动的组织与实施必须以幼儿生理节律为依据，合理安排生活、户外和游戏三类活动的活动内容、活动时间及其顺序。坚持在一日活动中面向全体幼儿，充分发挥各类活动的教育作用。提供幼儿充分个别操作、主动探索的时间和条件，逐步提高他们适应集体生活和基本学习的能力。

（二）保育与教育相结合的原则

在婴幼儿的每一项生活内容中都有保健与教育两重任务，通过一日生活制度中的每一个环节，结合照顾睡、吃、玩，养成良好的生活与卫生习惯，发展成人和小朋友之间良好的相互关系，发展有关的动作、语言和认识能力。

托儿所（班）幼儿一日活动设计及其实施应注意教育和保育的协调，应注重对 3 岁前幼儿的保健工作，促进幼儿身心健康发展。同时适宜提供必要的活动时间，刺激他们的大脑，丰富他们的生活，使他们多听、多看、多说、多问，逐步培养和完善探索客观世界的基本能力。

（三）个别活动和集体活动相结合的原则

集体活动和个别活动都是托班幼儿教养中重要的活动组织形式。我国《三岁前小儿教养大纲（草案）》中明确指出：教养工作必须从小儿生理心理特点出发，集体教育和个别教育相结合。对一岁以内的小儿，进行个别教育，一岁至二岁小儿仍应以个别教育为主，但可以分小组短时间地进行一些活动，二至三岁小儿可逐渐进行一定时间的有

组织的集体活动。

教师在教养工作中应根据活动目标和不同内容，选择相应的活动组织形式。为了满足托班幼儿个别的平行游戏为主的发展特点，应更多地采用个别活动和分组活动的教育组织形式引导幼儿合群、交往能力的发展。在一日活动中，注意减少不必要的集体活动的要求，通过提供充分的个别活动时间，使幼儿逐步调整个体行为，建立集体生活的常规。

（四）稳定性和灵活性相结合的原则

稳定的一日活动安排通过一日活动的常规要求，来促进幼儿形成良好的动力定型，安定的情绪，培养他们良好的生活习惯。一日活动的设计规定了三类活动的活动内容及其时间量，教师应根据幼儿发展状况、教育目标活动要求以及季节变化等因素，进行一日生活的调整。通过合理地调整，满足幼儿的基本要求，实现活动目标，促进幼儿更好地适应集体生活。

三、托儿所（班）组织幼儿一日活动注意要点

（1）除牛奶或豆浆外，幼儿必须每天饮水。幼儿每日饮水不应少于 200ml，饮水次数必须在 2 次以上，户外等活动后应注意及时补充水分。托幼园所应为幼儿配备随时饮水的设备。

（2）幼儿的两餐间隔时间为 3.5 小时以上，每次进餐时间不应少于 30 分钟。幼儿进食时，成人不应催促，应让他们充分咀嚼、吞咽。

（3）允许幼儿在一日活动中随时大小便，培养他们定时排便的习惯。

（4）保证幼儿每天午睡 165 分钟，应提供健康舒适的睡眠环境。2 岁前幼儿睡眠时间酌情延长至 180 分钟，并可分段进行。

（5）加强对幼儿的保健护理，努力培养幼儿初步的生活自理能力和自我保护能力。

（6）充分利用户外空气和阳光，安排各类户外活动，保证幼儿充分的户外活动时间。

（7）根据不同节气的变化，调整户外活动的时间和活动内容，防止中暑、冻伤等情况发生。

（8）在幼儿户外活动时，教师必须进行观察、指导，注意幼儿活动量。幼儿体育活动时间每天应保证 30~60 分钟，每次活动为 20~30 分钟。

（9）保证幼儿个别活动时间。一日活动中，个别活动时间应占游戏活动时间总量的 2/3。

（10）教师在活动中，必须给幼儿提供充足的、品种丰富的、适合其年龄特点的玩具和可操作的材料，提供他们愉快的情绪体验、必要的直觉经验、充分的语言刺激和人际交往的机会。

附一

2~3 岁全日制幼儿班一日活动安排

7：30~8：15 来园，自由活动

8：15~8：55 室内区域活动

8：55~9：25 盥洗，大小便，吃点心

9：25~9：45 室外体育活动

9：45~10：05 盥洗，大小便，喝水，自由活动

10：05~10：20 集体教育活动

10：20~10：45 室外自由活动

10：45~11：30 点名，盥洗，大小便，午餐

11：30~12：00 散步

12：00~15：15 午睡，起床，盥洗，大小便，吃点心

15：15~16：30 室外活动

附二

2~3 岁寄宿制幼儿班一日活动安排（春季）

6：30~7：15 起床、盥洗

7：15~8：30 早餐、室内游戏

8：30~9：00 早锻炼

9：00~9：45 集体教育活动，吃点心

9：45~10：45 户外活动，喝水

10：45~11：15 室内活动，餐前准备

11：15~12：00 午餐

12：00~14：00 午睡

14：00~15：00 起床，吃点心

15：00~15：30 集体教育活动

15：30~16：30 户外活动，喝水

16：30~17：15 区域活动

17：15~18：00 晚餐，散步

18：00~20：00 看电视，室内游戏，盥洗

20：00 睡眠

四、托儿所（班）幼儿教育活动的组织与实施

（一）托儿所（班）课程设置的总要求

一般来说，托儿所（班）基本是由24个月至36个月之间的幼儿组成的，其年龄特点、心理特征都与3~6岁幼儿大相径庭，课程设置上不能简单地将幼儿园课程简易化，应做到“亲、静、乐”，具体要求如下。

1. 营造富有亲情、安静、有序的教育环境

营造与家庭接轨的温馨、有安全感的、便于幼儿投入地活动的环境，尽可能避免哭闹、喊叫、打斗等现象，使幼儿能真正处于安静、有秩序、投入的状态生活与游戏，进而帮助幼儿形成谦让、协商及优雅的行事风格。

2. 引导幼儿用探索、体验、交往和表达的方式来学习

“实施教育的根本目的就是使儿童固有的天性、本能和潜质在生活中实现有效的展开和萌发。”选择探索、体验、交往及表达的学习方式，既是对托儿所（班）幼儿天性现实把握的表现，也是长期以来托儿所（班）课程实践的重要经验。

3. 关注生活、游戏和适宜的教学

对托儿所（班）幼儿而言，基本生活习惯和能力的养成是进一步发展的现实基础。游戏是他们本能的需要，也是基本活动方式。托儿所（班）幼儿教育不是用说教的方式来实施的，而是主要采用支持、鼓励和引导的方式来实现的。

（二）托班课程内容

托儿所（班）课程内容的选择应从幼儿已有经验入手，在现有经验的基础上，通过有效地开展游戏活动，实现婴幼儿经验与能力的再建构。具体来说包括以下几个方面或领域：

（1）生活活动。通过“吃吃睡睡”有关的进餐、睡眠、盥洗等生活经验的获得，重点让幼儿获得基本的生活能力，养成基本的生活习惯，培养生活中的安全感和愉快情绪。

（2）体育活动。通过“走走跑跑”有关运动经验的获得，让幼儿与自然和社会接触，重点发展婴幼儿大肌肉动作和初步的运动能力，培养他们的运动意识和运动兴趣。

（3）手工活动。通过“做做玩玩”有关手部精细动作方面的经验的获得，重点发展婴幼儿手指动作和手眼协调能力，培养他们物品操作能力和对事物探究的兴趣。

（4）语言活动。通过“听听说说”有关倾听和口头表达方面的经验获得，重点发

展幼儿倾听、口语表达、阅读和欣赏各类作品的能力，激发他们合理运用口头语言表达和交流的习惯。

（5）探究活动。通过“看看问问”有关观察能力、好奇心和求知欲等方面的经验获得，重点发展婴幼儿对周围世界的好奇、好问的兴趣和能力，培养他们关注周围生活中人和事的习惯。

（6）艺术活动。通过“画画唱唱”有关的表达和审美方面的经验获得，重点发展婴幼儿涂、画及唱等表现技能，培养他们对美好事物的兴趣、节奏感和用肢体语言大胆表现的能力。

（三）托儿所（班）课程组织与实施的方法与策略

游戏是幼儿最喜欢的活动，也是托儿所（班）实施课程的最有效的方式，用游戏的手段组织实施课程，将游戏贯穿所有的课程之中，是实现幼儿轻松、愉快地玩耍学习的有效方法。为此，托儿所（班）的各项活动都应以游戏的形式展开，在以游戏贯穿学习的过程中应注意以下策略。

1. 游戏要拟人化

由于年龄所限，托儿班幼儿对现实世界与虚幻的想象混淆不清，他们对一切事物具有“泛灵性”的特点。为此，教师应运用拟人化手法，使游戏活动充满情趣，这样一来便于幼儿理解与接受学习内容，二来能有效地激发幼儿参与学习活动的积极性，从而保证教育任务的有效完成。

2. 游戏要生活化

幼儿游戏要以相应的生活经验为支撑。2~3 岁幼儿游戏应从他们身边的小事出发，挖掘生活中的潜在教育因素，将游戏内容的生活性与教育性有机地融合，做到生活活动教育化、游戏化。如，将幼儿的刷牙、洗脸等生活活动编成《讲卫生》的模仿性韵律游戏，让幼儿通过“讲卫生”的韵律活动掌握刷牙、洗脸等生活技能；在区域活动中，将幼儿的衣、帽、鞋、袜等常见生活用品作为区域活动材料分层投放，幼儿通过由易到难的操作熟悉的生活材料发展动手能力，游戏的生活化让婴幼儿实现了生活经验积累与建构。

3. 游戏要运动化

2~3 岁幼儿正处直觉行动思维向具体形象思维转化阶段，他们喜欢参加有身体参与的运动性的游戏活动，对静坐的游戏注意力集中时间短。为此，教师应通过提供物化材料来引发幼儿在游戏中有效操作与互动，将游戏活动组织实施运动化。为了使幼儿保持适度的兴奋状态，一日活动的游戏安排方式也要运动化。如，在保证每天 2 小时户外活动的基础上，幼儿一日活动的组织应做到：动静交替，室内外活动交替，个别活动和集体活动交替，有机地将生活护理、集体活动和活动区活动穿插安排。

4. 游戏要小组化

2~3 岁幼儿正处于强烈的以自我为中心的意识阶段，在实施课程时，小组化的游戏组织方式，既能有效地避免幼儿注意力集中时间短，易受干扰，受同伴的影响大等不利因素，提高教育的效率。同时还能促进小组内同伴间的互相模仿与学习，为幼儿逐步参与集体性游戏活动做好必要过渡准备。

总之，在托儿所（班）课程实施上不能简单地将幼儿园课程简易化，而须根据班级的具体情况，灵活地运用以上策略来组织游戏活动，有机地将教育课程分步实施。

思考与练习

1. 简述托班幼儿一日活动设计的原则。

2. 联系实际谈一谈在组织托班幼儿一日活动中应注意什么？

3. 制定一个日托、三餐一点性质的春季作息时间表。

4. 了解托儿所（班）课程设置的总要求及内容，结合实际谈谈如何科学地组织与实施？

第八章　婴幼儿家庭与社区早教

本章导读：家庭是儿童生命的摇篮，父母是婴幼儿的第一任老师，大量研究与案例都在佐证这个观点：成为父母是需要学习的！家庭教育逐渐凸显其重要性。然而散居于社区中的0~3岁婴幼儿家庭缺乏长期而稳定的指导主体也缺乏具备全面婴幼儿教育素养与指导素养的专门人才。了解早教师资资格认证及主要的家庭与社区早期教育模式有助于指导家长选择合适的早教方式，提升家长科学育儿理念及水平。

第一节　婴幼儿家庭教育

一、婴幼儿家庭教育的意义

0~3岁婴幼儿家庭教育是一生最初的也是最为关键的教育，它对个体的成长发展与社会进步都有至关重要的作用。

（一）婴幼儿家庭教育是一切教育的基础

家庭是孩子最早接受教育的场所，父母是孩子最早接受教育的教师。家庭教育在孩子的成长中起着奠基的作用，苏联著名教育家苏霍姆林斯基曾经强调过："没有家庭教育的学校教育和没有学校教育的家庭教育，都不可能完成培养人这一极其细致而复杂的任务。"这就说明了家庭教育在孩子的成长过程中是不可缺少的。同时，家庭教育对一个人品性、行为习惯的养成也有至关重要的影响，正如奥地利人本主义心理先驱阿尔弗雷德·阿德勒所认为，出生后的头几年对于人成年后人格的形成非常重要。

（二）婴幼儿家庭教育有助于推动社会的发展

人的教育是一项系统工程，家庭教育、学校教育与社会教育都是国民教育体系中的重要组成部分。家庭教育作为社会最基础的教育单位，不仅具有传承社会文化的作用，还可以为社会输送各类人才，促进社会的稳定、国家的繁荣，影响着未来社会的发展。

二、婴幼儿家庭教育的任务

婴幼儿家庭教育是人的教育开端，全面开启着未来的幼儿园教育、学校教育与社会教育，是其他教育的起点与基石。大量研究证明，0~3 岁这个时期，婴幼儿有超乎想象的学习能力，如同“海绵”一样，将来自外界的视听嗅味触觉信息完全接受，并将之转为智力、性格和习惯等发展基础。换言之，婴幼儿接触的所有事物都将影响其各个领域的发展。因此，0~3 岁婴幼儿家庭教育的任务非常广泛，从生理到心理，从能力到个性。从婴幼儿智能发展的五大能力来看，主要包括大运动、精细动作、认知能力、语言能力、情绪和社会行为能力这五大方面。这五大方面的均衡发展可以说是婴幼儿智能发展的基础，为婴幼儿日后智商、情商、体能方面的发展都起到必要的基础作用。婴幼儿家庭教育的具体任务也主要集中在这五大方面。

第二节　婴幼儿家庭教育指导

目前很多年轻的婴幼儿家长虽有着强烈的科学育儿愿望，但家庭教育能力不足，缺乏专门的婴幼儿教养知识，面对孩子纷繁复杂的成长问题常常不知所措，这就对家庭教育指导工作提出了新的要求。为 0~3 婴幼儿家庭提供系统有效的专业指导，不仅可以帮助家长提升家庭教育的质量，更有助于开启婴幼儿良好的人生开端。

一、婴幼儿家庭教育指导的性质与内容

（一）帮助家长树立正确的育儿理念

育儿理念作为家长对婴幼儿发展和各项育儿活动所持有的看法，会对家长的各种育儿行为产生深刻的影响。因此，家庭教育的首要任务就是帮助家长梳理科学的儿童观与教育观，使之对婴幼儿教育形成科学全面的认识。

（二）指导家长积累科学的育儿知识

通过指导，提高家长家庭教育知识的知晓率。转变教育观念、改进教养态度、增强

教育能力、改进家庭教育，提高家庭教育质量，促进学前儿童身心发展。

（三）指导家长营造适宜的家庭环境

通过指导，促使家长为孩子提供基本的生活、游戏和学习条件，形成良好的亲子关系、夫妇关系、婆媳关系等家庭关系和邻里关系，建立民主、平等和谐的家庭氛围，为婴幼儿健康成长创设良好的家庭环境。

二、婴幼儿家庭教育指导的方法与途径

（一）婴幼儿家庭教育指导的方法

1. 亲子讲座

对家长进行调查问卷显示，越来越多的家长已经意识到父母是婴幼儿生活中最早的老师，自身素质和教育水平的提高直接关系到婴幼儿的成长，这部分家长对提高家教水平的愿望十分迫切。可以请有关专家和老师对家长讲授“0~3 岁婴幼儿身心发展特点”“0~3 岁婴幼儿亲子游戏”“玩具的选择和游戏”等，以提升家长科学的育儿观和育儿技能。对家庭的教育指导由个别型向普及型发展，由浅层次向深层次提高，由粗放式、一般化向精致式个别化转型。为应对新的发展需求，学校成立了家庭教育家长研修班为家长们开展家庭教育研究提供了途径。亲子讲座活动每月一次，家长们在专家的指导下学习亲职教育的理论知识并结合自己日常家教中存在的疑惑展开研修，从更高的层面了解婴幼儿用科学的教育理念改进家教方法。

2. 家长沙龙

为提高家长的育儿水平，减少家庭环境和家长自身素质对婴幼儿的负面影响，提高亲子乐园的办学质量，我们进行了家长沙龙的尝试，其内容包括家教经验交流、探讨家教中的热点和难点问题。在“沙龙”中氛围民主，大家可以相互介绍早期教育的信息和资料，资源共享。还可以提出自己的疑问和观点，求同存异、畅所欲言、取长补短，激活理性思维，提高理论层次，拓宽家教视野，促进家庭和幼儿园教育的发展。

3. 网上家教指导

随着科学技术的迅猛发展，计算机与网络的发展更是神速，拥有一台电脑，在互联网上交流一番，获取更多的信息已被多数人所接受。可以利用校园网络资源，创建了家园网站，为家长们提供网上家庭教育指导服务。家长们通过点击早教网址，便可获得相关家庭教育指导信息，并能就一些家庭教育上的热点问题展开家长间的讨论。在相互的讨论中，家长们不知不觉地接受了他人成功的经验，那就是父母和婴幼儿都应该是学习的主人。网络化的家庭教育指导克服了家长在时间、空间上的限制，使学习变得更有弹

性，为家长培训指导提供了有效的途径。

（二）婴幼儿家庭教育指导的途径

婴幼儿的父母可以从多种渠道接受家庭教育的指导。这些渠道包括：幼托教养机构对作为教育对象的学前儿童的家长进行的指导，街道乡镇对作为社区居民的学前儿童家长进行的指导，企事业机关（目前许多单位是通过工会）对作为单位职工的学前儿童家长进行的指导，大众传播媒介对作为读者、听众、观众和网民的学前儿童家长进行的指导。此外，还有其他社会教育机构对学前儿童家长进行的指导。

1. 幼托教养机构的指导

由托育和早教等托幼教养机构组织，由教师和工作人员担负指导者角色，对家长直接进行指导。它的特点是：可以利用幼托教养机构现有的房舍、场地、设备进行。可以由幼托教养机构现有的教师及工作人员担负指导者，而不必另外特设指导者。幼托教养机构的合格教师和工作人员具备的对儿童的教育素养与对指导者要求的指导家长的素养有相当的共同点，经过一定的培训即可“上岗”，幼托教养机构现有教师和工作人员对机构内婴幼儿及其家长的了解和在他们心目中的地位，使这一指导渠道具有特殊的优势。

2. 社区的指导

由街道、乡镇或小区组织的，由街道、乡镇干部、社区内社会工作者、托幼教养机构教师或其他志愿者担负指导者角色，对社区居民进行的指导。一般对未入园入托婴幼儿家长、祖辈家长、外来流动人口家长进行指导较多。社区家庭教育指导者队伍的形成和建设是我国社区开展家庭教育指导的关键。随着我国社区建设的发展，社区指导的渠道将受到更多的重视和发展。不少幼托教养机构已经开始注意利用社区的资源，依托社区开展家庭教育指导。

3. 大众传播媒介的指导

通过报纸、杂志、广播、电视、书籍和网站等大众传播媒介对家长进行的家庭教育指导。家庭教育的专业报刊，广播、电视中的家庭教育专题节目，家庭教育的电影、家庭教育的读物和家庭教育网站发挥着重要作用。大众传播媒介在时效、通俗、可接受性上的优势，使其在家庭教育指导上的作用正日益增长。有调查结果表明，目前学前儿童家长家庭教育知识的来源中，来自报刊杂志和其他读物的居多。

三、早教师资认证

（一）早教教师的职业界定

早教教师是专职的教育工作者，懂得婴幼儿身心发展的特点和规律，掌握科学的婴幼儿教育方法，他们对婴幼儿的教育是有目的、有计划和有组织的。教师能够指导和帮助家长树立新型的家庭教育观念，引导家长参与婴幼儿的活动，了解、观察婴幼儿，在家长与婴幼儿、幼儿园与教师之间建立良好融洽的关系，真正使家长成为幼儿园的合作伙伴和教师的良师益友。早教教师是对0~3岁婴幼儿提供生活照料、护理和教育的服务，辅助家庭完成科学育儿工作的人员。其职业活动范围是进入早期教育机构、亲子园、幼儿园，帮助家长做一些针对婴幼儿的全方位指导；在幼儿园、早期教育机构中承担适当喂养、护理和教育方面的训练；以社区为单位1对数个家庭提供教育咨询。既可直接进入0~3岁婴幼儿家庭进行喂养和护理或对抚养人进行适当的操作指导，也可以灵活就业，像国外的私人律师、家庭医生一样弹性就业，或者在社区婴幼儿服务机构工作。

（二）早教师资职业培训

1. 育婴师培训

（1）育婴师培训的意义。

我国现有的高职院校作为国家教育机构，还没有培养出针对0~3岁阶段的专业育婴人才，这就出现了早期育婴人才的空白。在这样一个社会需求的大背景环境下，为了用国家职业标准去规范婴幼儿教育的培训教学，使0~3岁的婴幼儿真正得到科学规范的早期教养，育婴师作为一个独立的职业一“出世”就成为一种必然的趋势。

当前我国的育婴师行业还处于初级阶段，现有的从业者大多是从幼教、儿科、产科等相关行业转业过来的。虽然这些专业都与育婴专业联系紧密，但实际上育婴师的知识构成主要包括孕期的保养调理（产科）、临产分娩（产科）、婴幼儿保健喂养（儿科）、早期教育（幼教）等方面，即现有从业者的知识结构并不完善。一旦通过系统的培训，合格的育婴师必将能够应对家长随时提出的各种早期教育问题和需求。育婴岗位的就业前景很广阔，社会需求量很大，必须加强育婴师的培训工作。

（2）国家育婴师职业标准的形成。

育婴师是适应我国社会发展和需求应运而生的新兴职业，原劳动和社会保障部根据社会发展需要，适时地制定了从《育婴员国家职业资格标准》《培训教程》《考试题库》到教学方法、课件平台、考试鉴定等一系列的国家统一标准，并形成规范的培训鉴定认证体系，做到统一标准、统一培训、统一考试、统一质量。

（3）育婴师培训课程。

《育婴员国家职业资格标准》的实施标志着照料0~3岁婴幼儿有了职业化标准，不单是吃饱、睡好、不磕不碰就行了，而是要科学培育婴幼儿。通过对标准化课程的学习，可以掌握0~3岁婴幼儿的生活照料护理及教育方面的相关知识，并运用科学的方法对婴幼儿的饮食、睡眠、动作技能、智力开发、社会行为和人格发展进行教育训练。培训分核心课程和基础课程两大部分。核心课程包括四大模块：生活照料、卫生保健、幼儿教育、幼儿心理。基础课程包括两大模块：职业道德、家庭礼仪。

2. 幼儿照护员

（1）幼儿照护培训意义。

2019 年 3 月至 2020 年 1 月，3 批共 92 个职业技能等级（以下简称“X”）标准入围教育部目录管理清单，其中包括幼儿照护职业技能。婴幼儿照护服务是保障和改善民生的重要内容。2019 年 4 月国务院办公厅印发了《关于促进 3 岁以下婴幼儿照护服务发展的指导意见》（以下简称《指导意见》）。《指导意见》确立了 4 条基本原则：一是家庭为主，托育补充。为家庭提供科学养育指导，对确有照护困难的家庭或婴幼儿提供必要服务。二是政策引导，普惠优先。充分调动社会力量的积极性，优先支持普惠性婴幼儿照护服务机构。三是安全健康，科学规范。按照儿童优先原则，最大限度保护婴幼儿。四是属地管理，分类指导。由此可见，幼儿照护培训既是认真贯彻落实教育部 1+X 幼儿照护职业技能标准，在家政服务相关专业领域推进 1+X 证书制度试点工作，提升幼儿照护相关专业教师的业务水平和技能操作的有效途径，又是解决“幼有所育”民生问题的重要举措。

（2）幼儿照护职业技能等级标准。

幼儿照护主要的职业岗位面向为：在婴幼儿照护服务机构及相关公益性社会服务领域中，对幼儿开展生活照料、早期发展指导、亲子活动、入户指导及相关服务的全日托、半日托、计时托、临时托幼提供单项或综合服务的工作岗位。

幼儿照护职业技能等级分为三个等级：初级、中级、高级，三个级别依次递进，高级别涵盖低级别职业技能要求。幼儿照护（初级）：能为幼儿提供基础性生活照料、日常保健护理，并对幼儿进行早期发展指导。幼儿照护（中级）：能为幼儿提供针对性生活照料、保健护理，并能为幼儿的健康发展创造有利于成长的环境，能指导幼儿早期发展，可独立完成婴幼儿照护服务机构相应岗位工作任务。幼儿照护（高级）：掌握幼儿发展的特点并能够制定符合其特点和发展需要的个别化指导方案，能对幼儿照护服务人员进行培训、指导，引导家长进行科学育儿，为 3 岁以下特殊幼儿提供照护。

第三节　婴幼儿社区早教

“社区”一词最早是由德国社会学家滕尼斯（F. Tonnies）于 1887 年提出。目前，社会学理论工作者一般倾向于认为，社区是由生活在一定地域范围内的人们所形成的一种社会生活共同体。因此，有人说，社区是人生的驿站，社区是生活的港湾，社区是城市发展的标志。人除了工作单位，大半时间是在社区度过的。

一、家庭社区早期教育概述

0~3 岁婴幼儿是社区人口的组成部分，其教育是社区建设的一项重要内容，社区在此承担着组织开展 0~3 岁早期教育活动及对相关教育活动进行管理和承担责任的义务。

1. 社区婴幼儿早期教育

随着社区生活的建设和和社区教育的出现，在一些城市和农村，社区学前教育正悄然兴起。为促进广大社区内学前婴幼儿的优生、优育、优教，社区为之创设环境，发扬社区人力资源，已取得了初步成效。社区早期教育是指社区内为婴幼儿或全体居民设置的教育设施和教育活动，是多层次的、多内容的、多种类的社会教育。对婴幼儿则为校外教育，有助于促进学习、社会、家庭共同承担教育下一代的责任。

2. 家庭社区合作共育

家庭社区合作共育其实涉及家庭、托幼机构和社区三方之间的平等合作。它们既有彼此之间双向的相互影响、相互作用，又有包含在教育过程中所得到的自我教育这种多层次、多维度的多向互动，指向婴幼儿的早期发展。家庭、托幼机构、社区共育不仅仅指早期教育本身，还包括对家庭、托幼机构和社区进行组织工作，开展家庭、托幼机构、社区活动，创造具有建设性的共育方法。三者紧密联系，资源共享，可以形成巨大的早期教育合力。

二、国内社区婴幼儿早期教育的发展

1998 年，我国教育部基教司组织哈尔滨、沈阳、青岛、广州等九个城市进行了以社区早期教育发展和管理机制为重点的试点工作，较早启动了以社区为基础的面向 0~3 岁婴幼儿的科学育儿项目。在经济发达地区，我国已经开始搜索社区学前教育的模式，积极推进 0~6 岁教育社区化，以改变我国 0~3 岁早期教育比较薄弱及 0~3 岁婴幼儿教育与 3~6 岁教育脱节的状况。

（一）发达地区搭建早期教育三级服务网络

1. 建立城市早教中心

我国城市的行政区的层次为市→区→街道→居委会。社区教育活动一般在街道或居委会的基层社会进行。我国城市中双职工家庭占多数，一般来说，妇女产后半年至一年就要上班工作。城市中的家庭结构又以核心家庭为主，即使是主干家庭，由于受市场经济的冲击，许多退休的长辈仍或多或少地从事着某些社会工作。而专门的托儿所又较少，年幼的婴幼儿很需要得到照料，再者，城市中人口的文化水平相对较高，婴幼儿又多为独生子女，传统的“养子防老”的观念正在淡化，更多的家庭希望自己的孩子能成为社会承认的有价值的个体。

2. 建立乡镇早教分中心

依托当地幼托机构，建立科学育儿分中心，在本区域拓展以素质教育为核心，以0~3岁婴幼儿、家长及看护人员为对象，以促进人的全面发展为目标的公益服务。

3. 建立村级早教项目点

通过建立科学育儿项目点、流动课堂和入户随访的形式，提高服务受益面。

（二）以“三优”工程为龙头，形成社区0~3岁婴幼儿工作网络

“三优”是指优生、优育和优教。“三优”工程是由全国妇联倡导的，通过各级妇联组织在全国各地开展的，以促进婴幼儿健康发展为宗旨的群众性活动。社区学前教育以“三优”工程为中心，充分发挥社区内妇联群众团体的优势，团结各方面的专家，协同社会力量，将科学育儿的工作推向基层，深入家庭，向广大群众普及科学育儿的知识，提高家长的文化素质和教育水平，这对促进婴幼儿健康成长具有重要的社会意义。

以上海为例，某区在市、区有关部门的指导和配合下，把“三优”作为社区学前教育的中心内容，并以此为轴心，形成了由地区医院、健康教育中心、教育机构、电视台等单位参加的社区学前教育工作与服务网络，各单位各司其职，但又相互配合协作。地区医院和健康教育中心主要负责优生与疾病预防工作，内容主要包括：①召开未来母亲会议，对于前来医院检查登记的孕妇作教育指导，使其懂得母乳喂养的重要性；②定期为孕妇做孕检；③加强对高危孕妇的管理；④指导进行胎儿监护工作；⑤做好学前婴幼儿的计划免疫工作，办好保健门诊。街道妇联主要负责抓婴幼儿的保教工作，创办简易的托儿所，解决居民子女托难问题，对地区内民办的和简易的托儿所进行检查指导，并且以幼教机构和电视台作为依托，把社会教育的影响渗透到每一个居民家庭中去。同时，这些单位还在街道的统一组织下，定期为居民进行科学育儿的义务咨询活动。

（三）组建“家庭教育辅导站”“家长学校”

“家庭教育辅导站”一般是以居委会为基本单位，由居委会和党支部书记、妇代会主任、卫生站人员、退休教师以及社会热心人士等人组成一个工作班子。主要的任务是：开展从新婚指导、孕期保健和孕期家庭自我监护到新生儿保健、婴幼儿保健与教育等一系列的教育。

（四）以社区为中心开展早期教育

在社区开办供婴幼儿使用的玩具图书馆、游戏室、游乐场等多种形式的教育与活动场所，可以为广大婴幼儿提供接触社会、加强交往的机会，以利于培养婴幼儿良好的社会适应能力，同时也为婴幼儿智力的开发、动作的发展创造良好的条件。

以上海为例，某区借鉴国外一些有益经验并结合当地实际情况，开办了街道儿童玩具图书馆和儿童乐园。在儿童玩具图书馆中分设有玩具室和图书室两部分。来馆的婴幼儿需办理玩具卡和借书卡。婴幼儿一般由家长带着来玩，小学生通常是自己来玩。婴幼儿除了可以在玩具室、图书室里活动以外，还可以将玩具、图书借回家里，只需交纳一定的租金即可，十分方便。在儿童玩具图书馆的旁边，街道还开辟了一个儿童乐园。儿童乐园中有滑梯、荡船、钻架、摇马、电瓶车、滑冰车等活动器材，婴幼儿只需要一角钱就可以在其中自由游戏。儿童玩具图书馆和儿童乐园的开办，深受当地婴幼儿和家长的欢迎，并获得了较高的社会效益。与此同时，街道还办起了“成人图书馆”，为广大的青少年、家长及退休职工提供了丰富知识的学习园地。所有这一切，都为街道精神文明的建设创造了良好的社会环境。这种早期教育社会化的方向，正是社区早期教育所要达到的重要目标。

三、常见的社区早期教育模式

（1）托班：社区可探索如何利用现有的托班设施设备，发挥其作用，为社区散居婴幼儿所用。

（2）双休日亲子园：形成亲子园完善的课程体系、亲子园操作流程、亲子园相关活动方式。

（3）准爸爸妈妈班：进一步形成准爸爸准妈妈培训班的操作模式，了解准爸爸准妈妈们的需要，完成课程内容选择和设计。

（4）社区早教指导站：继续建立早教指导站，完善早教指导站功能，发挥早教指导站的作用。

（5）0~3 岁讲座咨询会：丰富讲座咨询的内容和形式，收集整理出关于社区家庭早教关注趋势的资料。

（6）入户指导：摸索不同家庭的需求及相应的指导策略，做好入户指导的资料收集整理提炼工作。

（7）开发其他社区早期教育服务项目：摸索出更多的社区早期教育的服务模式并实施。

四、家园、社区共育实践模式

（一）上海市家园社区共育公益项目模式

上海是国内最早实践推动婴幼儿早期发展的地区，2003 年在全国率先推出《上海市 0~3 岁婴幼儿教养方案》，成为指引家园社区开展早期教育的宝典。在 2009 年发布的《关于推进 0~3 岁散居儿童早期教养工作的意见》中，进一步做了具体解读和落地实践，主要由教育、妇联、卫生、人口计生四个部分各司其职，依托市区、街道、社区，搭建起社区家庭科学育儿指导工作的管理网络，建立以社区为依托、专业机构为中心、向家庭辐射的早期教育服务机制，构建起上海特色 0~3 岁婴幼儿早期教育指导体系。

社区儿童中心是最常见的社区家庭合作共育的载体，一般依托社区服务中心、睦邻中心、睦里汇等项目进行子项目孵化，服务内容紧密结合社区家长需求设计，旨在通过整合利用社区各类资源，在“最后一公里”为准父母和 0~3 岁婴幼儿家庭提供形式多元的科学育儿支持，主要包括开设各类亲子指导活动和早期兴趣课程，提供社区家庭之间交流活动的场地。社区通常通过政府购买服务的形式，委托第三方专业机构进行管理，社区提供场地支持，第三方机构负责安排场地运营、课程设置，派遣教师上课，切实服务社区家庭。

（二）南京市家庭社区机构三位一体共育模式

南京市始终在探索建立理念领先、特色鲜明的婴幼儿早期发展服务管理模式，完善家庭、社区、机构三位一体的服务网络。南京市三维一体家庭科学育儿指导服务模式整合社会资源，将家庭养育、社区支持、机构服务三方面有机结合，通过多元服务城乡不同需求，促进 0~3 岁婴幼儿全面发展。在家庭养育方面，结合产后访视和随访服务，妇保人员和社区计生干部对 0~2 岁婴幼儿开展 1 年 2 次的入户服务，指导家长和抚养人科学养育。在社区支持方面，以社区亲子室为依托，家长带 1~2 岁的婴幼儿进行游戏活动和亲子阅读，专业人员定期咨询指导。在机构服务方面，利用婴幼儿早期发展指导服务中心和社会机构，为 2~3 岁的婴幼儿提供 1 年 4 次的免费体验式服务。

（三）北京市“社区儿童早期教育基地”建设工程

北京市教委于 2003 年颁布《北京市教育委员会关于加强社区儿童早期教育示范基地建设的通知》，以幼儿园为载体尝试开展早期教育，启动“社区儿童早期教育基地”建设工程，并被市政府列入实施项目。在项目推进过程中，特别重视家园社区共育理念的体现和工作实践，提倡幼儿园与所在社区相结合，主动了解社区儿童情况及家长对早期教育的需求，有针对性地开展幼儿指导工作。具体来说，该项目提出“因地制宜、形式多样、服务社区、面向家长、寓教于乐、促进发展”的具体目标，强调结合所在社区适龄儿童及其家庭的实际情况，创造性地开展灵活多样的亲子教育活动；提出发挥幼儿园自身的优势，结合所在社区适龄儿童及其家庭的实际情况，创造性开展灵活多样的亲子教育活动，强调基地的服务重点是社区儿童家长，尽可能满足家长的各项合理要求；强调早教基地教育活动内容需适合孩子的年龄特点，既要面向孩子，给孩子创设适宜的教育环境，提供玩具材料，更要面向家长，给家长提供育儿指导与帮助。

资源链接

1. 育婴师培训课程一览

基础课程	职业发展历史与现状；职业前景；育婴师的行为规范；育婴师应必备的能力；家庭礼仪
核心课程	婴幼儿生理发育特点；婴幼儿心理发育特点；敏感期与0~3岁婴幼儿教育包括语言能力、认知能力、适应能力社交行为；婴幼儿生长发育监测与计划免疫；常见疾病的护理；婴幼儿意外伤害的防范与家庭急救；0~3岁婴幼儿营养；微量元素对婴幼儿发育的影响；婴幼儿喂养及辅食的制作；0~3岁婴幼儿大动作及精细动作的发展与训练；新生儿抚触

2. 早教培训师课程一览

早期教育理论指导	早期教育概念及其重要性；早期教育指导师必备素养；婴幼儿教育观；婴幼儿家庭早期教育理论指导和培训
早期教育实操	早期教育实操；婴幼儿生活照料；婴幼儿日常生活保健与护理；婴幼儿身心发展
多元智能教学理论	语言智能；逻辑数理智能；空间视觉智能；自然观察者智能；音乐智能；肢体动作智能
多元智能教学实操	创意阅读活动设计指导与应用；蒙台梭利教学实务；创意艺术教学课程设计指导与多元智能教学实操；建构课程教学实务；奥尔夫音乐教学实务；创意音乐教学实务；亲子课程结构及婴幼儿课程设计理念；亲子课程设计指导与应用
早期教育园所观摩与实践	园所观摩、实训

3. 0~3 岁亲子活动室玩具配备

（建议方案）

类别	项目	名称
大动作	攀爬滑行	塑料滑梯
		管式可拆组合滑梯
		软体爬滑组合
		滑梯秋千组合
		滑梯城堡
		易存式小滑梯
	弹跳	充气弹跳床
		羊角球
	平衡	小摇马
		旋转火箭
		火车跷跷板
		怪物跷跷板
		金龟子秋千
		万象平衡套状
		座兜式安全秋千
	感统	大龙球
		花生球
		90 厘米按摩球
		单隧道
		双隧道
		四隧道
		中型海洋球池（半径 1560 厘米）
	其他	海洋球（普通型）
		海洋球（优质型）
		小型海洋球池（半径 1160 厘米）
	搬运搭建	空心积木

类别	项目	名称
精细动作	穿编	穿球子
		工具包
		雁塔大纽扣
		几何纽扣
		大珠子
	套叠	方形套杯
		彩虹球
		圆形套杯
		鸡蛋套杯
		啤酒桶
		方形套塔
		套环
		木制套塔
		小熊/鱼仔
	拼搭	巨型字母模块
		链条组合
		小空心积木
		弯弯积木
		大葡萄积木
		安琪儿积木
		彩色积木
	敲打	敲声波击
		电子捶波座
		锤击蛇
		锤击盒
	转拨	我的电话

续表

类别	项目	名称	类别	项目	名称
大动作	搬运搭建	软体积木	精细动作	转拨	串球架
		纸砖			青蛙电话
		小熊（宝宝）推车			旋转器
		猪宝宝车		投放	字母投放锅
	拖拉推车	小单车			积木屋
		两用摩托		舀夹	平头（弯头）镊子
		小跑车			小夹子
	投扔滚拍	7 厘米按摩球			沙铲（勺）
		芝麻街海绵球	感知觉	听觉	碰钟
		4 寸贴标球			三角铁
		8. 5 厘米彩球			木鱼
		青蛙乌龟豆袋			沙锤
大动作	投扔滚拍	迷你小投篮	认知类	角色	动物
感知觉	听觉	铃鼓			餐具
		响板			手偶
	触觉	摸箱			布绒玩具
		七色花摸箱		科学	横行蟹（发条玩具）
	视觉	有趣的齿轮			双面车（电动玩具）
		感官追逐车			妈妈咪系列（电动）
认知类	拼图	小动物拼图			声控玩具
	镶嵌	软胶蘑菇动物屋		阅读	图书
		大抓手		涂鸦	蜡笔（12 色）
	配对接龙	动物多米诺	其他		彩虹伞(半径 3. 5 厘米)
		水果多米诺			瓢虫车
	角色	娃娃			软垫
		交通工具			吹泡泡玩具

思考与练习

1. 请阐述婴幼儿家庭教育的意义。
2. 婴幼儿家庭教育主要指导途径有哪些?
3. 幼儿照护的等级和区别有哪些?
4. 常见的社区早教模式有哪些?

附录 1　常见传染病传染源、传播途径及隔离预防

疾病名称		传染源	传播途径				隔离预防						
			空气	飞沫	接触	生物媒介	口罩	帽子	手套	防护镜	隔离衣	防护服	鞋套
病毒性肝炎	甲型、戊型	潜伏期末期和急性期患者			+		±	±	+		+		
病毒性肝炎	乙型、丙型、丁型	急性和慢性病人及病毒携带者			#		±	±	+				
麻疹		麻疹患者	+	++	+		+	+	+		+		
流行性腮腺炎		早期患者和隐性感染者		+			+	+			+		
脊髓灰质炎		患者和病毒携带者		+	++	苍蝇蟑螂	+	+	+		+		
流行性出血热		啮齿类动物、猫、猪、狗、家兔	+ +		+		+	+	+	±	±		
狂犬病		患病或隐性感染的犬、猫、家畜和野兽			+		+	+	+	±	+		
伤寒、副伤寒		患者和带菌者			+		±	±	+		+		
细菌性痢疾		患者和带菌者			+			±	+		+		
霍乱		患者和带菌者			+		+	+	+		+		+
猩红热		患者和带菌者		++	+		+	+	+		+		
白喉		患者、恢复期或健康带菌者		++	+		+	+	+		+		
百日咳		患者		+			+	+	±		+		
流行性脑脊髓膜炎		患者和脑膜炎双球菌携带者		++	+		+	+	+	±	+		
鼠疫	肺鼠疫	感染了肺鼠疫杆菌的啮齿类动物和患者		++	+	鼠蚤	+	+	+	±	+		
鼠疫	腺鼠疫	感染了肺鼠疫杆菌的啮齿类动物和患者			+	鼠蚤	±	±	+	±	+		

续表

疾病名称	传染源	传播途径				隔离预防						
		空气	飞沫	接触	生物媒介	口罩	帽子	手套	防护镜	隔离衣	防护服	鞋套
炭疽	患病的食草类动物和患者		+	+		+	+	+	±	+		
流行性感冒	患者和隐性感染者		+	+		+	+	+				
肺结核	开放性肺结核患者	+	++			+	+	+	±	+		
SARS	患者		++	+		+	+	+	±		+	+
HIV	患者和病毒携带者			●				+		+		
手足口病	患者和隐性感染者		+	+		+	+	+	±	+		
梅毒	梅毒螺旋体感染者			●				+		+		
淋病	淋球菌感染者			■				+		+		
人感染高致病性禽流感	病禽、健康带毒的禽		+	+		+	+	+	±		+	+

注 1：在传播途径一列中，“+”：其中传播途径之一；，“++”：主要传播途径。

注 2：在隔离预防一列中，“+”：应采取的防护措施；“±”工作需要可采取的防护措施；“#”：为接触患者的血液、体液而传播；“●”：为性接触或接触患者的血液、体液而传播；“■”：为性接触或接触患者分泌物污染的物品而传播。

附录 2　武汉市亲子园星级评定标准

一级指标	二级指标	评估内容	分值	评估方式	评估等级				评估得分
					A 1	B 0.8	C 0.6	D 0.4	
A1 园所条件 20 分	B1 设施设备 10 分	1. 亲子园可以独立设置，也可以设置在幼儿园内。如果是独立设置，要求园所整体环境应安全、卫生、整洁、安静和有序，周边无污染无安全隐患	2 分	实地查看、实地测量					
		2. 有适合 0~3 岁婴幼儿和家长开展活动的配套用房，如接待室、亲子活动室、盥洗室、教玩具保管室、办公室、保健室等。有些功能室可以因地制宜适当合并，但各室功能要齐全、科学适用。如果亲子园还为婴幼儿提供餐点，必须要有符合卫生要求的儿童食堂	2 分						
		3. 活动室至少应在 60 平方米以上，人均面积不得少于 5 平方米，一般可容纳 6~10 名婴幼儿及其家长参加活动	2 分						
		4. 盥洗室应设有配套的便于成人和婴幼儿使用的厕所。婴幼儿专用洗手台高度约 50cm，马桶高度以 20~30cm 为宜。同时，还要有流水洗手及防滑设备	2 分						
		5. 教玩具品种丰富，数量充足，符合 0~3 岁婴幼儿的身心发展特点。摆放要分类，有详细目录，便于取放	1 分						
		6. 园内要配有照相机、电脑、打印机、摄像机、视频展示台、投影仪等现代办公和教育教学设备	1 分						

续表

一级指标	二级指标	评估内容	分值	评估方式	评估等级				评估得分
					A 1	B 0.8	C 0.6	D 0.4	
A1 园所 条件 20 分	B2 场地 环境 14 分	1. 室内环境光线充足，通风良好，定期消毒，有防暑防寒设施，地面应是软质地板，80cm 以下墙壁需软包，体现出安全、温馨、美化、儿童化的家庭式环境	2 分	实地 查看					
		2. 室外应有能提供至少 6~10 名婴幼儿及其家长同时开展户外活动的场地，保证较高的户外活动场地利用率。室外有符合 0~3 岁婴幼儿特点的大型玩具	2 分						
	B3 教玩 具与 图书 6 分	1. 亲子园要有能促进 0~3 岁婴幼儿大动作如走、跑、跳、爬、钻、投、平衡、攀登等发展的攀爬类、平衡类、弹跳类、球类等大型玩教具	2 分	实地 察看					
		2. 亲子园应为婴幼儿提供符合年龄特点、数量充足的、多样的玩具和材料。中小型玩教具要体现不同年龄阶段婴幼儿的发展特点。为 0~1 岁婴幼儿选择玩教具应侧重于刺激感官发展类。为 1~2 岁婴幼儿选择玩教具应侧重于大小肌肉发展和图形辨认的玩教具。为 2~3 岁婴幼儿选择玩教具应侧重于语言的沟通、表达和认知学习类玩具	2 分						
		3. 各月龄班具有单一功能的器械和玩具不少于 15 种，要安全、无毒、色彩鲜艳，符合 0~3 岁婴幼儿的月龄特点和身高要求	1 分						
		4. 有 5 种以上婴幼儿教育刊物和家庭教育指导刊物，教师用书人均 5 册以上。婴幼儿图书生均 8 册以上。有一定数量的电子图书资料	1 分						
A2 人员 素养 15 分	B4 队伍 建设 7 分	1. 有一支热爱婴幼儿早期教育事业、爱岗敬业、锐意进取、改革创新的教职工队伍	2 分	查看 资料、 实地 观察					
		2. 具备爱心、细心、耐心和责任心，能与婴幼儿建立亲密、有应答的关系，无体罚或呵斥婴幼儿的行为	2 分						
		3. 教职工队伍建设有规划，注重教职工专业培训，为其专业发展提供个性化的服务	3 分						

续表

一级指标	二级指标	评估内容	分值	评估方式	评估等级				评估得分
					A 1	B 0.8	C 0.6	D 0.4	
A2 人员素养 15 分	B5 任职资格 8 分	1. 园长应具有学前教育专科以上学历，持双证上岗：有教育部门颁发的教师资格证书和劳动部门颁发的育婴师证书。具有 5 年以上幼教工作经历，并参加园长岗位培训，具备婴幼儿早期教育的指导能力	2 分	查看证件、员工座谈					
		2. 教师必须具有学前教育专科或以上文化程度，持双证上岗：有教育部门颁发的教师资格证书和劳动部门颁发的育婴师证书。具有 3 年以上幼教工作经验，能胜任 0~3 岁婴幼儿亲子教育活动，能指导家长科学育儿	2 分						
		3. 其他辅助人员应具有高中以上文化程度，并受过婴幼儿专业知识培训	2 分						
		4. 教职工每年体检一次，持《健康证》上岗	2 分						
A3 园务管理 35 分	B6 办园方向 4 分	1. 坚持依法治教，办园思想端正。符合 0~3 岁婴幼儿早期教育的科学规律，突出家长孩子共同成长的教育理念	2 分	实地考察、查看资料、随机交谈					
		2. 有符合本园实际、科学合理、可操作性强的整体规划、三年发展规划和目标。规划能体现办园理念，有利于形成办园特色	2 分						
	B7 安全管理 7 分	1. 园内设施、设备、教玩具、无安全隐患	2 分						
		2. 安全责任到人，有处理突发事件和紧急事件的安全预案和相关的设施设备	2 分						
		3. 教职工和家长有安全防护的基本知识和技能	1 分						
		4. 全园无重大安全事故（骨折、砸伤、烫伤、中毒、触电、溺水、丢失等）	2 分						
	B8 经费管理 4 分	1. 收费项目和标准须报请区级以上物价部门审批备案，严格执行收费标准。财务管理严格，专款专用，账目清楚	2 分						
		2. 每年有不少于 2%以上的收入用于相关的教科研和培训工作	2 分						

续表

一级指标	二级指标	评估内容	分值	评估方式	评估等级				评估得分
					A 1	B 0.8	C 0.6	D 0.4	
A3 园务 管理 35分	B9 人员 配备 4分	1. 一次亲子活动班额以6~10个家庭参与为宜，按照年龄半岁为一段来编班，2岁以上班级婴幼儿年龄跨度不超过1岁，2岁以下班级婴幼儿年龄跨度不超过6个月	2分	实地考察、查看资料、随机交谈					
		2. 每次配备两个亲子教师，并备有保健、接待、管理和其他人员	2分						
	B10 行政 管理 6分	1. 实行园长负责制，组织机构健全，人员分工明确，凝聚力强	2分	实地考察、查看资料、召开座谈					
		2. 各项规章制度健全（如卫生消毒制度、亲子活动制度、教师培训制度、资料管理制度、家教指导制度等）有操作性，严格执行到位	2分						
		3. 各项工作有计划、总结和评价。档案资料整理规范，能反映本园实际，质量较高	2分						
	B11 满意 度调 查 6分	1. 定期开展家长评园活动，并有记载、分析和措施。家长满意度达90%以上	2分	调查问卷					
		2. 定期开展教职工评园活动，并有记载、分析和措施。教职工对本园管理的满意率达90%	2分						
		3. 80%以上的婴幼儿喜欢来亲子园	2分						
	B12 家长 工作 4分	1. 重视对家长进行科学育儿能力的指导，能密切与家长联系，开展多种形式的家园互动活动	2分	查看资料、走访确认					
		2. 面向散居社区0~3岁婴幼儿家庭提供早期教育指导和服务，定期开展入户指导服务	2分						
A4 教育 质量 30分	B13 卫生 保健 6分	1. 坚持入园活动前的门检和随时观察制度，定期消毒，有记载	2分	查看资料、实地查看					
		2. 所有玩具材料、用具都应安全和卫生，要定期消毒，根据婴幼儿的需求定期更换	2分						
		3. 做好流行病预防工作。定期向家长和婴幼儿宣传疾病防治有关知识	2分						

续表

一级指标	二级指标	评估内容	分值	评估方式	评估等级				评估得分
					A 1	B 0.8	C 0.6	D 0.4	
A4 教育质量 30 分	B14 教室环境 6 分	1. 活动室安全、舒适，富有童趣，环境创设与活动主题有联系	2 分	实地观察					
		2. 教师亲切、民主，善于捕捉婴幼儿的兴趣和爱好，能平等尊重和接纳婴幼儿和家长的个体差异，因人施教。家长对待婴幼儿友善亲切	2 分						
		3. 活动材料能引发、支持婴幼儿与周围环境之间积极的相互作用，数量充足，安全实用，使用率高	2 分						
	B15 教育活动 12 分	1. 亲子园教育活动的设计和实施应根据 0~3 岁婴幼儿的年龄特点和兴趣需要，尊重其活泼、好动、喜欢探索的特点，寓教育于一日生活和游戏之中	2 分	观摩活动、查看备课、参与研讨					
		2. 亲子教育活动各环节的安排要相对稳定，动静交替。活动时间不宜过长，一小时左右，中间应穿插生活护理和休息环节	2 分						
		3. 教师要了解不同月龄婴幼儿的需要，充分利用生活和自然界中的真实物品，为婴幼儿提供丰富的适合其年龄特点的操作材料，鼓励其大胆尝试。让婴幼儿在摆弄、操作物品中，获得各种感性的直接经验	2 分						
		4. 活动方式要尽量灵活多样。多为婴幼儿提供同伴交流、群体活动的机会，增强婴幼儿的人际交往能力和社会适应性，让婴幼儿体验群体生活的愉悦	2 分						
		5. 挖掘亲子教育活动的多种教育价值，活动中应以亲子游戏为主，帮助婴幼儿在健康、社会性、艺术、科学，语言等方面的全面协调发展、促进其身心和谐发展	2 分	观摩活动、随机交流					
		6. 教师指导要突出双重教育的特点，不仅与婴幼儿互动，也要注意与家长互动。充分利用家长资源，通过亲子提示，帮助他们理解教育活动的目的和方法，并能指导其在家庭教育中的拓展运用，提升家长育儿水平	2 分						

续表

一级指标	二级指标	评估内容	分值	评估方式	评估等级				评估得分
					A 1	B 0.8	C 0.6	D 0.4	
A4 教育质量 30 分	B16 教育活动	7. 教师要勤于观察婴幼儿的活动过程，及时捕捉和记录婴幼儿行为的瞬间，用个案记录和分析的方法，因人而异地为婴幼儿的发展制定个别化的教养方案及成长档案	2 分	查看档案					
	B17 教育研究	1. 结合亲子园的教育实际，定期开展婴幼儿早期教育的教研工作	2 分	查看资料 查看成果					
		2. 有针对性地开展专题研究，教研工作有特色，有相关的研究成果	2 分						

注释：各部门专项工作计划包括：园务、课程、保教、保健、后勤、业务学习、财务、队伍建设等工作计划。家长工作形式包括：家访、家长会、开放日、宣传栏等。

参 考 文 献

1. 陈帼媚. 学前儿童发展心理学［M］. 北京：北京师范大学出版社，2000.
2. 张民生. 0～3 岁婴幼儿早期关心与发展的研究［M］. 上海：上海科技教育出版社，2007.
3. 杜威，邹恩润译. 民本主义与教育［M］. 北京：商务印书馆，1928.
4. 孟昭兰. 婴儿心理学［M］. 北京：北京师范大学出版社，1996.
5. 陈红梅. 家园互动的亲子教育［M］. 武汉：湖北人民出版社，2007.
6. 郑琼. 0～3 岁婴幼儿亲子活动指导与设计［M］. 福州：福建人民出版社，2013.
7. ［美］Debby Ceyer. FPG 早教方案 0～1 岁婴儿学习活动指导手册［M］. 上海：少年儿童出版社，2008.
8. ［美］Debby Ceyer. FPG 早教方案 1～2 岁幼儿学习活动指导手册［M］. 上海：少年儿童出版社，2008.
9. ［美］Debby Ceyer. FPG 早教方案 2～3 岁幼儿学习活动指导手册［M］. 上海：少年儿童出版社，2008.
10. ［美］贝里·雷泽尔顿. 儿童敏感期全书（0～3 岁）［M］. 严艺家，译. 海口：南海出版公司，2014.
11. ［意］玛利亚·蒙台梭利. 蒙台梭利早期教育法全书［M］. 北京：中国发展出版社，2004.
12. 孙瑞雪. 扑捉儿童敏感期［M］. 北京：中国妇女出版社，2014.
13. 尹坚勤，张元. 0～3 岁婴幼儿教养手册［M］. 南京：南京师范大学出版社，2013.
14. 卫生部妇幼卫生局. 三岁前小儿教养大纲（草案）［Z］. 1981.
15. 教育部基础教育司. 幼儿园教育指导纲要（试行）［Z］. 2001.
16. 上海市教育局. 上海市 0～3 岁婴幼儿教养方案（试行）［Z］. 2008.
17. 刘懿. 0～3 岁亲子园课程之解析［D］. 上海：华东师范大学，2008.
18. 中国育婴网. htpp：//www. babyschool. com. cn.
19. 太平洋亲子网. http：//www. pcbaby. com. cn.
20. 孔宝刚，盘海鹰 . 0～3 岁婴幼儿的保育与教育［M］. 上海：复旦大学出版社，2012.
21. 柳倩，徐琼 . 0～3 岁儿童健康与保育［M］. 上海：华东师范大学出版社，2012.

22. 周昶，习宁 . 0~3 岁婴幼儿保育与教育 [M]. 北京：高等教育出版社，2014.
23. 北京市教育委员会 . 0 ~ 3 岁儿童早期教育指南 [M]. 北京：北京师范大学出版社，2010.
24. 余高妍 . 虾米妈咪育儿正典 [M]. 南京：江苏科学技术出版社，2014.
25. 中国关心下一代工作委员会专家委员 . 中国婴幼儿身心成长指南 [M]. 北京：化学工业出版社，2011.
26. 王芳亭 . 婴幼儿喂养护理早教 [M]. 北京：中国人口出版社，2013.
27. [美] 西尔斯等. 西尔斯亲密育儿百科 [M]. 邵艳美，唐婧，译. 海口：南海出版社，2009.
28. 于松 . 婴幼儿疾病防治与护理大全（0~3 岁）[M]. 北京：华夏出版社，2010.
29. 许积德 . 0~3 岁育儿全程指导（第三版）[M]. 上海：上海科学技术出版社，2014.
30. 崔玉涛 . 崔玉涛图解家庭育儿 [M]. 北京：东方出版社，2015.
31. 万钫 . 幼儿卫生保育教程 [M]. 北京：北京师范大学出版社，1999.
32. 王连生 . 亲职教育理论与应用 [M]. 台北：五南图书出版公司，1998.
33. 冯丽娜 . 西方发达国家 0~3 岁婴幼儿课程研究综述 [J]. 百花园地，2014（3）.
34. 张明红，左志宏，冀彩虹 . 上海市 0~3 岁早期教育指导服务的实践与思考 [J]. 幼儿教育（教育科学），2010（1，2）.
35. 海鹰，蔡迎旗 . 美国 0 ~ 3 岁儿童学习指南的发展及其启示 [J]. 特立学刊，2014（4）.
36. 吴伟俊 . 0~3 岁亲子园教育的问题与对策研究 [D]. 武汉：华中师范大学，2007.
37. 刘丽云 . 早教机构中教师对家长指导能力的研究 [D]. 重庆：西南大学，2010.
38. 王红 . 0~3 岁婴幼儿家庭教育与指导 [M]. 上海：华东师范大学出版社，2020.
39. 徐千惠 . 0~3 岁婴幼儿照护与保育 [M]. 上海：复旦大学出版社，2020.
40. 王冰 . 0~3 岁婴幼儿日常照护 [M]. 北京：北京师范大学出版社，2020.
41. 张兰香 . 0~3 岁婴儿保育与教育 [M]. 北京：北京师范大学出版社，2020.
42. 胡文芳 . 0~3 岁婴幼儿家庭教育指导初探 [J]. 柳州师专学报，2005（3）.
43. 国务院办公厅关于促进 3 岁以下婴幼儿照护服务发展的指导意见（国办发〔2019〕15 号）[EB/OL]. http：//www. gov. cn/zhengce/content/2019-05/09/content_5389983. htm，2019-05-09.
44. 托育机构保育指导大纲（试行）[EB/OL]. http：//www. jyb. cn/rmtzcg/xwy/wzxw/202101/t20210114_390143. html，2021-01-14.